日本生体医工学会編
ME 教科書シリーズ　A-1

生体用センサと計測装置

工学博士
医学博士　山越　憲一
工学博士　戸川　達男

共　著

コロナ社

日本エム・イー学会
教科書編纂委員会

委 員 長	佐藤　俊輔	（大阪大学）
委　　員 （五十音順）	稲田　　紘	（東京大学）
	金井　　寛	（上智大学）
	神谷　　瞭	（日本大学）
	北畠　　顕	（北海道大学）
	楠岡　英雄	（国立大阪病院）
	戸川　達男	（東京医科歯科大学）
	鳥脇純一郎	（名古屋大学）
	野瀬　善明	（九州大学）
	半田　康延	（東北大学）

（所属は編纂当時のものによる）

刊行のことば

　医療は理工学領域で開発された技術を導入し，めざましい発展をとげた。いまから100年ほど前1895年に，レントゲンによって発見されたX線は人体内部の透視に応用され診断に大いに役立った。1900年代にはいってハンス・ベルガーは人の頭皮上で脳の電気現象が記録できることを発見した。これらは20世紀の医療の性格を象徴する発見であった。さらに生体材料の開発，X線CTやMRIなどの計測・診断機器や，各種治療機器の導入により，診断や治療技術は急激な発展をとげた。医療はME機器の支援なくしては成立しえない状況にある。理工学でも医学から発掘されたテーマが重要な研究対象になってきている。この分野には新技術のシーズが豊富なことが認識されてきたのである。

　日本エム・イー学会[†]設立に時を同じくして，大学でも医用生体工学の教育や研究がさかんになってきた。最近になって，理工系学部・大学院を中心に，医用生体工学を専門とする専攻や学科が設立されはじめた。これらの学部，学科や大学院専攻で行われている教育・研究は医学部での工学技術の教育とともに，MEの将来を支える人材を育成し，技術を開発するために極めて重要である。

　日本エム・イー学会では，教育の一貫として，臨床工学技士のための教育書として「臨床工学シリーズ」を監修し，コロナ社から刊行中である。ところが，理工系大学あるいは医学部の学部，大学院の学生向けのMEに関する適当な参考書や教科書は，以前コロナ社から刊行された「ME選書」や「医用工学シリーズ」を除けば皆無である。それらもすでに品切れになって入手できないものや，または内容が古くなっているものもある。大学・大学院の教育の現場では，適切なMEの教科書がないために，教官が経験から講義や演習をしている状態である。日本エム・イー学会の教育委員会が同評議員に対して行った講義に関するアンケートからも，横断的かつ基礎的な教科と，最新の発展に関する部分とを適当にミックスした教科書シリーズの編纂が期待されている。この期待に応えるために日本エム・イー学会では，教科書シリーズを編纂することになった。

　この教科書シリーズは，大きく分けて

　　　　生体計測関係
　　　　生体システム・バイオメカニクス関係
　　　　生体情報処理関係
　　　　医用画像関係
　　　　生体物性・材料，機能代行関係
　　　　医療機器・情報システム関係

[†] 2005年4月，「日本エム・イー学会」は「日本生体医工学会」に名称変更になりました。

からなる。各巻とも基礎から最近の研究の状況までを簡潔に教科書としてまとめたもので，大学高学年から大学院修士課程での半期（半年）の講義で教える程度の内容にしてある。もちろん，参考書としても使える。内容はなるべく視覚的に理解できるようにつとめた。この企画は，現時点でのME教育あるいは学習に必要な内容を網羅するようにつとめた結果であり，国際的にみてもこれに匹敵するものはない。できるだけ多くの教育の現場で使っていただければ幸いである。

1999年3月

日本エム・イー学会教科書編纂委員会

まえがき

　臨床における診断や治療をはじめ，バーチャルリアリティのような生体信号による制御，あるいはスポーツ，人間工学などにおいては，生体情報の計測は必要不可欠である。特に，呼吸，循環，代謝などのように時々刻々変化する生体現象を正確に把握するためには，リアルタイムで計測できるセンサと計測装置が必要となる。そのため，これまで生体計測用に特別に開発されたセンサや計測技術は数多くあり，また広範にわたっている。したがって，はじめて生体計測を学ぶ人や専門以外の人が，それらの個々について解説書や専門書で調べることは，多くの労力と時間を要し必ずしも容易でない。

　このためには，専門領域の知識をもたなくても理解できるような生体計測全般について一書にまとめられた書物があれば大いに役立つ。このような観点から，生体計測全般について詳しく述べている解説書として，「生体計測とセンサ」(戸川達男，コロナ社，東京，1986)，「Transducers for Biomedical Measurements: Principles and Applications」(R. S. C. Cobbold, John Wiley & Sons, New York, 1974)，「Principles of Applied Biomedical Instrumentation」(L. A. Geddes and L. E. Baker, John Wiley & Sons, New York, 1989)，「Biomedical Transducers and Instruments」(T. Togawa, T. Tamura and P.Å. Öberg, CRC Press, New York, 1997) などがある。

　一方において，最近，理工系学部・大学院を中心に，医用生体工学を専門とする学科や専攻が設立されはじめ，生体計測は専門基礎科目として重要な位置を占めるようになり，その教育研究のために適当な教材が要求されている。前述の解説書は好適な教材であるが，多くの学部・大学院では，専門科目を半期で終了するカリキュラム編成をとっているため，半期程度で読了するには分量的に多いように思われる。

　本書は，以上のような状況を踏まえ，はじめて生体計測を学習しようとする理工学系，医学系，保健学科系の大学生，大学院生を対象にして，なるべく半期で生体計測についての基礎知識が把握できるよう教科書サイズとして簡潔にまとめたものである。また，これから生体計測分野を志す若手研究者には，本書が参考書として活用できるよう配慮した。

　生体計測全般について解説する場合，呼吸器，循環器，筋，骨格など，組織や器官などを対象にして生体計測を分類する方法と，圧力，流量，化学量など，計測対象量によって分類する方法が考えられるが，計測を扱う多くの書物と同様に本書では後者の方法を採った。したがって，本書を執筆するにあたり，前述の解説書を参考にしたところは少なくなく，特に，本書では前書「生体計測とセンサ」をベースとしてまとめたところが多くあるので，本書で不十分なところはそれらの解説書で補っていただきたい。

まえがき

　本書では，まず計測全般の基本事項について1章で概説し，生体計測各論の導入部を設けた。計測各論として，生体内圧の計測（2章），生体内の流れの計測（3章），生体運動と力の計測（4章），体温および熱流の計測（5章），生体電磁気量の計測（6章），および生体化学量の計測（7章）を取り上げ，生体計測で扱う対象量をできるだけ網羅するよう心がけた。各論の章のはじめに，計測量を表す単位，計測対象と計測条件について重要事項をまとめた。また，個々の生体計測について解説するにあたり，対象量の直接的計測（侵襲的計測）を述べ，次に間接的計測（無（非）侵襲的計測）について述べるという構成をとっている。そして，これらの生体計測用センサと計測装置の原理と構造を，研究段階のものも含め，なるべく多くの実例を示しながらわかりやすく解説した。

　しかし，前述したように，生体を対象としたセンサと計測装置の種類は膨大で，すべてを解説することは困難であり，また，本書で取り上げた内容についても簡単な説明にとどまってしまったところもある。さらに，著者らの生体計測やセンサに関する使用経験は限られたものであるため，文献などに頼って書いた部分も多い。そのため，本書で参考にした文献は，それぞれのセンサ・計測技術の原点になっているものをなるべく引用するよう心がけたので，さらに詳しいことを知りたい方は，巻末に記載した引用・参考文献も参照していただきたい。

　おわりに，本書の出版に際して終始ご協力いただいたコロナ社の方々に感謝の意を表したい。本書が学生の教科書として，また研究者の方々が生体計測を理解する参考書として手近なところに置いて活用していただければ幸いである。

　2000年7月

山越　憲一・戸川　達男

目　　次

1．計測の基本事項

1.1　計　測　概　要 ……………………………………………………………………………… 1
　1.1.1　計　　　測 …………………………………………………………………………… 1
　1.1.2　単位と標準 …………………………………………………………………………… 1
　1.1.3　計測系の構成とトランスデューサ ………………………………………………… 4
1.2　計測における信号と雑音および精度 …………………………………………………… 5
　1.2.1　信号と雑音 …………………………………………………………………………… 5
　1.2.2　振幅とパワー ………………………………………………………………………… 5
　1.2.3　パワースペクトル …………………………………………………………………… 6
　1.2.4　信号対雑音比 ………………………………………………………………………… 7
　1.2.5　雑音の種類 …………………………………………………………………………… 7
　1.2.6　誤差とその種類 ……………………………………………………………………… 8
　1.2.7　計測精度——精密度と正確度—— ………………………………………………… 9
1.3　計測システムの特性 ……………………………………………………………………… 10
　1.3.1　静特性——校正—— ………………………………………………………………… 10
　1.3.2　動　特　性 …………………………………………………………………………… 12
1.4　生体計測の特殊性とセンシング法 ……………………………………………………… 15
　1.4.1　生体計測の特殊性 …………………………………………………………………… 15
　1.4.2　生体計測におけるセンシング法 …………………………………………………… 16

2．生体内圧の計測

2.1　計測対象と計測条件 ……………………………………………………………………… 17
　2.1.1　圧力の単位 …………………………………………………………………………… 17
　2.1.2　計　測　対　象 ……………………………………………………………………… 17
　2.1.3　計　測　条　件 ……………………………………………………………………… 19
2.2　生体内圧の直接計測 ……………………………………………………………………… 20
　2.2.1　血管内圧の計測 ……………………………………………………………………… 21

2.2.2　頭蓋内圧，消化管内圧の計測 ……………………………………………… 33
　　2.2.3　圧平管内圧，組織圧の計測 …………………………………………………… 36
2.3　生体内圧の間接計測 …………………………………………………………………… 39
　　2.3.1　カフ圧迫法による血圧計測 …………………………………………………… 39
　　2.3.2　血圧曲線の計測 ………………………………………………………………… 49
　　2.3.3　圧平法による生体内圧の計測 ………………………………………………… 52

3. 生体内の流れの計測

3.1　計測対象と計測条件 …………………………………………………………………… 58
　　3.1.1　流速，流量の単位 ……………………………………………………………… 58
　　3.1.2　血流計測における対象量と計測条件 ………………………………………… 59
　　3.1.3　呼吸計測における対象量と計測条件 ………………………………………… 61
3.2　血流の計測 ……………………………………………………………………………… 61
　　3.2.1　単一血管内の血流計測 ………………………………………………………… 61
　　3.2.2　組織血流の計測 ………………………………………………………………… 90
3.3　呼吸ガスの流速，流量の計測 ………………………………………………………… 103
　　3.3.1　気流量計 ………………………………………………………………………… 103
　　3.3.2　スパイロメータ ………………………………………………………………… 106
　　3.3.3　肺プレチスモグラフィ ………………………………………………………… 107

4. 生体運動と力の計測

4.1　計測対象と計測条件 …………………………………………………………………… 110
　　4.1.1　対象量の単位 …………………………………………………………………… 110
　　4.1.2　計測対象 ………………………………………………………………………… 110
　　4.1.3　計測条件 ………………………………………………………………………… 111
4.2　運動の計測 ……………………………………………………………………………… 112
　　4.2.1　接触形センサを用いた運動計測 ……………………………………………… 112
　　4.2.2　非接触形センサを用いた運動計測 …………………………………………… 120
　　4.2.3　身体加速度の計測 ……………………………………………………………… 124
4.3　力の計測 ………………………………………………………………………………… 127
　　4.3.1　筋収縮力の計測 ………………………………………………………………… 127
　　4.3.2　骨表面応力の計測 ……………………………………………………………… 130

 4.3.3 床反力および力の作用点の計測 …………………………………………… *131*
4.4 生体振動および音の計測 ………………………………………………………… *136*
 4.4.1 振戦の計測 ……………………………………………………………………… *136*
 4.4.2 心音および呼吸音の計測 ……………………………………………………… *137*

5. 体温および熱流の計測

5.1 計測対象と計測条件 ……………………………………………………………… *140*
 5.1.1 熱的諸量の単位 ………………………………………………………………… *140*
 5.1.2 計測の対象と条件 ……………………………………………………………… *140*
5.2 生体の温度計測 …………………………………………………………………… *142*
 5.2.1 接触形温度センサ ……………………………………………………………… *143*
 5.2.2 核心温の計測 …………………………………………………………………… *147*
 5.2.3 熱流補償法による深部体温の計測 …………………………………………… *151*
 5.2.4 皮膚温の計測 …………………………………………………………………… *152*
 5.2.5 臓器，組織温の計測 …………………………………………………………… *158*
5.3 熱流の計測 ………………………………………………………………………… *161*
 5.3.1 熱流計の原理と基本構造 ……………………………………………………… *161*
 5.3.2 体表からの熱流計測 …………………………………………………………… *161*

6. 生体電磁気量の計測

6.1 計測対象と計測条件 ……………………………………………………………… *163*
 6.1.1 電磁気に関する単位 …………………………………………………………… *163*
 6.1.2 計測の対象と条件 ……………………………………………………………… *163*
6.2 生体用電極による電気現象の計測 ……………………………………………… *166*
 6.2.1 生体電気信号の誘導法 ………………………………………………………… *166*
 6.2.2 電極の基礎 ……………………………………………………………………… *167*
 6.2.3 体表面電極 ……………………………………………………………………… *172*
 6.2.4 体内挿入電極 …………………………………………………………………… *173*
6.3 生体磁気の計測 …………………………………………………………………… *175*
 6.3.1 SQUID磁束計 …………………………………………………………………… *175*
 6.3.2 各種生体磁気現象 ……………………………………………………………… *178*

7. 生体化学量の計測

- 7.1 計測対象と計測条件 …………………………………………… *180*
  - 7.1.1 化学量の単位 ……………………………………………… *180*
  - 7.1.2 計 測 対 象 ………………………………………………… *181*
  - 7.1.3 計 測 条 件 ………………………………………………… *182*
- 7.2 化学量センサの基礎 ……………………………………………… *183*
  - 7.2.1 電気化学的センサ …………………………………………… *183*
  - 7.2.2 その他の化学量センサ ……………………………………… *192*
- 7.3 生体の化学量計測 ………………………………………………… *193*
  - 7.3.1 体内留置形センサによる計測 ……………………………… *194*
  - 7.3.2 体外センサによる体液成分計測 …………………………… *200*
  - 7.3.3 経皮的計測 …………………………………………………… *203*
  - 7.3.4 呼気ガス成分の計測 ………………………………………… *210*

引用・参考文献 …………………………………………………… *215*
索　　　引 ………………………………………………………… *240*

1 計測の基本事項

1.1 計 測 概 要

1.1.1 計　　　測

「計測（measurement）」とは対象物の形状や諸現象を量的に決定する手順である。対象物を計測（測定）対象といい，計測対象について決定される量を測定量という。一般に計測は，測定量を人間がわかりやすいように変換したり，測定量を伝送したり処理したりする一連の動作を伴う。例えば，家庭で利用されている電子体温計では，その先端部に付いているサーミスタセンサから電気信号を検出し，これを電子回路で増幅・A-D変換し，そして必要な処理を行って，液晶で数値表示し，我々の目で体温を読み取りやすくしている。

このように，目的を実現するために，検出→変換（伝送）→処理→結果の提示の過程を含む一連の動作手順が計測であり，これらいくつかの機能をもった部分の集合，すなわちトータルシステムが計測システムとなる。この場合，計測のために計測対象に直接所要の操作を加えて目的を達成することもある（図1.1参照）。なお，一般に計測は得られた測定値を使ってもとの計測対象に操作（制御）を加え，測定量を変更するという制御系に利用される場合が多い。本書では，物理・化学的な生理情報が測定対象量であり，特にこれを検出・変換（センサまたはトランスデューサ）して計測装置で結果を定量的に出力する方法について扱う。

1.1.2 単 位 と 標 準[1],[2]†

〔1〕単　　　位

測定量を表現する場合，国際的に統一された単位を用いれば便利である。一般に物理・化学量，例えば力，圧力，流量，速度，電流，電圧，磁束密度，電解質イオンなどは，もともと物理，化学の理論体系に基づいた関係式で関連づけられている。したがって，互いに独立な物理・化学量（基本量という）を選んで，それらに適当な単位を用いれば，基本量の単位の組合せで多数の組立量を作ることができ，すべての物理・化学量を統一して表現できる。ここで，基本量の単位（unit）を基

---

† 肩付数字は巻末の引用・参考文献番号を示す。

本単位，組立量の単位を組立単位（誘導単位）と呼ぶ。単位とは，量を測定するために基準として用いる一定の大きさの量をいう。基本単位は国際的に選定されており，長さ，質量，時間，電流，温度，物質量，光度の7個である（表1.1参照）。

基本単位をもとにして組立単位が構成でき，これらの単位を系統的にまとめたものが単位系である。この単位系にはcgs単位系とMKS単位系があり，ともに力学量として基本量の長さ，質量，時間にそれぞれ前者はcm, g, sを，後者はm, kg, sを用いる。また，MKSA単位系もあり，これは力学量のMKS単位系に電磁気量として電流（単位をA）を加えた単位系である。

一方，科学研究の国際的相互交流や生産の国際分業などにより，物理量の基礎的な標準に対する国際的な統一の必要性が増し，国際的に使える唯一の国際単位系が国際度量衡総会（Confêrence Gênêrale des Poids et Mesures，略称CGPM；メートル条約に基づく最高決議機関）で検討され，1960年に国際単位系の設定が決定された。英語名称はInternational System of Units（略称SI単位系）である。

我が国では1974年（1985年改正）にJIS Z 8203「国際単位系（SI）及びその使い方」に記載され，MKSA単位系に基づき，7個の基本単位と2個の補助単位（**表1.1**），基本単位を用いて表現される組立単位（**表1.2**），19個の固有名称を有する組立単位（**表1.3**），および16個の大きさを表す接頭語（**表1.4**）からなっている。

表 1.1　SI基本単位と補助単位

分類	量	名称	記号
基本単位	長さ	メートル	m
	質量	キログラム	kg
	時間	秒	s
	電流	アンペア	A
	熱力学温度	ケルビン	K
	物質量	モル	mol
	光度	カンデラ	cd
補助単位	平面角	ラジアン	rad
	立体角	ステラジアン	sr

表 1.2　基本単位を用いて表現されるSI組立単位の例

量	SI単位 名称	記号
面積	平方メートル	m^2
体積	立方メートル	m^3
密度	キログラム毎立方メートル	kg/m^3
速さ	メートル毎秒	m/s
角速度	ラジアン毎秒	rad/s
加速度	メートル毎秒毎秒	m/s^2
角加速度	ラジアン毎秒毎秒	rad/s^2
動粘度	平方メートル毎秒	m^2/s
磁界の強さ	アンペア毎メートル	A/m
輝度	カンデラ毎平方メートル	cd/m^2
波数	毎メートル	m^{-1}

表 1.3 固有の名称をもつ SI 組立単位

量	SI 単位 名称	記号	他のSI単位による表現	SI基本単位による表現
周波数	ヘルツ	Hz		s^{-1}
力	ニュートン	N		$m \cdot kg \cdot s^{-2}$
圧力, 応力	パスカル	Pa	N/m^2	$m^{-1} \cdot kg \cdot s^{-2}$
エネルギー, 仕事, 熱量	ジュール	J	$N \cdot m$	$m^2 \cdot kg \cdot s^{-2}$
工率, 放射束	ワット	W	J/s	$m^2 \cdot kg \cdot s^{-3}$
電気量, 電荷	クーロン	C		$s \cdot A$
電位, 電圧, 起電力	ボルト	V	W/A	$m^2 \cdot kg \cdot s^{-3} \cdot A^{-1}$
静電容量	ファラド	F	C/V	$m^{-2} \cdot kg^{-1} \cdot s^4 \cdot A^2$
電気抵抗	オーム	Ω	V/A	$m^2 \cdot kg \cdot s^{-3} \cdot A^{-2}$
コンダクタンス	ジーメンス	S	A/V	$m^{-2} \cdot kg^{-1} \cdot s^3 \cdot A^2$
磁束	ウェーバ	Wb	$V \cdot s$	$m^2 \cdot kg \cdot s^{-2} \cdot A^{-1}$
磁束密度	テスラ	T	Wb/m^2	$kg \cdot s^{-2} \cdot A^{-1}$
インダクタンス	ヘンリー	H	Wb/A	$m^2 \cdot kg \cdot s^{-2} \cdot A^{-2}$
セルシウス温度	セルシウス度	°C		K
光束	ルーメン	lm		$cd \cdot sr$
照度	ルクス	lx	lm/m^2	$m^{-2} \cdot cd \cdot sr$
放射能	ベクレル	Bq		s^{-1}
吸収線量	グレイ	Gy	J/kg	$m^2 \cdot s^{-2}$
線量当量	シーベルト	Sv	J/kg	$m^2 \cdot s^{-2}$

表 1.4 10 の整数乗倍を表す SI 接頭語

倍数	接頭語	記号	倍数	接頭語	記号
10^{18}	エクサ	E	10^{-1}	デシ	d
10^{15}	ペタ	P	10^{-2}	センチ	c
10^{12}	テラ	T	10^{-3}	ミリ	m
10^{9}	ギガ	G	10^{-6}	マイクロ	μ
10^{6}	メガ	M	10^{-9}	ナノ	n
10^{3}	キロ	k	10^{-12}	ピコ	p
10^{2}	ヘクト	h	10^{-15}	フェムト	f
10^{1}	デカ	da	10^{-18}	アト	a

　本書では各章のはじめに，対象としている生理量の単位を SI 単位系を基本として記したが，医学の分野で古くから慣例的に使われ，国際的にも広く認知されている単位も記した。

〔2〕 標　　準

　一般に，測定量はそれに対応する基準量（標準）の何倍かとして，（数値）×（単位）で表現される。したがって，基準量を決める標準器は相当な計測精度と安定性，計測の再現性が要求される。基本単位に対しては，その大きさを具体的に表すものを原器と呼び，一つの基本単位について一つの国際原器があり，その下に副原器がある。各国には国家標準があり，その下に各階級の標準器がある。

　例えば，基本量の温度（熱力学温度，thermodynamic temperature）は，現在そのただ一つの定義定点として水の三重点が選ばれ，温度の単位（K，ケルビン）

は,「水の三重点の熱力学温度の 1/273.16 である」と定義されている。水の三重点は簡単な装置で 10^{-4} K の精度で再現できるので,ケルビンの実現精度は理論上 3×10^{-7} となるが,温度の比の決定,すなわち熱力学に基づく温度の絶対測定の精度はこれよりも劣り,常温付近で 10^{-6} 程度である。しかし,この絶対測定には手間がかかるので,ケルビンに基づく標準温度を実現する実用的方法として,純粋物質の自然現象に伴う沸点,凝固点,融点など時間,場所によらず同一となる温度に対して正確な温度値を定点と定め,これを基準温度として利用する。1968年国際実用温度目盛(International Practical Temperature Scale of 1968, IPTS-68)が 1975 年開催の CGPM において採択された定義定点は,平衡水素の三重点(13.81 K),ネオンの沸点(27.102 K),亜鉛の凝固点(1 235.08 K)など 12 個の定点が定められている。これらの定点で校正された標準温度計を用いて温度目盛を付け,標準温度を得ている〔以上の詳細およびその他の基本単位の定義については文献1),2)を参照〕。なお,体温範囲で簡便な定義定点としてガリウムの融点(29.771 ℃)が提唱されており,再現できる精度は 0.002 ℃ 以内である[3]。

　以上のように,計測には基準が必要とされ,したがって計測器(計測システム)にはそれに対応した標準器が要求される。しかし,一般には標準器をもつことはまれであり,既知の基準量を計測器に入力し,その出力との関係を調べて,システムを校正する方法が採られている(得られた関係を校正曲線という,1.3.1 項参照)。十分に安定で正確に校正された計測器は一つの標準器となり,他の計測器はこの標準器で校正することができる。例えば,水晶振動子センサを用いた標準温度計は少なくとも 0.01 ℃ の絶対精度をもつ。

1.1.3 計測系の構成とトランスデューサ

　前述したように計測システムは**図 1.1** に示すような基本構成となっている。すなわち,計測対象から必要な物理・化学量を検出・変換して,通常は電気信号として検出信号を電子装置側に伝送し,そこで必要な信号処理と結果の表示やデータ保存が行われ,観測者に計測情報を伝える。このとき,計測のために対象に対して通電,光や超音波照射,機械的圧迫などの物理的操作を必要とする場合,これを能動

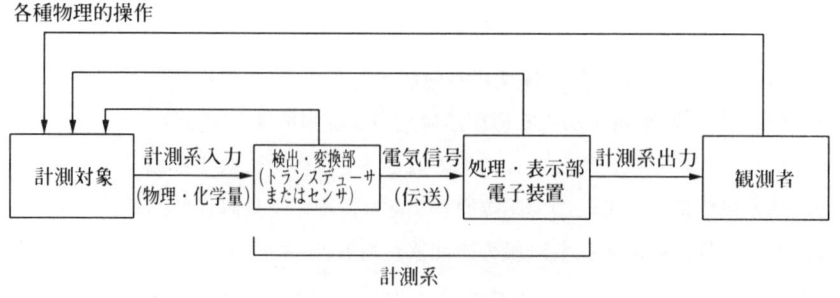

図 1.1　計測系の基本構成

的計測（active measurement），それらの操作を必要としない場合を受動的計測（passive measurement）という。能動的計測は，操作によって計測対象を乱さないこと，および最小限の影響で計測の目的が達成できることが必要条件となる。能動的操作が強いほど，計測がより容易になったり，また計測精度が向上する場合もあるが，この操作の程度は，計測対象に対する影響を最小限とし，計測システムにとって最大限の性能が確保されるように決定すべきである。

さて，計測システムの入力部分である検出・変換部は最も重要な構成要素である。「検出」は，計測対象から測定量を取り出すことであり，「変換」は，検出した現象を分析・処理する電子装置の入力に適した信号に変えることで，アナログ変換とディジタル変換に分けられる。検出要素としては，一般にセンサあるいはトランスデューサが利用される[†]。このセンサには計測対象や計測条件などにより多種多様のものが開発されている。本書では，生体計測に利用されるセンサをなるべく豊富に取り上げて紹介する。

1.2 計測における信号と雑音および精度

1.2.1 信号と雑音

計測を行う場合，測定量を正確に取り出すことが目標であるが，測定量と無関係で邪魔な成分が混入することがある。前者を信号（signal），後者を雑音（noise）と呼ぶが，これらの判別は本来情報を受ける主体が行うのであって物理的に決めるものではない。例えば，筋肉の活動電位を表す筋電図（electromyogram, EMG）を考えた場合，筋運動を計測したい観測者にとってはEMGは信号であるが，神経活動電位を取得したい者にとってはEMGは妨害であり，雑音となる。

このように，信号と雑音は計測の目的で異なり，これらを物理的に決定する一般的方法はない。また，物理的な要因で生じる不規則なゆらぎを雑音（計測精度の大きな影響要因となる）ということが多い。この雑音は測定量の検出時または伝送の途中で系の外部から混入するものと，系の内部で発生するものがある（1.2.5項参照）。

1.2.2 振幅とパワー

通常，信号や雑音は時間とともに変化する量であり，雑音と信号は重畳している。これらの量の変動の大きさを表現する量として，振幅（amplitude）とパワー（power）が使われる。ある限られた時間幅の信号は，次項で述べるように，正弦

[†] センサ（検出器）は本来英語ではdetecting elementであり，計測対象の情報を感知または検出する機器，またトランスデューサ（変換器，transducer）とは対象の情報を工学的に処理しやすい量（通常は電気量）に変換する機器と定義されている。しかし，最近ではセンサという言葉は変換器の意味が含まれて用いられることが一般的となり，sensor（センサ）という英語も国際的に認知されている。本書では，特に断わらない限り両者を区別しないことにする。

波の合成で表現できるため，正弦波形が変動パターンを示す基本波となる。正弦的に変動する信号や雑音がある場合，その最大の山と最大の谷との差を振幅といい，peak-to-peak 値とも呼ばれる。この "peak-to-peak 値" といういい方は，正弦的あるいは周期的な変動をしていない時変数の場合にも適用できる。

一方，パワーは，ある量 $x(t)$ の2乗の平均値 $[=\overline{x(t)^2}]$ として定義される。いま，$x(t)$ を抵抗 R の両端の電位差とすると，$\overline{x(t)^2}/R$ は抵抗でのパワー消費に比例する。一般に，$\overline{x(t)^2}$ はこのような物理的意味をもつ概念と直接対応しなくても，周波数成分を扱う場合などに有効であり，やはりパワーと呼ばれる。

1.2.3 パワースペクトル (power spectrum)

時間的に不規則に変化する量 $x(t)$ は，一般にフーリエ変換[†] (Fourier transformation) によって周波数成分に分解することができる。いま，$x(t)$ を周期 T をもつ周期信号とし，変動成分のみに着目〔$x(t)$ の時間平均＝0〕すると，$x(t)$ は基本周波数とその整数倍の周波数をもった成分を合成した次のようなフーリエ級数で表される。すなわち

$$x(t)=\sum_{n=1}^{\infty}(a_n\cos n\omega_0 t+b_n\sin n\omega_0 t) \tag{1.1}$$

ここで，基本角周波数は $\omega_0=2\pi/T$ であり，a_n，b_n をフーリエ係数といい，次式となる。

$$a_n=\frac{2}{T}\int_{-T/2}^{+T/2}x(t)\cos n\omega_0 t dt \tag{1.2}$$

$$b_n=\frac{2}{T}\int_{-T/2}^{+T/2}x(t)\sin n\omega_0 t dt \tag{1.3}$$

これより，全パワーは次のように表される。すなわち

$$\overline{x(t)^2}=\frac{1}{2}\sum_{n=1}^{\infty}(a_n^2+b_n^2) \tag{1.4}$$

上式は，信号のもつパワーは異なった周波数の正弦波成分のパワーの総和となることを意味する。一方，$x(t)$ が非周期信号の場合，$x(t)$ に対してフーリエ変換 $X(\omega)$ が用いられる。

$$X(\omega)=\int_{-\infty}^{+\infty}x(t)e^{-j\omega t}dt \tag{1.5}$$

$$x(t)=\frac{1}{2\pi}\int_{-\infty}^{+\infty}X(\omega)e^{j\omega t}d\omega \tag{1.6}$$

式(1.5)で表される $X(\omega)$ を $x(t)$ のフーリエ変換といい，式(1.6)を $X(\omega)$ の逆フーリエ変換という。$X(\omega)$ は単一波形の周波数スペクトルを表すもので，ω につ

[†] 時間領域から周波数領域へのフーリエ変換，その逆である逆フーリエ変換，および制御工学分野で汎用する時間領域の関数を積分核 e^{-st}（s は複素数）により複素領域に変換するラプラス変換とその逆のラプラス逆変換，さらに複素領域と周波数領域とを結合する関係（s を $j\omega$ に置換，あるいはその逆）をよく理解しておくことは計測分野を扱う上でも重要であり，成書も多々あるので参考されたい〔例えば文献 4),5)〕。

いて連続スペクトルとなる。式(1.6)より $x(t)$ のパワーは

$$\overline{x(t)^2} = \frac{1}{2\pi}\int_{-\infty}^{+\infty}|X(\omega)|^2 d\omega \tag{1.7}$$

となる。関数 $|X(\omega)|^2$ は角周波数 ω に対応したパワー成分として理解され，これをパワー密度と呼ぶ。パワースペクトルは ω の関数としてパワー密度で表される。

1.2.4 信号対雑音比

一般に信号対雑音比（signal-to-noise ratio, SN比）は，信号成分と雑音成分の大きさの比で定義され，大きさを振幅で表す場合とパワーで表す場合がある。SN比をデシベル（dB）で表現するとき，SN比を η とすると，振幅で表した場合

$$\eta = 20\log_{10}\left(\frac{S}{N}\right) \tag{1.8}$$

であり，パワーで表した場合

$$\eta = 10\log_{10}\left(\frac{S}{N}\right) \tag{1.9}$$

である。

1.2.5 雑音の種類

実際の計測において，種々の要因で信号には様々な雑音が重畳する。詳細は成書〔例えば文献6）〕に譲ることにして，ここでは主な雑音について略記しておく。

〔1〕 **熱雑音** (thermal noise)

熱的擾乱によって発生する雑音で，そのパワー密度は全周波数帯域で一様に分布している。雑音電圧，ジョンソン雑音ともいう。抵抗体の内部では電流を運ぶ電子またはイオンが熱運動してその分布が時間的空間的に一様でなく（ゆらぎ），抵抗体の両端に不規則な電位差が生じる。ある周波数幅 Δf の中での雑音パワー $P(f)\Delta f$ はナイキストの式と呼ばれる次式で表される。すなわち，抵抗体の抵抗を R とすれば

$$P(f)\Delta f = 4k_B T R \Delta f \tag{1.10}$$

となり，絶対温度 T に比例する。ここで，k_B はボルツマン定数（1.38×10^{-23} J/K），$P(f)$ は雑音電圧のフーリエ成分の2乗平均値である。熱雑音は電気的測定においてその計測の誤差として常に存在し，これを小さくするには抵抗体の温度を低くする以外に方法はない。

〔2〕 **$1/f$ 雑音** ($1/f$ noise)

$1/f$ ゆらぎ，あるいはフリッカ雑音ともいい，電気抵抗体に直流電流を通すときなどに発生する雑音で，周波数 f に反比例するパワースペクトル密度をもつ。$1/f$ 雑音には有限の時定数は存在せず，時間軸を拡大または縮小しても構造が同じように見える特徴があり，平衡状態や定常状態のゆらぎとは異なる。例えば，細胞膜電位や神経軸索を伝搬するパルス列，心拍数などの生理量にも $1/f$ ゆらぎが見られ，

情報の不確定さを一定に保とうとする特別な生理機能をもっていると考えられている。このようなゆらぎを生理現象についての情報とみなすときは，$1/f$ ゆらぎは雑音ではなく，信号として解釈する必要がある。

〔3〕 **外来雑音**（interference）

計測対象や計測系の外部の物理的現象に由来する雑音である。電源ラインやモータ駆動などで発生する電磁誘導作用，機械部品などから発生する機械的振動などが原因となり，また光を用いた計測系では，自然光や蛍光灯などは信号に混入する外来雑音の原因となる。特に最近，携帯電話やパーソナルコンピュータなどの通信・情報機器の普及が目覚ましく，航空計器や精密機器，医療機器ではこれらによる電磁干渉の影響が問題となっている。

〔4〕 **アーチファクト**（artefact）

計測対象に何らかの操作を加えたり，生体計測では対象部位が動いたりしたときに発生する雑音成分をいう。心電図，筋電図，脳波などの生体電気計測では，身体や電極が動いたりすると信号上に瞬発的な成分が混入し，このアーチファクトの除去対策がしばしば問題となる。

1.2.6 誤差とその種類

計測は真の値を知ることが目標であるが，様々な原因で不確かさが入り込む。細心の注意を払いつつ計測を行っても，測定値 x は誤差 z を含み，真の値 X を知ることは不可能である。この誤差は前述の雑音からも大きな影響を受ける。

一般に，誤差は絶対誤差（absolute error；$z=X-x$）と相対誤差（relative error；$\varepsilon=|z|/X$）で表現されるが，真の値がわからないから誤差もまたわからない。したがって，多くの測定値に数学的処理を施すことによって誤差の値を推定することが行われる。その詳細は成書〔例えば文献2），5）〕に譲ることにして，ここでは主な誤差について簡単に記しておく。

（1） **系統誤差**（systematic error） 計測器固有の誤差（器差という）で，測定値に"かたより（bias）"を生じる。温湿度，気圧などの環境条件，計測器の狂いなどで生じるが，この誤差は校正（1.3.1項参照）により除くことができる。

（2） **過失誤差**（mistake error） 測定者の不注意や知識不足に起因する誤差で，測定値の中でかけ離れて目立った値を示すので見いだせる場合が多い。計測器や計測方法を熟知させる訓練でなくすことができるが，計測器側に誤りを生じ難くする工夫を施すことも重要である。

（3） **量子化誤差**（quantization error） ディジタル量に変換するとき，最小桁の1に相当する不確定範囲が生ずるために起こる誤差をいう。

（4） **動誤差**（dynamic error） 計測システムの応答特性が不十分なために生じる誤差である。線形なシステムでは，信号に含まれる周波数成分より十

分広い平坦な周波数応答特性（1.3.2項参照）をもつ計測システムを用いることにより，この誤差を減少させることができる。

（5） **偶然誤差**（random error）　系統誤差や過失誤差を取り除いても残る誤差である。一般には微小な原因が積み重なった結果として，測定値に不規則な"ばらつき（dispersion）"が現れる。この誤差は前述の雑音が大きな要因の一つで，統計的処理（例えば，加算平均など）によって減少させることができる。

一定条件下で注意深く測られた測定値に関して，系統誤差を補正した後のデータに含まれる偶然誤差には次の性質があることが経験的に知られている。

① 同じ大きさの正負の誤差は同じ割合（確率）で生じる（平均値ゼロで，振幅分布が対象）
② 小さい誤差の生じる頻度は大きい誤差のそれより大きい
③ 非常に大きい誤差は生じない

この性質を「ガウスの誤差法則」と呼び，誤差の分布は平均値ゼロの正規分布に従う。すなわち，誤差 z の確率密度 y は

$$y = \frac{h}{\sqrt{\pi}} \exp(-h^2 z^2) = \frac{\sigma}{\sqrt{2\pi}} \exp\left(-\frac{z^2}{2\sigma^2}\right) \tag{1.11}$$

で与えられる。ここで，h は測定の精密さ，σ は標準偏差（standard deviation）を表す。**図 1.2** は上式を表した曲線で，正規確率密度分布またはガウスの誤差曲線と呼ばれている。

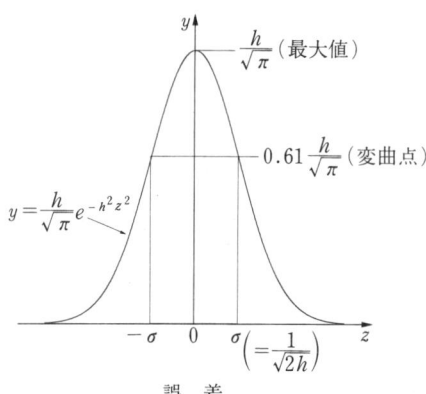

図 1.2　ガウスの誤差曲線

1.2.7　計測精度 ── 精密度と正確度 ──

誤差曲線の形から，大きい誤差は小さい誤差より起こりにくいが，同一の誤差 z に対し誤差関数の定数 h が大きいほど，誤差曲線の最大値は高く，勾配は急峻になり，大きい誤差はより起こりにくくなる。ここで，h を精度（modulus of precision）または確度指数（measure of precision）という。

一つの量を同じ条件下で多数回計測したとき，**図 1.3** のような頻度曲線が得られ

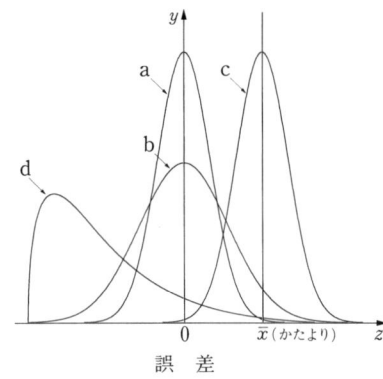

図1.3 精密度と正確度

たとする。aの曲線はσが小さく，曲線が先鋭であり，したがってこのような計測は「精密度（precision）」（精密さ）が高いという。bではばらつきが大きく，aより精密度は悪い。cではaと同様に精密度は高いが，曲線にかたよりがあり，何らかの系統誤差が含まれ，このような計測は「正確度（accuracy）」（正確さ）に欠けるという。dはガウスの正規分布曲線に当てはまらないので，正規分布を前提とした統計処理は適用できない。このように，計測結果に対する測定値の評価を正確に表示することが大切である。

1.3 計測システムの特性

1.3.1 静特性——校正——

計測システムの性能評価を行う場合は，一般にシステムへの入力に対する出力の応答を調べる。この場合，入力に対する出力の応答が定常状態になったときの入出力関係を静特性（static characteristics）と呼び，定常状態に至る過渡的状態に注目した特性を動特性（dynamic characteristics）という。基準量を入力として静特性を求めることはシステムを校正（calibration）することであり，静特性はシステムの性能を示す重要な基本特性である。以下，静特性を表現する上で重要な用語とその内容について簡単に説明する。

〔1〕 感度，分解能および再現性

「感度（sensitivity）」とは，計測系において，その入力である測定量の変化に感じる度合をいう。換言すれば，入力に対する出力の比である。したがって，この数値が大きければ，センサや計測器は"感度が高い"という意味になる。一方，この逆比（振れの度合）を感度という場合もある。これは単位出力変化を生じるにはどれだけの入力変化が必要であるかという見方で，この場合には数値が小さければ感度が高いことになる。感度の単位は入出力信号の単位によって異なり，無次元となったり，例えば，mV/kPa，μA/K，mV/pHなどとなる。感度は，入出力関係（すなわち校正曲線）が直線関係であれば定数（感度係数）となるが，非直線の場

合には定数とはならず，入力の大きさに依存する。

「分解能 (resolution)」とは，隣接する二つの入力信号に対する出力信号を比較して，入力の相違を区別できるために必要な最小の入力値の差をいう。計測システムの有する分解能以下の入力は検知されない。分解能が高いということは，その数値が小さいことである。この分解能の数値は入力信号と同じ単位をもつ。

「再現性 (reproducibility)」とは，同一測定量に対して繰返し計測を行ったときの出力の違いをいう。定量的には，例えば同一測定量の計測結果が一定の確率（通常 95 %）である範囲に収まるとき，その範囲幅として再現性を表すことができる。範囲幅が小さければ再現性は高いことになる。

〔2〕 **計測範囲** (measurement range)

計測可能な対象量の範囲をいう。この範囲は，感度，分解能あるいは再現性の要求にも依存する。したがって，同一計測器であっても要求性能が異なれば，計測範囲はそれに対応して異なる。例えば体温計で，0.1 ℃ の再現性の要求に対して計測範囲は 30〜40 ℃ であっても，0.5 ℃ の再現性の要求に対しては，計測範囲が 0〜50 ℃ になるということもある。

計測器に指定されている計測範囲の最大値（定格容量）は測定量の最大許容変化を，一方その最小値は測定量を検知できる分解能を示している。また，最大許容信号レベルと分解能との比をダイナミックレンジと呼び，通常デシベル (dB) で表示する。人間の耳を計測器に例えると，耳で聞くことのできる最小音圧はおよそ 2×10^{-5} Pa，痛みを感じないで聞くことのできる最大の音圧はおよそ 20 Pa であるから，人間の耳のダイナミックレンジは 120 dB である。ディジタル信号の場合のダイナミックレンジは最大の信号のビット数で表される。例えば 16 ビットの信号のそれは 16 ビットである。あるいは換算して 95 dB ($= 20 \log 2^{16}$) であると表す。

〔3〕 **直線性とヒステリシス**

計測システムの入力（測定量）x と出力（指示値）y との関係は，もし両者が完全に一致（誤差がない）していれば，$y = x$ である。いま，校正曲線がある直線に近似できるとき，この直線からのずれの小ささの程度を直線性（または線形性，linearity）といい，ずれの大きさに注目して非直線性（または非線形性，non-linearity）ともいう。その直線を求める場合，入出力関係のデータ点を用いて最小 2 乗法で回帰直線として求める場合と，原点（入力＝出力＝0；比例式校正）または計測器のある基準点を通る条件で最小 2 乗法で得られる直線（1 次式校正）で表す場合，あるいは原点と基準点を通る校正曲線を用いる場合（両端基準校正）がある。校正曲線は直線の方が扱いやすく，また入力＝0 としたとき，計測器の出力（電気的な）をゼロとする操作（零調整という）は容易であり，通常は原点を通る直線（比例式校正）として校正曲線が表される。

計測器によっては，出力値が過去の入力値によって影響を受け，同一の入力に対して異なる値をとることがある。この値の差をヒステリシス誤差 (hysteresis error) といい，入力変化の履歴に依存する性質をヒステリシスがあるという。直線性の指標やヒステリシス誤差は計測値に含まれる系統誤差の推定に用いられる。

1.3.2 動　特　性

システムの動特性を扱う場合，そのシステムが線形か否かが問題となる。線形システム (linear system) とは，二つ以上の入力を同時に加えたときの出力が，それぞれの入力を個々に加えたときの出力の和になるシステムをいい，和にならない場合には非線形システム (nonlinear system) という。線形システムは線形定係数微分方程式で記述できる性質をもっている。実系では入力が計測範囲を超えれば，ほとんどの場合に線形システムとはならないが，入力がある限られた範囲内，あるいは微小な入力変化に対しては線形システムとみなすことができる。ここでは，線形システムにおける動特性について，その基本事項を記しておく。

〔1〕 過 渡 応 答

ある入力変化に対する出力の応答を時間領域で表す動特性を過渡応答 (transient response) という。通常，ある一定の値から他の一定の値に突然変化するステップ状入力に対する応答（ステップ応答，step response）が用いられる。変位などの機械的ステップ信号は作るのが難しい場合もあるが，応答波形からシステムの概略の特性を直観的に把握できるためしばしば利用される。

一般に，線形システムの入出力関係は常微分方程式で表現できることを述べたが，その解（出力応答）を求めるにはラプラス変換とラプラス逆変換の手法を用いるのが便利である〔例えば文献 4)，7) 参照〕。システムの入力 $x(t)$ と出力 $y(t)$ が次式のような線形1次微分方程式の関係で表されるとき，この系を1次系あるいは1次遅れ系 (first-order system) と呼ぶ。

$$a_1 \frac{dy(t)}{dt} + a_0 y(t) = b_0 x(t) \tag{1.12}$$

ここに，a_0, a_1, b_0 は定数である。初期値をゼロとして単位ステップ入力に対する出力 $y(t)$ は

$$y(t) = \frac{b_0}{a_0} \left\{ 1 - \exp\left(-\frac{t}{T}\right) \right\} \tag{1.13}$$

となる。ここで，$T = a_1/a_0$ である。この T は時定数 (time constant) と呼ばれ，$t = T$ のとき最終値〔$y(\infty) = b_0/a_0$〕の 63.2%〔$1 - \exp(-1) \fallingdotseq 0.632$ である〕に達する。すなわち，時定数は応答の速さ（速応性）に対応している。一方，次式で表される系を2次系あるいは2次遅れ系 (second-order system) と呼ぶ。

$$a_2 \frac{d^2 y(t)}{dt^2} + a_1 \frac{dy(t)}{dt} + a_0 y(t) = b_0 x(t) \tag{1.14}$$

この式で，$\xi \equiv a_1/(2\sqrt{a_2 a_0})$，$\omega_n \equiv \sqrt{a_0/a_2}$ なる置換えを施すと

$$\frac{d^2 y(t)}{dt^2} + 2\xi \omega_n \frac{dy(t)}{dt} + \omega_n^2 y(t) = \frac{b_0 \omega_n^2}{a_0} x(t) \tag{1.15}$$

となる。上式を標準2次式といい，ξ を減衰係数（単位は無次元），ω_n を固有角振動数と呼ぶ。式(1.14)あるいは式(1.15)の時間領域での解は教科書を参照されたい〔文献4), 7)〕。重要な点は2次系の応答のパターンは，ξ と ω_n によって決まることである。

図1.4(a)は1次系，(b)は2次系のステップ応答を ξ をパラメータに示した図である。2次系では ξ の大きさで様相が異なり，$0<\xi<1$ のときを不足制振（under damped），$\xi=1$ のときを臨界制振（critical damped），$\xi>1$ の場合を過制振（over damped）と呼ぶ。

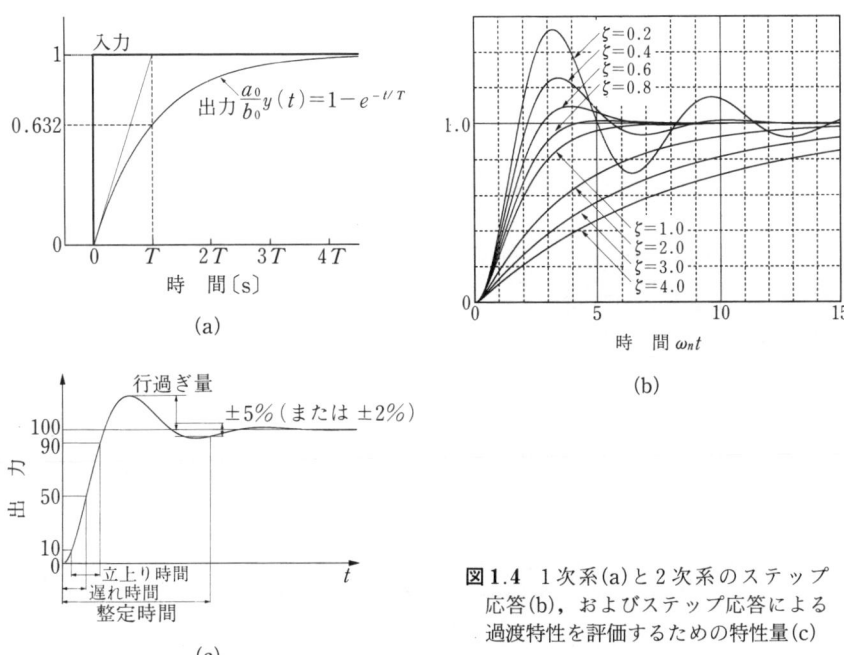

図1.4 1次系(a)と2次系のステップ応答(b)，およびステップ応答による過渡特性を評価するための特性量(c)

一般の計測系では，2次より高次の場合もあるが，図1.4(c)のようなステップ応答を示す場合，過渡応答を評価するために次のような特性量が用いられる〔例えば文献2), 4), 7)〕。

(1) **立上り時間**（rising time）　応答が最終値の 10〜90 %（または 5〜95 %）に達するまでの時間で，速応性を表す。

(2) **遅れ時間**（delay time）　応答が最終値の 50 % に達するまでの時間で，初期の応答に注目したときの速応性の目安である。

(3) **行過ぎ量**（overshoot）　応答の最初のピーク値と最終値との差を最終値に対して % で表した量で，安定度の目安となる。

(4) **整定時間**（settling time）　応答が最終値の 2 % あるいは 5 % 以内の範囲に収まるまでの時間で，応答の収束性を表し，速応性と安定度の両方に関係する。

14   1. 計測の基本事項

〔2〕 周波数応答

　安定な系（または要素）で，入力に一定周波数の正弦波状信号を加えると，出力は過渡応答成分が減衰した後の定常状態では同じ周波数の出力応答が得られる。そこで，定常状態における入出力の振幅比および位相のずれと周波数との関係に注目して，系あるいは要素の特性を表すのが周波数応答（frequency response）である（**図1.5**）。

　通常は，系の常微分方程式にラプラス変換を施し，その入出力比，すなわち伝達

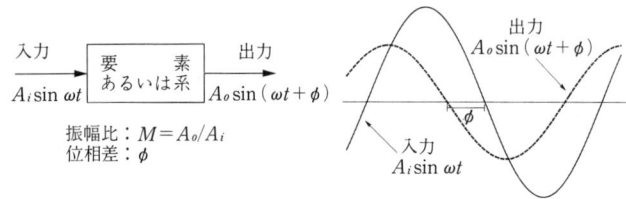

図1.5 周波数応答の意味

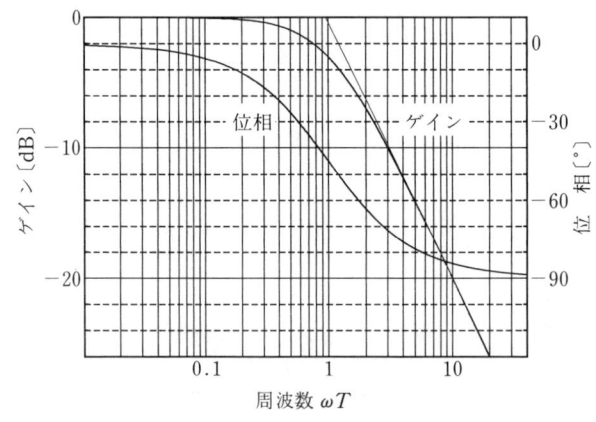

(a) 1 次 系

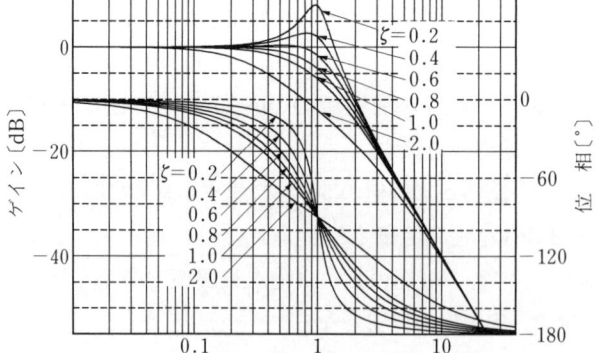

(b) 2 次 系

図1.6 1次系と2次系の周波数特性（ボード線図表示）

関数 $F(s)$ を求め，$s \to j\omega$ とおけば，ω を関数とした周波数特性（frequency characteristics）が求められる。s を $j\omega$ とおいた $F(j\omega)$ を周波数伝達関数（frequency transfer function）といい，一般に入力の振幅を $A_i(\omega)$，出力のそれを $A_o(\omega)$，両者の位相を $\phi(\omega)$ とすれば

$$F(j\omega) = \frac{A_o}{A_i} \exp(j\phi) \tag{1.16}$$

と表され，したがって振幅比 $M = A_o/A_i$ と位相 ϕ は

$$M = \frac{A_o}{A_i} = |F(j\omega)| \tag{1.17}$$

$$\phi = \arg(F(j\omega)) \tag{1.18}$$

となる。この M と ϕ の関係を表す方法には，極形式で表すベクトル軌跡（vector locus）と，周波数を横軸に対数目盛でとり，縦軸は等分目盛にとって振幅比をデシベル（dB）で表した量（ゲインという）$g = 20\log_{10}M$，および位相 ϕ を描いたボード線図（Bode diagram）がある。通常は周波数の応答が直感的に把握しやすいボード線図がしばしば利用される。図1.6に1次系と2次系のボード線図を示す。

1.4 生体計測の特殊性とセンシング法

1.4.1 生体計測の特殊性

生体計測は生体の機能解析，実験研究，患者監視や臨床検査・診断，人工臓器などにおける生体制御を目的に行われる。例えば血管内圧や脳圧などの生体内圧，血流や呼吸流量などの流れ，筋張力や関節角などの力学量，皮膚温や体温，心電図・脳波・心磁図・脳磁図などの電磁気量，pO_2 やグルコース濃度などの化学量が対象量となる。生体用センサはこれらの対象量を検出・変換するためのものであり，計測条件に応じて様々なセンサと計測技術が研究開発されてきた。本書ではこれらの対象量を章ごとに分けて解説する。

一般に生体計測，ことに人体に対する計測は工業計測と異なり，

① 生命活動を行っている対象であり，破壊は許されず，計測のために必要な能動的操作は最小限として生理的状態を乱さない
② 生理量の変化は短時間の成分にも長時間の成分にも意味があり，高い再現性が要求される
③ 組織や器官が対象であり，柔らかく壊れやすく，さらに異物に対して拒絶反応を示すため検出法やセンサの素材を適切なものとする
④ 対象に意志や感情があり，計測のための強制や無理な拘束などは最小限に抑える必要がある

などの特殊性がある。

1.4.2 生体計測におけるセンシング法

一般に生体計測は**図1.7**に示すように，(a)対象組織や器官に細管（カテーテルと呼ぶ）などを挿入し，体外に置かれたセンサと信号伝達物質とを直接に結合して対象量を検出する方法，(b)センサ自体を直接体内に挿入して検出信号を経皮的に有線で伝送する方法，(c)センサに発信器を組み込み，検知信号をテレメータリングする方法，(d)生体に生理的変化を与えない程度に電気，光，X線，超音波などの能動的操作を加え，反応する対象量を皮膚に接触するセンサで検出するか，(e)センサを皮膚に接触せずに検出する方法がある。

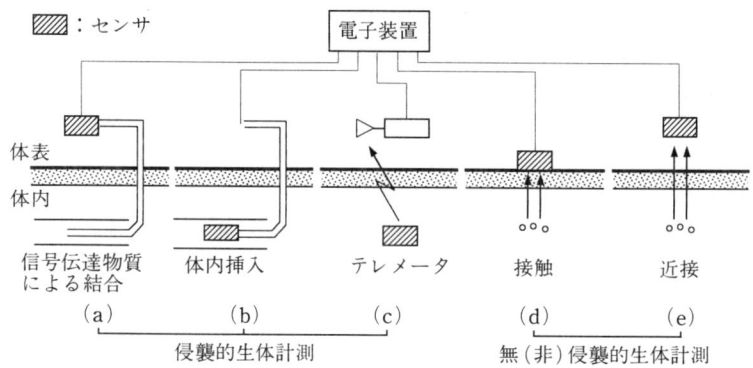

図1.7　センサ（トランスデューサ）の生体への適用法と生体計測

このようなセンシング法の相違により，生体計測法は大きく二つに分類され，(a)～(c)は生体計測のため生体に多少とも侵襲を加える必要があり，このような方法を侵襲的計測法（invasive measurement）という。一方，(d)～(e)は生体に侵襲を与えないという意味で無（非）侵襲的計測法（non-invasive measurement）と呼ぶ。生体計測では無侵襲計測が最も望ましいが，侵襲的計測と比べて一般に，感度や分解能，精度などの点で劣る。

2 生体内圧の計測

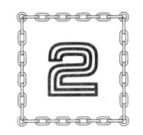

2.1 計測対象と計測条件

2.1.1 圧力の単位

圧力とは単位面積当りに働く力で，単位はパスカル（Pa）である。「圧力(pressure)」は流体に対して用いられ，固体の場合は「応力(stress)」（単位は同じ）という。$1\,\text{Pa}=1\,\text{N/m}^2$ である。生体内圧を表すには，水銀柱ミリメートル（mmHg）および水柱センチメートル（cmH_2O）が慣例的に広く用いられているが，今後 SI 単位系に統一されていくと思われる。圧力の単位としてこれらのほか，バール（bar），標準気圧（atm），重量キログラム毎平方センチメートル（kgf/cm^2），トル（Torr）が用いられ，Pa への換算は以下のとおりである。

  $1\,\text{mmHg}=133.322\,\text{Pa}=0.133\,322\,\text{kPa}$

  $1\,\text{cmH}_2\text{O}=98.066\,5\,\text{Pa}=0.098\,066\,5\,\text{kPa}$

  $1\,\text{bar}=10^5\,\text{Pa}=100\,\text{kPa}(=750.064\,\text{mmHg})$

  $1\,\text{atm}=101.325\,\text{kPa}(=760\,\text{mmHg})$

  $1\,\text{kgf/cm}^2=98.066\,5\,\text{kPa}(=735.56\,\text{mmHg})$

  $1\,\text{Torr}=0.133\,322\,\text{kPa}(=1\,\text{mmHg})$

生体内圧の計測は，大気圧との差を求める場合が多い。このように大気圧を基準とした圧力の大きさをゲージ圧（gauge pressure）といい，真空を基準とした圧力値を絶対圧（absolute pressure）という。すなわち

  （ゲージ圧）＝（絶対圧）－（大気圧）

である。体内に挿入したり，植え込んで用いるセンサには，絶対圧を測定する形のものもあり，その場合は大気圧を別に測定してゲージ圧を求める必要がある。

2.1.2 計測対象

生体内圧の計測対象は，循環器系，呼吸器系，消化器系，泌尿器系の領域で扱う圧力のほか，脳外科領域では頭蓋内圧，眼科領域では眼圧，産婦人科領域では子宮内圧や腹腔圧，皮膚科領域では体表圧，リンパ系や外科領域では四肢の組織間液圧などがある。表 2.1 はこれらのうちの主な生体内圧とその内容をまとめたものである。なお，流体とはみなせないが，食道や尿道のような圧平された管の内圧も計測

表 2.1 主な生体内圧とその内容

領域	対象量	内容説明
循環器系	左・右心室内圧	心臓の収縮および拡張（弛緩）によって発生する圧力。心臓のポンプとしての機械的機能を評価する指標となる。正常では肺循環抵抗は体循環抵抗の1/4程度であるため，収縮期の右室圧は高々30 mmHg（4 kPa）程度である。肺動脈狭窄，心室中隔欠損などでは異常に高い圧が発生するため，心疾患の診断や術後管理に心室内圧計測が行われる。拡張期では，正常で高々8 mmHg（1 kPa）以下であるが，拡張期末圧（end-diastolic pressure）は心収縮開始時の心室内血液の充満度（前負荷）を評価するのに重要な量である。
	（大）動脈圧	左心室の収縮によって血液が弾性をもつ動脈血管内に拍出されることによって生じる圧力。臨床的にはいわゆる血圧として，最も一般的な測定量。通常は，最高血圧（収縮期血圧），最低血圧（拡張期血圧）が測定されるが，その差である脈圧，末梢循環抵抗の評価に必要な平均血圧，さらに脈波波形（血圧曲線）も心臓と動脈血管系の性質を知る上で測定対象となる。
	肺動脈圧	右心室の収縮によって肺動脈に発生する圧力。肺動脈にカテーテル（導圧管）を挿入し，肺動脈の分岐枝の1本がカテーテルによってふさがるまで進めたときに測定される圧は，肺動脈楔入圧（pulmonary capillary wedge pressure）と呼ばれ，左房圧に近い圧を示すので，カテーテルを直接左房に挿入することが困難な場合に左房の圧を推定するのに用いられる[1]。
	静脈圧	弾性に富んだ容量血管である静脈血管内の圧力。特に，右房近傍の静脈圧である中心静脈圧（central venous pressure, CVP）は心機能の低下で上昇するので，重症患者のモニタに用いられる。このCVPは静脈血管弾性と静脈内血液量で発生する圧と，静脈外から作用する圧，すなわち胸腔内圧との和であるが，正常では胸腔内圧はほぼ大気圧であるので，前記の圧を反映している。
	微小血管内圧	通常対象となるのは直径20〜250 μmの血管内圧で，微小循環の研究で用いられる。直径6〜8 μmの毛細血管内圧はその直接計測が容易でないため，細動静脈圧から計算で推定する方法が採られている[2]。
呼吸器系	気道内圧	呼気および吸気に伴って生じる気道内の圧力。スパイロメータなどで呼吸機能を検査する際，肺コンプライアンス，気道抵抗，呼吸筋の活動などを評価するために測定される。通常は口腔内圧が測定される。
	胸腔内圧	胸腔内の圧力で，気道内圧と同様に呼吸機能検査で用いられる。通常はバルーンを胸腔内に挿入してバルーン内圧を測定するが，臨床的には食道内バルーンの内圧で代用する。安静呼吸中では内圧変動は5 cmH$_2$O（0.5 kPa）以下であるが，呼吸筋の随意的活動で−100〜+150 cmH$_2$O（−10〜+15 kPa）程度の変動が発生する[3]。
消化器系 泌尿器系	消化管内圧	胃あるいは腸管の内圧で，これの運動によって発生する圧と腹腔内圧が加わった圧。正常では30 mmHg（4 kPa）程度の圧変動である。
	膀胱内圧	膀胱内に貯留する尿あるいは膀胱内に注入した液によって発生する圧力。膀胱知覚（尿意）や利尿筋収縮の検査のために測定される。正常では50 cmH$_2$O（5 kPa）程度で尿意が起こり，排尿時では100 cmH$_2$O（10 kPa）以上の圧が発生する[4]。
	尿道内圧	尿道は排尿時以外は尿道括約筋で圧平されているが，液を尿道内に注入するのに必要な圧力。
その他	頭蓋内圧	脳脊髄液，脳室液，硬膜内あるいは硬膜外の圧力。脳腫瘍，脳浮腫，脳内出血などの診断や術後の経時的変化のモニタとして用いられる。
	眼圧	眼球内の圧力であるが，通常は角膜上から圧入または圧平法で計測された圧を指す。
	子宮内圧	羊膜内の羊水圧で，陣痛において子宮が収縮して発生する圧と腹腔内圧との和。子宮収縮で発生する内圧上昇は40〜80 mmHg（5〜11 kPa）であり，陣痛強度の指標となる。

の対象となり，この場合には計測法で圧力が定義される。また，**図 2.1** は表 2.1 で記載した生体内圧のおおよその正常範囲を示している。

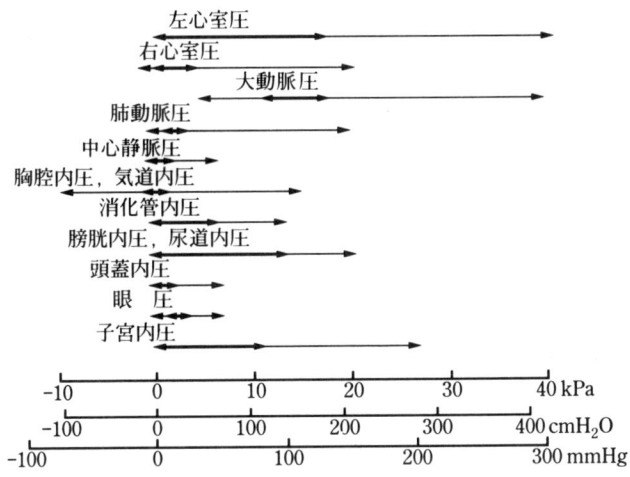

図 2.1 生体内圧の変動範囲（太線は概略の正常範囲）

2.1.3 計 測 条 件

生体内の圧力は，組織の運動や変形などによって発生する圧に，大気圧および体液または組織に重力が作用することによって生じる圧が加わったものである。したがって，生体内圧計測では，大気圧と重力による圧が測定点にどのように作用しているかを知る必要がある。

大気圧は体内にほぼ一様に作用しているので，ゲージ圧として求める構造のセンサでは，大気圧の作用を考慮しなくてもよい。しかし前述したように，絶対圧を計測する構造のセンサを使用する場合には，大気圧の変化を考慮する必要がある。実際には，センサをしばしば大気開放にして零点校正を行うか，別のセンサで大気圧を計測して補正する方法がある。

重力の作用は心血管系内圧の計測でしばしば問題となる。**図 2.2** は人体を模式的に描いたものである。血液が充満されている血管系では，水柱と同様な考え方が当てはまり，高さが h だけ異なる 2 点間には，流れによる圧勾配のほかに

　　（血液密度 ρ）×（重力加速度 g）× h

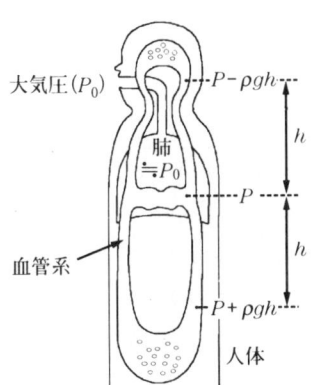

図 2.2 循環系における重力の作用
　　　（ρ：血液の密度）

だけの圧力差があると考える。体位が変わると水柱の影響が変化するので，体内圧計測は一定の体位で行うように規定しておくのが安全である。

生体は体位を変えても体内圧のバランスが保たれる構造になっており，特に右心房近傍の静脈圧（中心静脈圧）は体位変換に対してほぼ一定に保たれていることが知られている[4]。また正常な換気状態では，心臓はほぼ大気圧に保たれている胸腔内にあるため，心臓からの血液駆出は重力の影響を直接受けないようになっている。その結果，心臓の流出部である動脈圧も体位による変化が少ない。例えば，上腕での血圧測定の場合，右房と同じ高さで測れば体位による違いは小さく，右房との高さが違っても，前述した水頭圧分 $\rho g h$ だけ補正すれば右房の高さで測った血圧値となる。

このように，右房は圧計測の基準点として重要であり，特に静脈圧のように小さい圧の計測では，基準点を正確に決める必要がある。図 2.3 は基準点の位置を体外から推定する方法を図示したもので，正面では第 4 肋骨・肋軟骨接合部の高さの中央，縦断面では第 4 肋骨の高さの胸壁の厚さの 1/2，または背面から 10 cm 前方の点をとるのがよいとされている[5]。

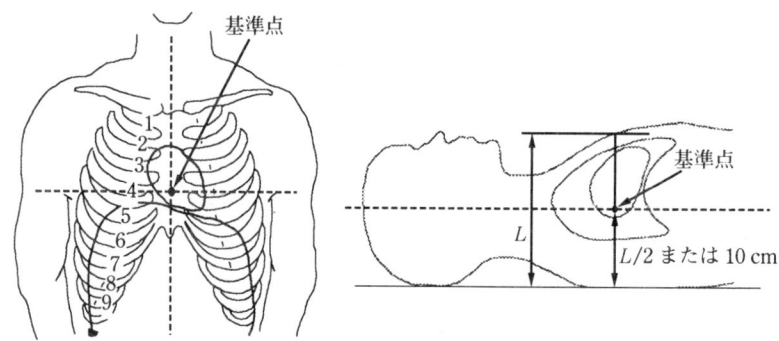

図 2.3 生体内圧計測における基準点の簡易決定法〔文献 5)を参考に作成〕

なお，カテーテルを用いた血管内圧の直接計測の条件や注意事項などについては，2.2.1 項で述べる。

2.2 生体内圧の直接計測

生体内圧の直接計測は，
① 計測しようとする生体内部位の圧力を，流体（通常は生理食塩水）を介して体外に置かれた圧力計測装置に導く方法
② 体内に挿入した圧センサで検出信号を経皮的に有線で導出する方法
③ センサに発信器を組み込み，検出信号をテレメータリングする方法

がある（図 1.7 参照）。これらは外科的操作などを要する侵襲的あるいは痛みや不快感を伴う方法であり，臨床的に特に必要な場合の計測に限られる。以下，血管内

圧，頭蓋内圧，消化管内圧，圧平管内圧および組織圧の計測について記す。

2.2.1 血管内圧の計測
〔1〕 カテーテルと各種圧センサ
（a） カテーテルによる圧計測　血管内圧の直接計測では外径 1〜4 mm 程度の中空カテーテルが利用される。外径の表示はフレンチサイズ（F＝外径〔mm〕× 3）の呼称が汎用されている。

図 2.4 は実際に使用されているカテーテルの例で，先端が開口のもの(a)，先端が閉じていて側孔をもつもの(b)，2 点間の圧計測ができるもの(c)などが使用されている。また，Swan-Ganz カテーテル[6](d)といい，先端にバルーンが付いたものもあり，臨床で広く利用されている。このカテーテルは，バルーンが膨らむと血流に乗って順行性に，大静脈から右心，肺動脈へと進み，特に肺動脈の末梢部でバルーンを膨らませれば容易に楔入圧を求めることができる。バルーンは先端から 1〜2 mm のところに付いており，内腔はこれを膨らませるためのものと，先端の開口部に連なって圧測定や採血用に供したり，2 点間の圧を同時に計測するために三つの腔をもったものもある。

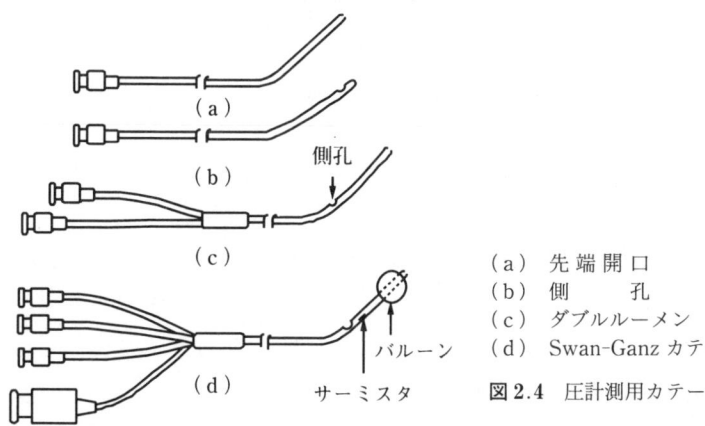

(a) 先端開口
(b) 側　　孔
(c) ダブルルーメン
(d) Swan-Ganz カテーテル

図 2.4　圧計測用カテーテル

カテーテルは適度な弾性をもち，生体適合性がよく，抗血栓性に優れ，またX線透視下で使用するものはX線不透過であることが要求される。実際の血圧モニタでは，内腔が血栓で閉塞しないようにヘパリンを加えた生理食塩水（500 ml に 1 000〜2 000 単位）を，0.05〜0.1 ml/min の速度で連続注入する方法が推奨されている。

一方，カテーテルを大血管に留置して圧計測を行う場合，流れの影響が問題にされることがある。一般に，管内を理想流体（非圧縮性で粘性係数がゼロ）が流れているとき，単位体積当りの流体全エネルギー（総圧 E）は，ベルヌーイの法則が成り立ち

$$E = P + \rho g h + \frac{\rho v^2}{2} \tag{2.1}$$

となる。ただし，P は静圧，ρ は流体密度，h は基準点からの高さ，v は流速である。$\rho v^2/2$ は流体の運動エネルギーに対応し，動圧と呼ばれる。血管内圧計測では，圧の基準点を右房近傍とすることは既述したが，この場合には $h=0$ である。さて，先端開口のカテーテル先端を図 2.5(a)のように，流れの上流に向けた場合，計測される圧は静圧に動圧が加わった総圧が得られ E となる。同図(b)のように下流に向けた場合，開口部はよどみ点，すなわち $v=0$ とすると $P=E$ となるはずであるが，実際には渦が生ずることなどにより，同図(c)の側圧とほぼ同じになる。また(c)のように，側孔付カテーテルを用いれば，開口部の流速により圧が減少し，$P = E - \rho v^2/2$ となる。

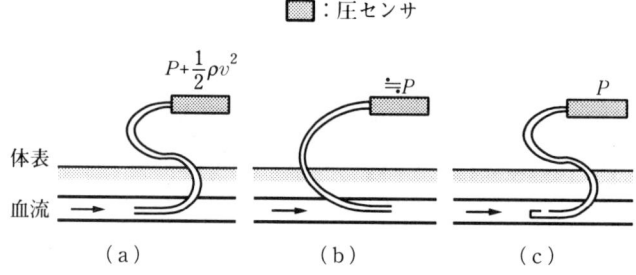

図 2.5　カテーテルの挿入方向による動圧の影響の相違

　動圧の影響は流速が大きく，しかも静圧が小さいときに問題となる。例えば，大動脈では，収縮期の最大流速はおよそ 100 cm/s で，動圧は約 4 mmHg（0.5 kPa）であるが，収縮期血圧が 120 mmHg（16 kPa）とすれば 3 % にすぎない。しかし，肺動脈では最大流速がおよそ 90 cm/s で動圧は約 3 mmHg（0.4 kPa）に対し，肺動脈圧はおよそ 20 mmHg（2.7 kPa）であり，動圧は静圧の 15 % となる。大静脈では流速は 30 cm/s 程度で，動圧は高々 0.35 mmHg（0.05 kPa）であり，静脈圧の計測では流れの影響は無視できるほど小さい。

　一方，体外に置かれた圧センサは図 2.3 のように圧の基準点を推定して，**図 2.6** のように設置すれば，カテーテル先端部の位置に関係なく，基準点の高さで補正した心・血管内圧が得られる。しかし厳密には，カテーテル先端の測定点と右房の間の血液密度（＝1.055 g/cm³）と，カテーテル内の液の密度（生理食塩水とすればおよそ 1.009 g/cm³）が等しくなければ，高さの差が等しくても，密度の差に比例した圧力差が生じることを念頭におく必要がある。

　（b）ダイアフラム形圧センサ　　圧計測用カテーテルに接続する圧センサはダイアフラム形圧センサが多く用いられる。このタイプのセンサは，周辺を固定したダイアフラムに圧を作用させ，中心部の変位あるいはダイアフラムのひずみを検出するものである。変位やひずみの検出には，コイルを用いたインダクタンス方式，

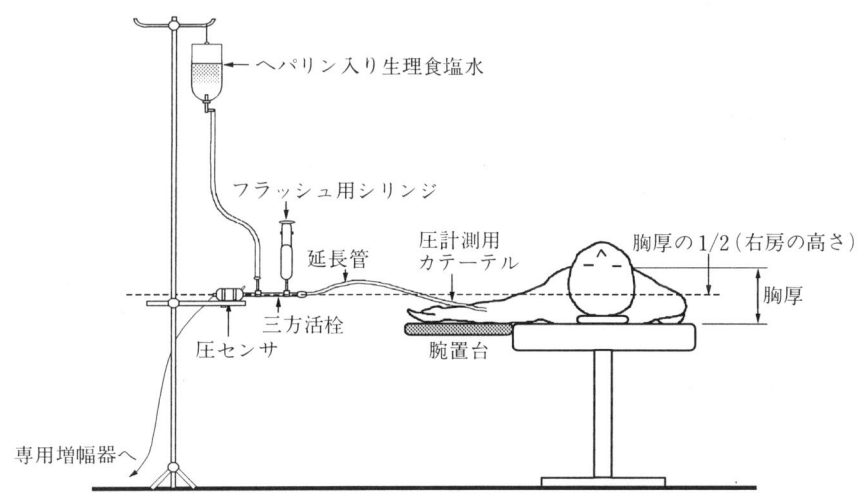

図 2.6 カテーテルを用いた心・血管内圧計測の実際〔文献 9) の図 9-5 を改変〕

対向する電極間の電気容量を検出する方式などもあるが，ひずみゲージ方式が実用上扱いやすく，最も広く用いられている。

ひずみゲージ†は，金属あるいは半導体の線または細片の電気抵抗が，ひずみによって変化する性質を利用した素子である。現在市販されている圧センサ（電気血圧計と呼んでいる）のほとんどは半導体ひずみゲージを用いたもので，**図 2.7** はその構造例である。受圧膜に直結した可動部を介して圧変化に対応したひずみをゲージで検出している。このような圧センサは繰り返して使用（re-usable pressure transducer）できるものであるが，受圧膜を保護し，生理食塩水が充満される部分〔ドーム（dome）という〕は，再使用のたびに消毒して清潔にする必要がある。このため，最近ではリユーザブル圧センサはあまり使用されず，ドーム部を含め圧センサ自体を消毒済のディスポーザブル（使い捨て）化したものが広く利用されている。

図 2.8 は，半導体ゲージを用いたディスポーザブル圧センサの構造例である。受圧ダイアフラムと半導体ゲージとの間はゲル層（特殊シリコーンゼリー）で保護

---

† 長さ L，断面積 A の抵抗線の電気抵抗 R は，その抵抗率を ρ とすると，$R = \rho L/A$ であり，したがって抵抗変化率 $\Delta R/R$ は
$$\Delta R/R = \Delta \rho / \rho + \Delta L/L - \Delta A/A$$
となる。これをポアソン比 μ，ヤング率 E，ピエゾ抵抗係数 η を用いて整理すると
$$\Delta R/R = (\eta E + 1 + 2\mu) \Delta L/L = k_g \Delta L/L$$
となり，$\Delta R/R$ はひずみ $\Delta L/L$ に比例する。ここで，比例係数 k_g はゲージ率と呼ばれ，金属ひずみゲージでは 2.0 前後，半導体ひずみゲージでは $-100 \sim +140$ である。金属ゲージの材料には，低温用（200℃程度以下）では銅ニッケル合金，高温用（400℃程度まで）ではニッケルクロムアルミニウム合金が汎用されている[7]。これらは直径 0.02 mm 以下の極細線や厚さ数 μm の薄膜に加工されて使用される。半導体ゲージは，シリコンあるいはゲルマニウム単結晶に不純物を拡散させたもので，ゲージ率が大きいため測定感度の点で有利であるが，温度係数が大きいという不利な点もある。しかし，半導体ゲージは集積回路技術を用いて，超小形の素子を加工できるのが特長である。

24　　2. 生体内圧の計測

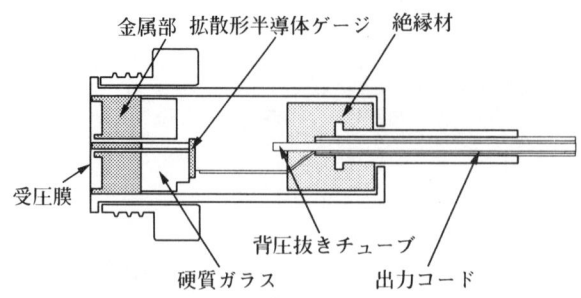

図2.7　半導体ひずみゲージを用いた市販圧センサの構造例
〔日本光電工業より資料提供〕

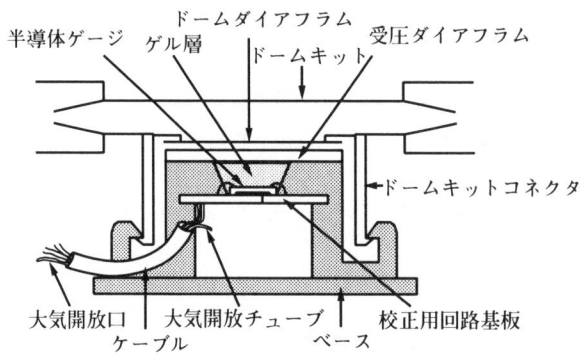

図2.8　ディスポーザブル圧センサの基本構造
〔Sun Biomedical 社より資料提供〕

し，この層は圧伝達を兼ねており，また衝撃に弱いゲージに対してショックアブソーバの役割を果たし，耐衝撃性を増している。表2.2に，現在市販されているディスポーザブル圧センサの基本性能を示す。

表2.2　市販ディスポーザブル圧センサの基本性能

社名	定格圧測定範囲〔mmHg〕	許容圧範囲〔mmHg〕	動作温度範囲〔℃〕	感度〔$\mu V \cdot V^{-1} \cdot mmHg^{-1}$〕	温度に対する感度変化〔%/℃〕	ゼロドリフト〔mmHg/8 h〕
サンメディカル	－30〜+300	－400〜+4000	+15〜40	5.0±0.01	±0.1	<4
バクスター	－50〜+300	－500〜+5000	－25〜+70	5.0±0.01	±0.1	±1
カワスミ	－300〜+300	－700〜+4000	+15〜40	5.0±0.01	±0.1	±1
ユタメディカル	－50〜+300	－400〜+4000	+15〜40	5.0±0.01	±0.1	±1

（c）**カテーテル-圧センサ系の動特性**　　カテーテルに圧センサを接続して生体内圧の動的変化を計測するには，圧変化が速くまた忠実にセンサに伝達されなければならない。カテーテル内に封入する液体が非圧縮性であっても，カテーテルおよび受圧部センサの弾性，カテーテル内の液の慣性や液の移動における粘性抵抗などによって，圧の減衰あるいは振動が起こり，正確な圧変化が記録されない場合がある。

いま，長さ l のカテーテル先端で $\Delta P(t)$ の圧変化が生じたとき，圧伝搬速度 v

は Moens-Korteweg の式[8]から，$v=\sqrt{k_{vc}/\rho}$ となる。ただし，k_{vc} はカテーテルの容積弾性率，ρ は液体密度である。例えば，$l=1.5\,\mathrm{m}$，カテーテルは硬い材質のもので，仮にその容積変化率が 2×10^{-3} ％ であっても，$\Delta P=100\,\mathrm{mmHg}$ の圧がカテーテル他端に伝わる時間 t_c は，$t_c=l/v\fallingdotseq 1.8\,\mathrm{ms}$ となり，圧波がセンサに到達するまでの時間はほとんど無視できる。また，計測の対象となる血管内圧波形の周波数成分は通常 0～30 Hz 程度であることを考慮すると，カテーテル-圧センサ系は図 2.9(a)のような単純なモデルで表現できる。すなわち，カテーテルとセンサ部の弾性は，等価的にセンサダイアフラムの容積変位〔$\Delta V(t)$〕として表し，ある容積の粘性流体（粘性係数 η）がカテーテル管内を移動するというモデルである。

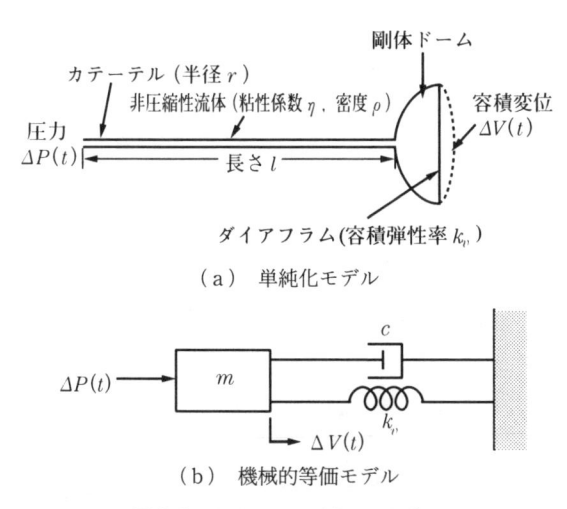

（a） 単純化モデル

（b） 機械的等価モデル

図 2.9 カテーテル-圧センサ系

このような単純モデルでは，ちょうど機械系における質量-ばね-ダッシュポットの 3 要素モデル〔図 2.9(b)〕と等価となる。したがって，慣性，粘性および弾性をもつ系の運動方程式は，ダイアフラムの容積弾性率を k_v とすると

$$\Delta P(t) = m\frac{d^2\Delta V(t)}{dt^2} + c\frac{d\Delta V(t)}{dt} + k_v\Delta V(t) \tag{2.2}$$

となる。カテーテルの半径を r とすれば，カテーテル内の液の質量 $\pi r^2\rho l$ に $\pi r^2 \Delta P$ の力が作用して $(\pi r^2)^{-1}d^2\Delta V/dt^2$ の加速度が生ずるので

$$m = \frac{\Delta P}{d^2\Delta V/dt^2} = \frac{\rho l}{\pi r^2} \tag{2.3}$$

となる。また，c は Poiseuille の法則が適用できるとすれば次式となる。すなわち

$$c = \frac{8\eta l}{\pi r^4} \tag{2.4}$$

式(2.2)は式(1.14)と同形の 2 次系の式であり

$$\xi = \frac{c}{2\sqrt{mk_v}} = \frac{4\eta}{r^3}\sqrt{\frac{l}{\pi\rho k_v}}, \quad \omega_n = \sqrt{\frac{k_v}{m}} = \sqrt{\frac{\pi r^2 k_v}{\rho l}}$$

なる置換えを施すと，式(1.15)と同様な標準 2 次式になる。η，r，l，ρ，k_v は既

知の量なので，カテーテル-圧センサ系の減衰係数（または制動係数）ξ および固有周波数 $f_n [=\omega_n/(2\pi)]$ が求められる．ξ および ω_n の式から，カテーテルが太いほど固有周波数は高く，制動係数は小さくなり，またカテーテルが長いほど固有周波数は低く，制動係数は大きくなることがわかる．ξ と f_n が決まれば系の動特性は決定され，そのステップ応答および周波数特性は既述したように，それぞれ図1.4(b)および図1.6(b)のようになる．

実際のカテーテル-圧センサ系の ξ と f_n はステップ応答で簡単に推定することができる．すなわち，図2.10上段に示すように，シリンジで圧を加えて一定の圧に保持し，瞬間的に圧を開放したときの応答曲線を記録する．過制振($\xi>1$)では圧のオーバシュートが起こらない〔図1.4(b)参照〕が，実際の系ではほとんどの場合が不足制振($\xi<1$)で，図2.10下段に示すような曲線が得られる．そこで，定常値 P_1 とオーバシュート P_2 より

$$\xi = \sqrt{\frac{(\ln(P_2/P_1))^2}{\pi^2+(\ln(P_2/P_1))^2}} \tag{2.5}$$

により制動係数が算出される．また，振動の共振周波数 $f_d=1/T$ を求めれば

$$f_n = \frac{f_d}{\sqrt{1-\xi^2}} \tag{2.6}$$

より固有周波数を算出することができる．

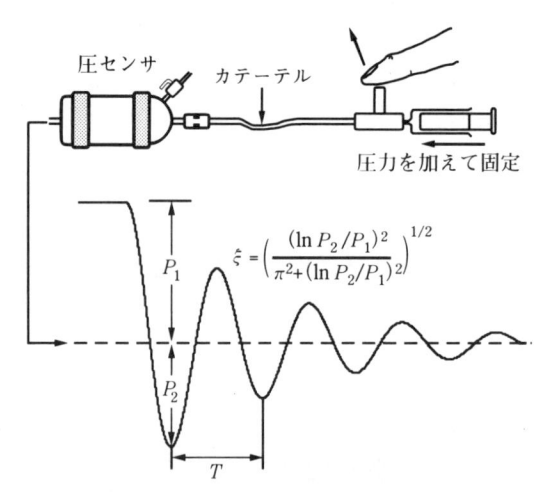

図2.10 カテーテル-圧センサ系の簡易動特性試験法と応答例
(応答曲線より制動係数 ξ と共振周波数 f_d が求められる)
〔上段は文献9)の図9-8を改変〕

図2.11は，市販されている各社のディスポーザブル圧センサ系の固有周波数と制動係数を示した例である．カテーテル（接続チューブ；内径 0.3〜0.4 mm 程度）を含め，固有周波数は 17〜33 Hz であり，制動係数は 0.2 前後のものが多い．

同じカテーテルと圧センサを用いても，三方活栓などを両者間に挿入すると，共振周波数は低下する．また，圧センサのドームやカテーテル内に気泡が混入した

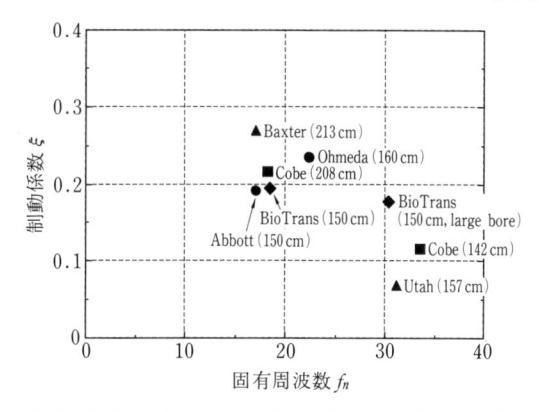

図2.11 市販の各種ディスポーザブル圧センサ系の固有周波数と制御係数〔NEC メディカルシステムズより資料提供〕

り，側壁に気泡が付着していると，気泡の弾性のために共振周波数が著しく低下することがある[10]。このような場合，測定された波形は**図2.12**のようにひずんだ波形が観測され，必要な対策が要求される。気泡を除くには，カテーテルにあらかじめ炭酸ガスあるいはアルコールを流し，フラッシュするときに煮沸した生理食塩水を用いるとよい[11]。

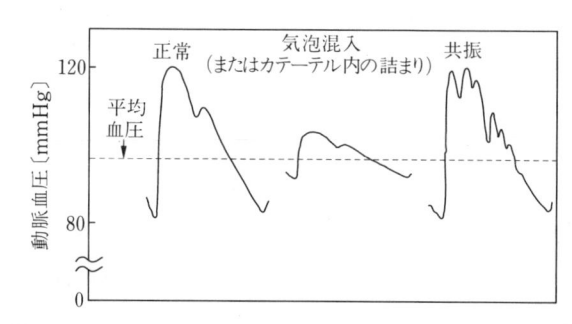

図2.12 カテーテル系に気泡が混入したり共振を起こした場合の動脈血圧波形のひずみ例〔文献9)の図9-6を改変〕

圧波形を正確に計測するためには，十分高い周波数まで平坦な周波数特性をもつことが望ましい。それには，図1.6(b)からわかるように，固有周波数が高く，しかも制動係数が0.6〜0.7であることが要求される。しかし，実際の圧計測系においては，図2.11のように，制動係数は0.2付近で小さく，したがって固有周波数付近で鋭い共振を示し，速い圧変化を記録すると振動が現れる。

このような特性を補償するために，

① 計測目的に応じて，カテーテルの内径，長さ，圧センサの弾性の適当な条件のものを使用する
② カテーテルと圧センサの間に，注射針のような細管あるいは内腔断面積を可変できるダンパを挿入し，適当な制動を与えるようにする[12]
③ 電気回路によって共振を抑えるような補償回路を圧計測用増幅器に用意す

る[13]

④ コンピュータを用いた計算処理により特性補償を行う[14]

のような方法が採られている。

このほか，カテーテル-圧センサ系による圧計測で問題となることは，カテーテル先端での圧波の反射がある。カテーテルを血管内に挿入したことによって内腔が狭くなり，圧波形が変化する現象である。例えば，外径2mmのカテーテルを内径6mm以上の腹部大動脈に挿入して圧計測を行ったときの誤差は5％以下であったと報告されている[15]。血管内径に比べ十分細いカテーテルを使用すれば，圧波の反射の影響を小さくできる。

心臓や血管内に留置したカテーテルの心拍動に伴う振動，あるいはカテーテルに機械的振動が加わった場合も，雑音成分として圧計測に影響を与える。例えば，1Hz，振幅1cmでカテーテル先端を軸方向に正弦波で振動させると，15mmHg（2kPa）程度の圧変化が生ずる[12]。体内に留置したカテーテルが振動しないように固定することは困難であり，得られた波形から振動の影響を除去することも困難である。このような場合は，次に述べるカテーテル先端形圧センサを使用する以外に振動の影響を除く方法はない。

（d）カテーテル先端形圧センサ　このセンサは，カテーテル先端に超小形圧センサを内蔵させたものである。圧力信号がカテーテル先端で電気信号や光信号に変換されるため，液体を満たしたカテーテルによる圧計測と比べ，時間遅れがなく，周波数特性に優れ，カテーテルの振動などによる雑音の影響を受けることが少ない。

しかし，高価であり，破損しやすく，絶対圧計測のものでは大気圧変化の影響を受け，温度特性が多少大きいなどの欠点もある。このため，特に高い周波数応答が要求される場合，あるいは圧波形に時間遅れのない正確な計測が要求される場合などのときに使用される。

このタイプの圧センサは，現在はほとんどが半導体ひずみゲージを用いたもので，これまで種々の構造のものが開発されてきた。図2.13にその構造概要例を示す。(a)はシリコーンダイアフラムに不純物を拡散させてひずみゲージを形成したもの[16]，(b)はMillar社が開発したもの[17]で，やはりシリコーンダイアフラムを用い，シリコーンひずみゲージを両端固定の梁として用いている。また，1本のカテーテルに多数の圧センサを内蔵したものや，電磁流速計と組み合わせて圧と流速を同時計測できるものなども製作されている。

市販のカテーテル先端形圧センサの基本性能は，一例として英国Gaeltec社のものでは，外径4F以上，圧測定範囲-300〜$+300$mmHg（-40〜$+40$kPa），励起電圧AC 6 V_{p-p}，ブリッジ抵抗1 300 Ω，感度2.5〜5.0 $\mu V \cdot V^{-1} \cdot mmHg^{-1}$，感度変化率0.2％/℃，直線性およびヒステリシス誤差±1％/FS(full scale)，補償温度域15〜40℃，温度特性0.05％/℃となっている。

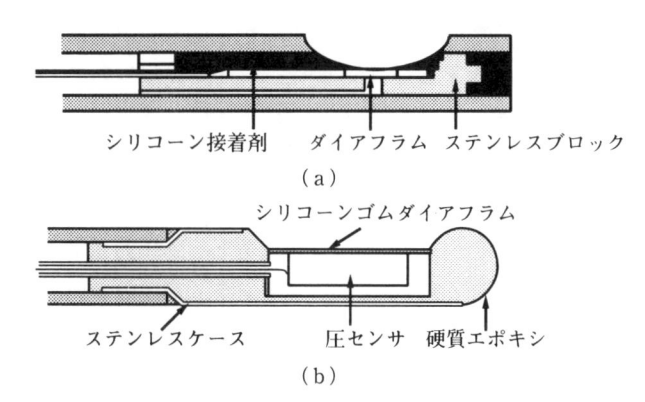

(a)
シリコーン接着剤　ダイアフラム　ステンレスブロック

(b)
シリコーンゴムダイアフラム
ステンレスケース　圧センサ　硬質エポキシ

図2.13 半導体ひずみゲージを用いたカテーテル先端形圧センサ
〔(a)は文献16)のFig.1，(b)は17)のFig.1を改変〕

なお，ダイアフラム変位を光量変化として検出する圧計測用カテーテルも試作開発されている[18),19)]。**図2.14**のように，カテーテル本体を光ファイバで製作し，白熱電球や発光ダイオードの光源からの光束をこのファイバによってダイアフラムに導き，ダイアフラムの変位で変化する反射光を，やはり光ファイバによって，光電池，ホトトランジスタやホトダイオードなどの光検出器に導くものである。

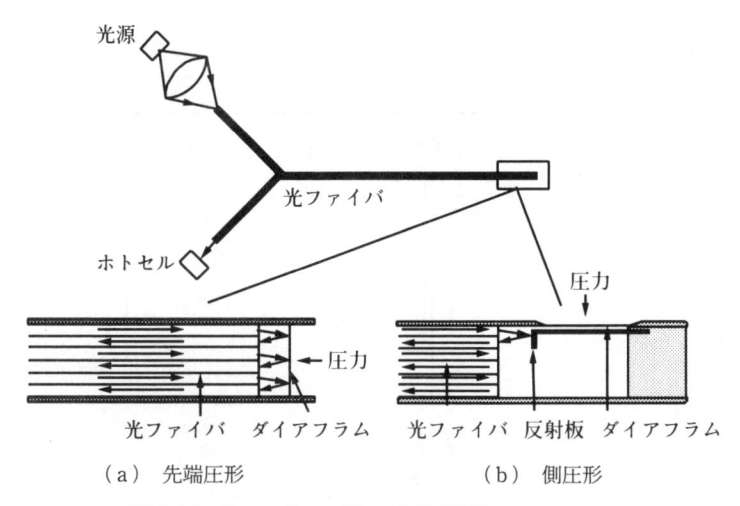

光源　光ファイバ　ホトセル　圧力
光ファイバ　ダイアフラム　光ファイバ　反射板　ダイアフラム
(a) 先端圧形　　　(b) 側圧形

図2.14 光ファイバを用いた圧力計測用カテーテル
〔(a)は文献18)のFig.1，(b)は19)の第1図を改変〕

ダイアフラム変位を光量変化に変換する方法として，図2.14(a)のような先端圧形[18)]と(b)の側圧形[19)]がある。前者では，カテーテル先端の光ファイバ束の端面から適切な距離を離してダイアフラムを置き，両者間の距離変化によって，光検出用ファイバに入射する光量が変化することを利用している。また後者では，ダイアフラムを弾性板の片持梁で支持し，弾性板の端に取り付けられた反射板の変位を光量変化として検出している。

このような光ファイバ形カテーテル先端圧センサは，圧信号が光束によって伝達

されるため，漏れ電流のおそれがなく安全であり，電磁気的干渉による雑音混入のおそれもないことが特長であり，特に脳圧あるいは頭蓋内圧の計測には有効である。しかし，光電変換を必要とし，光源と光センサは十分安定なものが要求される。

〔2〕 2点間の差圧計測

血管内や呼吸流路内の2点間の微小な差圧，あるいは生体情報として圧力差だけが問題となる場合には差圧センサが用いられる。通常のダイアフラム形圧センサにおいて，ダイアフラムの表側に一方の圧力を，裏側に他方の圧力を導入すれば，その差圧に応じた出力信号が得られる。しかし，ダイアフラム変位の検出のためのゲージや電極が計測対象の流体と直接に接触することは好ましくない。通常は正負圧特性が対称的で，温度特性もよいことから，対称構造のものが有利となる。

図 2.15 は，差圧センサの構造と検出回路例を示したもので，(a)はインダクタンス形，(b)は電気容量形である。(a)では，強磁性体のダイアフラムを用い，圧力差による検出コイルを巻いたE形コアとのギャップの変化をインダクタンス変化として検出している[20]。同図下の回路により，交流励起電圧を加えれば，差圧に比例した直流電圧が得られる。

(a) インダクタンス形差圧計の例　　(b) 2枚のダイアフラムを用いた電気容量形差圧計の構造および容量検出回路

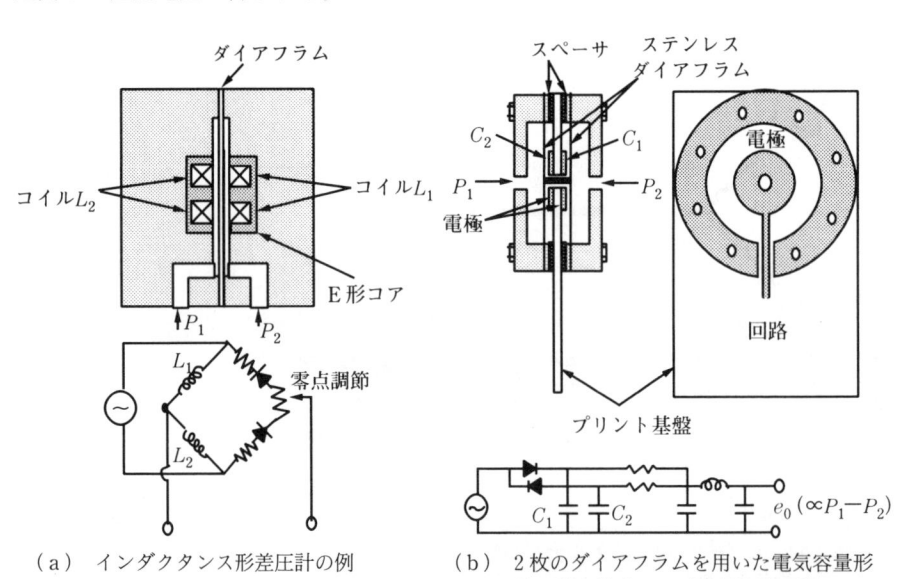

図 2.15　差圧センサの例〔(a)は文献20)のFig.6.8，(b)は21)の図1を改変〕

また図 2.15(b)では，2枚の金属性ダイアフラムに接近して固定電極を置き，ダイアフラム変位を電気容量の変化として検出している[21]。一般に，電極間の電気容量 C は，真空誘電率を $\varepsilon_0 (=8.854\times10^{-12}\,\mathrm{F/m})$，電極間の媒質の比誘電率を ε，電極面積を S，電極間距離を d とすれば，$C=\varepsilon_0\varepsilon S/d$ となり，ε を一定にしないと測定結果に影響を与えてしまう。そこで，図に示すような構造とすれば，電極は圧伝達媒質に触れないため，電極間の媒質の誘電率を一定に保つことができる。ま

た，容量形のセンサでは，電極から検出回路までの結線の浮遊容量の変化も誤差要因となるが，本例では，固定電極と検出回路は同一プリント基板上にあり，浮遊容量の影響は小さい。容量の検出は，同図下の回路（non-linear twin-T）により，交流励起を加えれば，差圧に比例した直流出力が得られる[22]。

〔3〕 微小血管内圧の計測

微小循環の研究には，微小血管内圧の動的計測が必要となる。顕微鏡下で直接微小血管内にガラスマイクロピペットを挿入して圧の計測を行うことはできるが，血管径に比べてピペット径をかなり細くする必要がある。ピペット-圧センサ系の動特性を，先述したカテーテルの場合と同様とすると，系の固有周波数はピペット径に比例するため，径を小さくすれば固有周波数は低下し，速い圧変化の計測は困難となる。

これらの問題の解決策としては，

① 圧センサの容積弾性率 k_v を大きくする，すなわちダイアフラムやドームの剛性を高くする方法[23],[24]
② 容積変化を打ち消すようにサーボ機構を用いる方法[25]
③ 通常，ガラスと溶液の界面には電気二重層が形成され，溶液の流れで溶液側の電荷が移動して電位（流動電位という）が発生するので，マイクロピペット先端における液の出入りが圧に対応することを利用して，液の出入りを流動電位で検出し，圧計測を行う方法[26]

などが試みられている。ここでは前二者について簡単に述べる。

①の方法では，圧センサのダイアフラム変位を小さく，かつドームやマイクロピペットおよび接続部の剛性を高め，また封入する液の圧縮率の影響を小さくするため液量を少なくし，また脱気した液を用いるなどの配慮が必要である[23],[24]。Rappaportら[23]は，金属ダイアフラムから 25μm 離して金属固定電極を置いた容量形圧センサを用い，直径 250μm 以下の細動脈内圧を計測している。直径 30μm のマイクロピペットを用いた場合，固有周波数は 25 Hz であったが，20μm では固有周波数が 10 Hz であったとのことである。

またLevasseurら[24]は，容積変化の小さい市販の圧センサ（Statham P23Gb）を用い，図 2.16 のようなドームを用いて圧計測を行っている。このドームは，標準ドームに比べて内液量が 6% 減であり，内径 18μm のピペットを用いたとき，固有周波数は約 45 Hz であったという。

図 2.17(a) は，圧センサ系の容積変化を補償して微小血管内圧を計測するシステム概要である[25]。高張塩溶液を満たしたマイクロピペットにおいて，ピペット内外の圧力差に応じて流れが出入りするため電気的インピーダンスが変化することを利用して差圧を検出し，インピーダンスが差圧ゼロのときの値となるようにピペット内液を制御し，制御されたピペット内圧を圧センサで計測する。内液として $1.2 \sim 2$ mol/l NaCl 溶液を用いたとき，差圧に応じてインピーダンスは $3 \sim 6$ 倍変

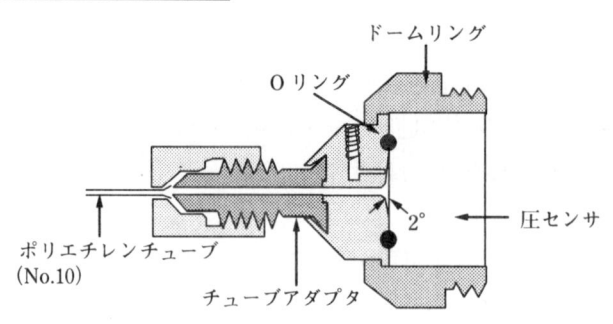

図 2.16 ガラスマイクロピペットを使用するための圧センサドームの構造〔文献 24)の Fig.1 を改変〕

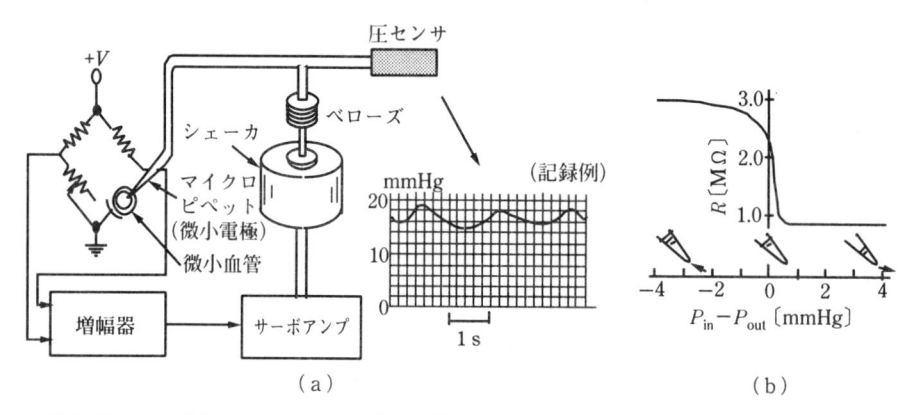

図 2.17 サーボ式マイクロピペット微小血管内圧測定システム(a)，および先端径 0.3 μm のガラスマイクロピペットに高張塩溶液を満たした場合の内外圧差 ($P_{in}-P_{out}$) と抵抗との関係(b)〔(a)は文献 25)の Fig.1，(b)は 27)の Fig.1 を改変〕

化する．

　この差圧とインピーダンスとの関係の一例を図 2.17(b)に示す[27]．先端直径 0.3 μm のピペットに 1.2 mol/l NaCl 溶液を満たし，外液は生理食塩水としたときの関係である．外圧が内圧より高いと外液がピペットに流入するが，塩濃度は内液の方が高いので，塩は内から外に拡散で移動し，流れに応じて濃度分布が変化する．

　②の方法のサーボ系を用いた圧計測の応答は，圧の変化でピペット先端の液が移動し，塩濃度分布が変化してインピーダンス変化を生じ，サーボ機構が働いてインピーダンスを圧平衡時の値に戻すまでの時間で決まる．Intaglietta ら[28]によれば，in vitro 実験では直径 3 μm のピペットの圧振幅応答は，20 Hz まで 10 % 以内，40 Hz まで 30 % 以内であったとのことである．

　また，ピペット径を極細にすれば毛細血管内圧の計測にも適用でき，かつ塩の拡散距離が短く，したがって平衡に達するのに要する時間は短くなり，動特性は良好となる．例えば直径 0.06 μm のピペットでは 60 Hz 以上まで計測できることが示されている[27]．しかし，0.1 μm 以下のピペットでは，電気浸透で特性が変わりやすく，直流電位の影響を受けやすいこと，また栓塞が起こりやすいことなどの問題も指摘されている．

実際，Zweifach[29]はピペット先端を微粒高速研磨により鋭く斜めに加工し，先端開口部 2～4 μm あるいは 1～2 μm のものを用い，10 μm 以下の毛細血管においても，流れに影響を与えずに圧の動的計測が可能であることを示している。

2.2.2 頭蓋内圧，消化管内圧の計測

頭蓋内圧や消化管内圧などの体内圧の長期計測には，圧センサを体内に留置する方法が用いられる。圧の検出にはダイアフラムを用い，その変位の検出に電気容量変化，ひずみゲージ，インダクタンス変化などが利用されている。体内のセンサからの信号を計測装置に導くには，リード線で接続する方法と無線テレメータによる方法がある。また，体内圧を絶対圧として計測する場合とゲージ圧として計測する場合があり，後者の場合には大気圧に通ずる管（スノーケル，snorkel）が必要となる。なお，密閉形の圧センサを用いれば，絶対圧計測となるので，大気圧が変化すれば補正が必要であるが，スノーケルは不要であり，テレメータを併用すればリード線も不要となり，完全に植え込んで使用することができる。

〔1〕 **植込形圧センサ**

ゲージ圧として圧計測する場合，スノーケルによってダイアフラムの裏面を大気圧に保つ方法が採られている。頭蓋内圧の監視には，$10\,\mathrm{cmH_2O}$（$0.1\,\mathrm{kPa}$）以下の低圧力まで静的に計測する必要があるので，圧の零点の安定性が重要である。植え込んだままの状態で圧の零点調整を行うために，いろいろな方法が試みられている。**図 2.18** は，容量変化を検出するタイプの植込形頭蓋内圧センサ[30]の一例で，ダイアフラムが一定限界まで変位すると，壁に接触して止まる構造になっている。したがって，スノーケルを利用して吸引すればダイアフラムを限界位置まで変形させることができ，この限界の吸引圧とその時点で出力された体内圧の和が一定になっているか否かによって，零点の変化の有無およびその大きさが評価できる。

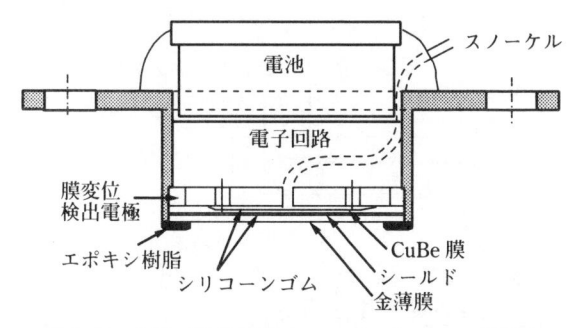

図 2.18 大気に通ずる管（スノーケル）をもつ植込形
頭蓋内圧センサ〔文献 30) の Fig.1 を改変〕

また最近では，先述したカテーテル先端形の頭蓋内圧センサがよく利用されている。一例として，**図 2.19** は Gaeltec 社のもので，半導体ひずみゲージが貼られたダイアフラムの裏面は大気に開放されており，受圧面にはバルーンが装着されてい

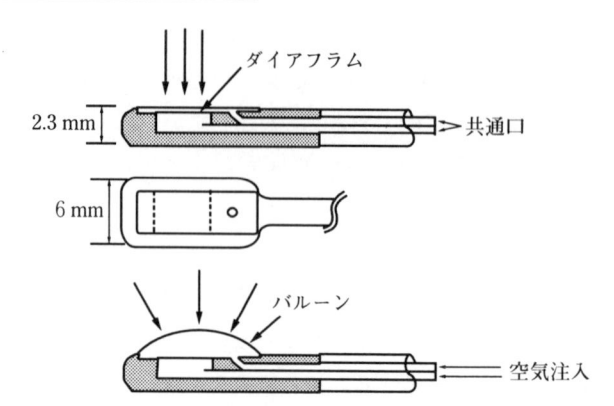

図 2.19 植込形頭蓋内圧測定用圧センサ（上段は圧測定中の状態，下段はバルーンを膨らませてセンサのバランス（ゼロ）をとっている状態を示す）
〔Gaeltec社より資料提供〕

る。同図上段が頭蓋内圧測定中の状態であり，零点調整を行う場合，バルーンを膨らませて頭蓋内圧を遮断し，ダイアフラムの表面（受圧面）と裏面に共通の圧をかけることによってセンサのバランス（ゼロ）をとっている。センサ室はチタンを使用し，カテーテル部分は長さ50cm，直径2.4mmのシリコーンラバーを用いている。主要性能は，励起電圧 AC 5 V_{rms} または DC 1 V（最大），ブリッジ抵抗1.5kΩ，感度 $5\mu V\cdot V^{-1}\cdot mmHg^{-1}$，圧測定範囲 0〜100 mmHg（0〜13.3 kPa），最大許容圧 1 200 mmHg（160 kPa），温度範囲 15〜40 ℃，温度特性＜0.05 % FS/℃，零点ドリフト＜1mmHg/日，感度温度係数＜0.2 %/℃，誤差（非線形，ヒステリシス誤差を含む）±1 % FS，バルーン最大容量 0.4 ml（空気）となっている。

図 2.20 は発信器を内蔵した密閉形のテレメータ式圧センサの一例で，頭蓋内圧計測用として開発されたものである[31]。シリコーンダイアフラムを耐熱ガラス管表面に静電結合させ，管内腔側から圧を導入してダイアフラム面に作用させている。ガラス管はチタン製のハウジングで完全密閉され，したがってこの密閉室内の圧が

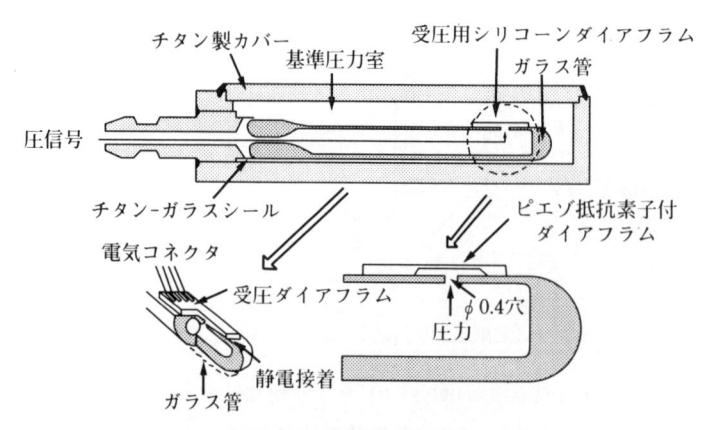

図 2.20 ピエゾ抵抗素子を利用した植込形テレメータ頭蓋内圧センサ〔文献 31) の Fig.4 を改変〕

基準圧としてダイアフラムの他面に作用することになる。動物を用いた180日間の植込実験によれば、零点ドリフトは1mmHg/月（0.13kPa/月）とのことである。

植込形圧センサに、インダクタンス変化を利用した試みもある[32),33)]。インダクタンス変化を利用すると、共振回路を構成することによって共振周波数変化として圧信号を検出できるため、テレメータ化には簡便で有利な方法である。次項の消化管内圧計測用のテレメータカプセルにもこの方式が用いられた例がある。

図2.21は、インダクタンス方式の植込形テレメータ圧センサの構造例で、(a)は波形を施したダイアフラムに取り付けられたフェライト円板が、コイルに対して移動することにより、コイルのインダクタンスが変化し、これを内蔵した電子回路によりテレメータ送信している[32)]。また(b)は、脳脊髄液圧計測用センサで、シリコーンダイアフラムに取り付けられたフェライトコアが、コイルに対して移動するものである[33)]。共振回路のみで、体外からの励振パルスによって発生する減衰振動の周波数を検出する受動的テレメータ方式である。

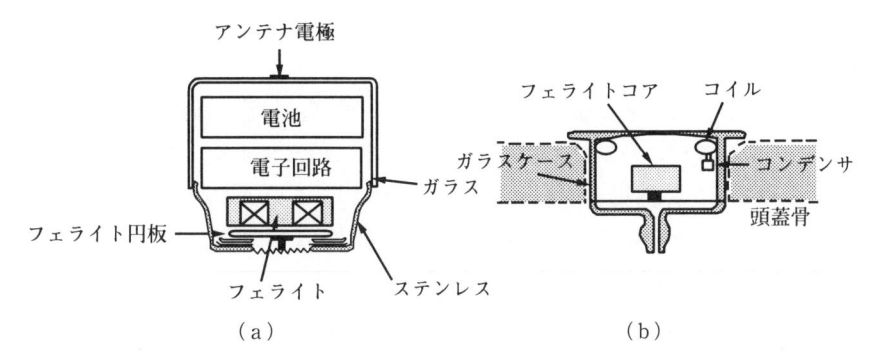

図2.21　インダクタンス変化を利用した植込形テレメータ頭蓋内圧センサ
〔(a)は文献32)のFig.5.21、(b)は33)のFig.2を改変〕

〔2〕 **テレメータカプセル**

消化管内の温度、圧力、pHなどを検知して体外に無線で信号を送信する装置を、テレメータカプセル、ラジオピルまたはワイヤレスピルと呼んでいる。大きさは、直径1cm以下、長さ3cm以下で、口から飲み込むことができる。1日～2週間にわたって消化管内の情報計測を行うことができる。

消化管内圧計測用の各種のテレメータカプセルが開発されており[34),35)]、圧センサ部はインダクタンス変化が利用され、200kHz～2MHzの搬送波をFM変調している。図2.22はその構造例で、(a)は保護膜で囲まれたゴム製ダイアフラムに固着されたフェライトディスクが、ポットコアに巻かれたコイルに対して移動することによって、コイルのインダクタンスが変化する方式である[34)]。また(b)は、金属ベローズに取り付けられたフェライトコアが、ソレノイドコイルの中で移動するようになっている[35)]。

前記の例は電池内蔵形であるが、体外から送られる電力で作動する無電池カプセル（受動形）も試みられている。例えば、Farrarら[36)]のものは、体外から400Hz

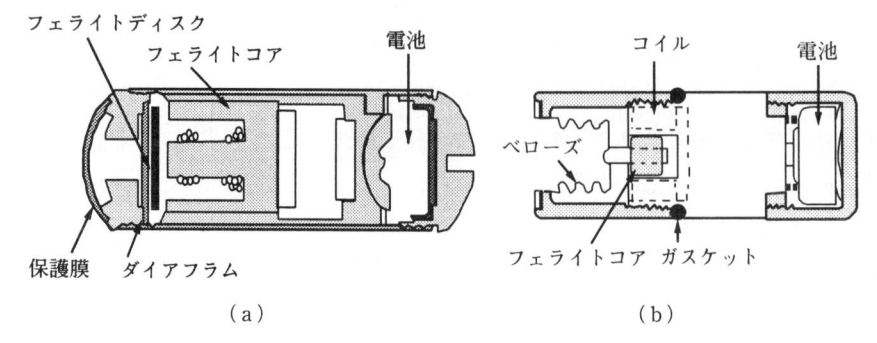

図 2.22 消化管内圧計測用テレメータカプセル
〔(a)は文献 34)の Fig.1，(b)は 35)の Fig.1 を参考にして作成〕

で間欠的に送信する電力によって作動し，圧変化に伴い変調された減衰振動の信号を検出する方式を採っており，電池がないため，直径 7 mm，長さ 25 mm と比較的小形である。

2.2.3 圧平管内圧，組織圧の計測

圧力は流体の中で定義されることは前に述べた。したがって，食道，腸管，尿道などの圧平管内や組織内のような流体とみなせない対象では，単に細管を挿入して圧センサにつないで得られる圧を体内圧とみなすことはできない。このような場合，流体を少しずつ注入していくときに発生する圧力を，その部位における圧力と定義して生体機能評価に活用している。

〔1〕 圧平管内圧の計測

周囲組織の圧迫で圧平された食道，腸管，尿道などにおいて，どれだけの液圧に抗することができるかを計測することにより，括約筋の機能などを評価することがある。通常，カテーテル先端にバルーンを付けて，適度に膨らませてその内圧を計測する方法[37]と，液をわずかな流量で流出させた状態で圧を計測する方法[38],[39]が用いられる。

バルーンを用いる場合，膜の張力でバルーン内圧が変化するため，その特性を調べておくことが必要である。**図 2.23** はその一例で，食道内圧計測用の直径約 6

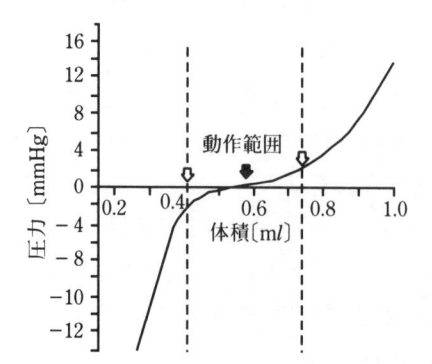

図 2.23 バルーンカテーテルの体積-内圧特性の一例
〔文献 37)の Fig.3 を改変〕

mm のバルーンカテーテルの体積と内圧の関係を示している[37)]。このバルーンでは，内容積 0.6 ml 程度が動作範囲として適当であり，±2 mmHg（±0.26 kPa）以内の精度で圧計測するには，液量を 0.1 ml 程度の精度で調整する必要があることがわかる。

一方，液を連続的に流出させる方法で計測する場合，側孔カテーテルを用い，0.3～2 ml/min 程度の流出流量で圧計測を行う[38),39)]。肛門・尿道・食道括約筋の検査には，カテーテルを引き抜きながら圧を記録するか，あるいは 3 点の圧を同時計測して，圧勾配を求める方法がある。図 2.24 は，3 連シリンジポンプを用いた 3 点圧同時記録による食道内圧計測システムの概要図である[38)]。シリンジポンプの代わりに，高い定圧ガスを液の入った容器に加え，抵抗管を介して一定流量の液をカテーテルに注入する方法も試みられている[39)]。

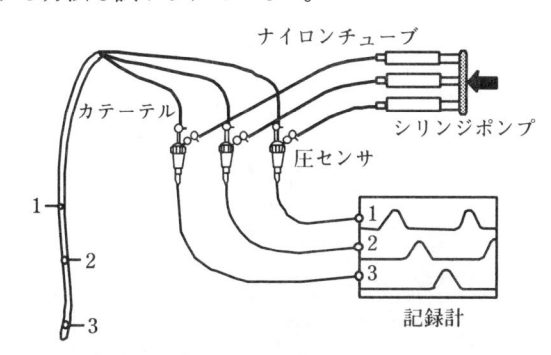

図 2.24 食道内圧計測のための液注入法の例（3 点同時圧計測のための 3 連シリンジポンプにより液注入）
〔文献 38) の Fig.1 を改変〕

〔2〕 組織圧の計測

組織圧計測の目的の一つとして，組織間液圧と毛細血管圧あるいは組織間液量との関係を求め，毛細管での物質交換や浮腫の評価を行うことがある。その場合，組織間液と圧センサを流体でつないで圧計測を行う必要がある。それには，多孔のカプセルを組織内に植え込み，カプセル内に組織が形成された状態で圧計測を行う方法[40)]，綿あるいはナイロン糸の心（ウィック，wick）を細い注射針の先端に取り付けた細管を用いる方法[41),42)]，注射針先端に超小形圧センサを組み込み，直接組織内に刺入する方法[43)]，などが試みられている。

カプセルによる方法では，直径 0.8～3 cm のプラスチック管または球状のもので，直径 1 mm 程度の孔を 100～250 個あけたものを利用し（図 2.25），これを組織内に慢性的に植え込むと 4 週間程度でカプセル中心部まで組織が形成される[40)]。圧計測は，清潔な注射針をカプセル内に刺入して，通常の圧センサで行われる。

ウィックによる方法では，図 2.26 に示すように，2～4 mm の長さの側孔をもつ注射針内にナイロン繊維を入れて，ポリエチレン管を介して圧センサに導き，圧計

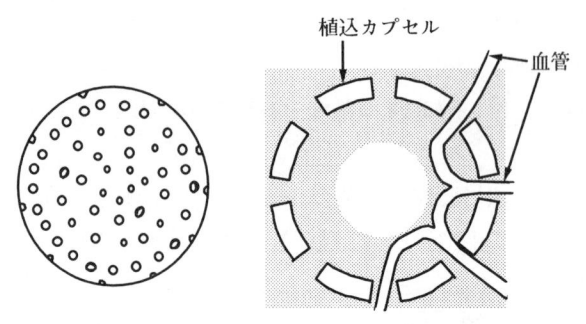

図 2.25 組織間液圧測定用植込カプセルの例
〔文献 40)の Figure 1 を改変〕

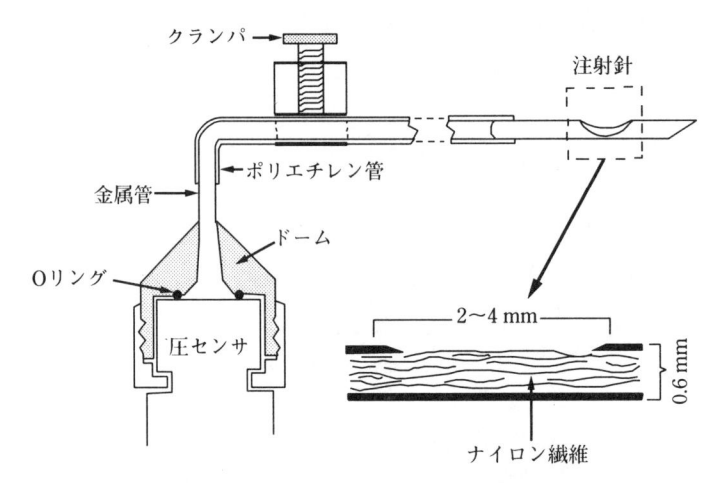

図 2.26 細管（ウィック）を用いた組織間液圧の測定
〔文献 41)の Fig.1 を改変〕

測を行う[41]。注射針を組織内に挿入後，組織液が移動して細管内に流入して圧が平衡したところで組織圧として計測される。液が十分満たされているかどうかは，カテーテルの途中にクランパ（ピンチコック）を設け，これを閉じてから開放したときの液の移動に伴う圧の変化（1～5分程度で平衡に達するといわれる[41]）から確認している。

カプセルあるいはウィックを用いて計測した組織間液圧は，-6～-7 mmHg（-0.8～-0.9 kPa）で，大気圧より低い[40]。また，ウィックに比べカプセルで慢性的に観察した場合の方が大きな陰圧が得られ，動的な圧の応答はカプセルがウィックに比べて優れているという[44]。

組織圧計測は，生理学的研究で施行されることが多いが，臨床的にも必要となる場合がある[42]。特に，四肢の外傷や筋の強い圧迫などで起こるといわれるコンパートメント症候群において，組織間液圧が局所的に 30 mmHg（4 kPa）以上，ときには 100 mmHg（13 kPa）となり，発生後数時間で筋神経終板が不可逆的障害を起こすといわれている。そこで，組織間液圧をモニタし，30 mmHg 以上に圧が上昇したとき，筋膜切開術を行う方法が試みられている。

図 2.27 は，臨床で用いられたウィック形カテーテルによる組織圧計測の概要図である[42]。ナイロン繊維に長さ 4 cm のポリグリコール酸糸を結びつけたものを内径 6 mm，外径 9 mm のポリエチレン管に 1 cm ほど挿入したものをカテーテルとして使用している。カテーテル挿入には，まず 16 G（ゲージ，外径 1.60 mm）の静脈カテーテルを穿刺針を用いて筋に刺入し，その中にウィックカテーテルを通した後，静脈カテーテルを抜去する方法を採っている。

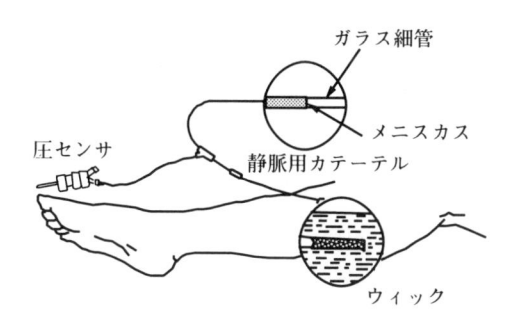

図 2.27 臨床に用いられたウィック式組織圧計測〔文献 42) より作成〕

組織間液圧を計測する場合，これと同時に浸透圧，特に膠質浸透圧の計測が必要な場合がある。毛細血管床において，血漿蛋白濃度は血管内で高く，血管外で低く，その差で生じる膠質浸透圧と，流体力学的な組織間液圧とが平衡を保って体液量が調節されていると考えられている。血漿蛋白濃度は採血して調べられるので，組織間液圧と膠質浸透圧がわかれば，毛細管内圧を推定することができる。

組織間液の膠質浸透圧は，ウィックカテーテルを使用したときのウィックに吸収された液の浸透圧として求められるが[41]，Reed[45] は，図 2.28 に示すように，透析用ホローファイバを半透膜として用い，これを先端に取り付けたカテーテルを組織内に植え込み，膠質浸透圧を計測する方法を試みている。このファイバは分子量約 10 000 以上の粒子は透過しないものを用いている。

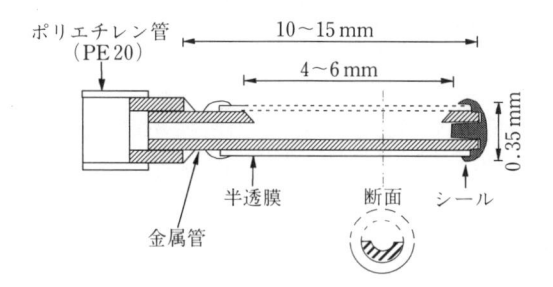

図 2.28 膠質浸透圧計測用カテーテル〔文献 45) の Fig.1 を改変〕

2.3 生体内圧の間接計測

2.3.1 カフ圧迫法による血圧計測

動脈血管内圧（以下，血圧と呼ぶ）の間接計測の多くは，1896 年 Riva-Rocci により考案されたカフ圧迫法（occlusive-cuff sphygmomanometry）が基本とな

っている〔文献46)参照〕。その主要構成は，圧力計と生体セグメント（通常は上腕部位）を加減圧するための圧迫帯（カフ；ゴム袋を布で包みこんだもの）からなり，血圧は圧迫圧（カフ圧）変化に伴うカフ末梢側あるいは加圧部位での血管運動や拍動血流などをセンサで検出して，その特徴点に対応するカフ圧値から推定している。一般に，間接血圧計測法はこれらの検出方法の差異で分類されている。

〔1〕 **種類と方法**

表2.3は，現在までに考案された主な計測法の種類と測定可能な血圧情報を，文献46)を参考にしてまとめたものである。カフ圧変化に伴い，

① 血管の拍動運動が組織を介してカフ内に伝達され，カフ内に微小圧振動が発生し，これを検出するカフ振動法（cuff-oscillometric method）
② カフ末梢側の血管拍動を検知する触診法（palpatory method）
③ 皮膚の色調変化を検知するフラッシュ法（flash method）
④ 血管内で発生する音（コロトコフ音，Korotkoff sounds）の音調変化を検出する聴診法（auscultatory method）
⑤ 血管運動あるいは血流速変化を超音波で検出する超音波法（ultrasound kinetoarteriography）
⑥ 加圧部直下の血管運動または容積脈波を検出する容積振動法[47]（volume-oscillometric method）

などがある。また，2.3.2項で述べるが，これらとは原理的に異なり，

⑦ 血管壁を介しての圧平衡を利用するトノメータ法[48],[49]（arterial tonometry）
⑧ 血管壁を心拍間常に無負荷状態に維持するように制御して血圧曲線を計測する容積補償法[50]（volume-compensation method）

などがある。

表2.3 間接血圧計測法の種類と測定可能な血圧情報

検出信号	計測法	考案者	最高血圧	平均血圧	最低血圧	血圧曲線
①カフ内圧振動	カフ振動法	Marey, 1876	△	△	×	×
②血管拍動	触診法	Riva-Rocci, 1896	○	×	×	×
③色調変化	フラッシュ法	Gaertner, 1899	○	×	×	×
④血管音	聴診法	Korotkoff, 1905	○	×	○	×
⑤血流速（血管壁運動）	超音波法	Ware & Laenger, 1967	○	×	△	×
⑥容積変化	容積振動法	Yamakoshi et al., 1982	○	○	△	×
⑦血管壁運動	トノメータ法	Mackay, 1962	△	△	△	(○)
⑧容積変化	容積補償法	Yamakoshi et al., 1980	○	○	○	○

○：測定可能，△：演算や他法との校正などにより推定，×：測定不可能

図2.29は，上記のカフ圧迫法のうち，聴診法，カフ振動法および触診法による血圧計測の方法を図示したものである。最高血圧より十分高いカフ圧から徐々に減圧していく（減圧速度は通常，血圧値決定付近で2～3mmHg/1心拍）過程で，聴診法ではコロトコフ音が出現した点に対応するカフ圧を最高血圧，再び消失した点

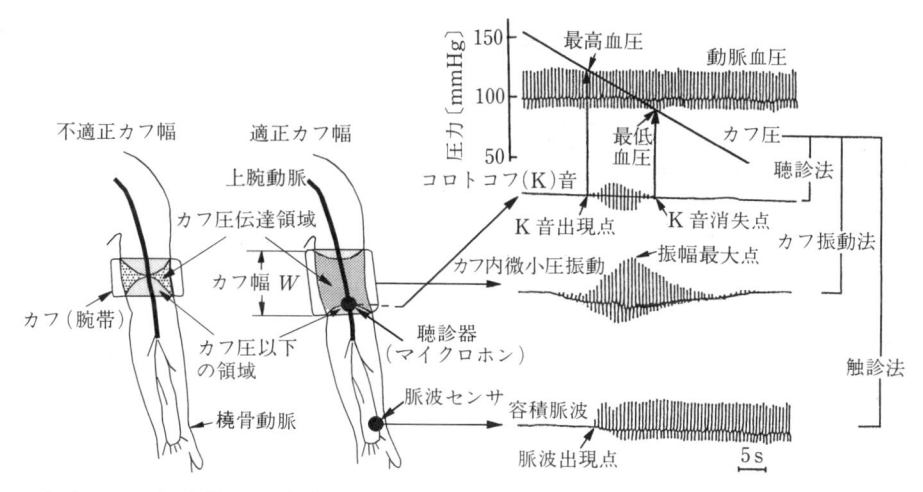

(a) カフ圧の血管への圧伝達の模式図　　(b) カフ減圧過程のコロトコフ音，カフ内微小圧振動および橈骨動脈波の同時記録例

図 2.29　カフ圧迫法による間接血圧測定法〔文献 46) と 54) を参考にして作成〕

に対応するそれを最低血圧と判定している（詳細は後述）。また，カフ振動法では，カフ内微小圧振動の振幅最大点に対応するカフ圧を平均血圧，触診法では脈波が出現した点に対応するそれを最高血圧と判定している。いずれの方法にしてもカフ圧迫法では，血圧値の決定に 20〜30 秒の時間を要し，同一心拍での最高/最低血圧ではなく，血圧値の決定期間は血圧変動がないことを前提にしている。

カフ圧迫法で血圧値を判定する場合，まずカフ圧が正確に血管周囲の組織に伝達することが必要であり，次に血管内外圧差に対応した信号を確実に検出することが重要である。

〔2〕 **カフ幅と圧力伝達**

カフ圧迫法による通常の血圧計測では，上腕が慣習的に用いられ，上腕の径に対してカフ幅（ゴム袋の幅，**図 2.30**）が適切であることが，カフ圧が血管壁に正確に伝達される上で必要となる。JIS T 1115 によれば，標準的な成人に対して，ゴムの幅は約 130 mm，長さは 220〜240 mm と記されている。また，American Heart Association では，ゴムの幅は上腕の直径より 20 ％大きく，長さはゴム幅の 2 倍を推奨しており[51]，British Hypertension Society では，ゴム幅は上腕の周

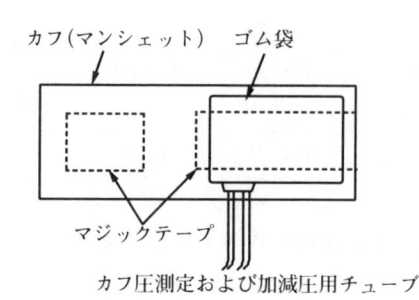

図 2.30　血圧測定用カフ

囲長の少なくても 40 %，長さは最低 80 % のものを推奨している[52]。いずれも，カフ幅は上腕径の約 1.2 倍とすべきであるという点で一致している。

実験所見によると，カフ幅が上腕径に対して狭すぎると，カフ圧が腕の深部まで正確に伝達されないため（図 2.29 参照），間接血圧値は過大評価され（small-cuff effect），逆にカフ幅が広すぎると，血圧値は低値を示す（wide-cuff effect）という[53]。

これに対して，カフ圧が上腕の組織に伝達される機構を，単純なモデルで解析した報告もある[54]。図 2.31 に示すように，上腕を非圧縮性の均質弾性円柱組織（ポアソン比 $\sigma=1/2$，半径 r_0）と考え，その中心部（$r=0$）に血管が軸方向に走行し，カフ幅 $W (=2br_0)$，カフ圧 P_c でセグメントを等分布で加圧したときの中心軸上の径方向応力を計算する。この応力は軸方向距離 ξr_0 の関数となり，これを $\sigma_p(\xi r_0)$ とすると，これとカフ圧 P_c との比 $|\sigma_p(\xi r_0)/P_c|$ は b をパラメータとして同図下のように解析的に求まる。

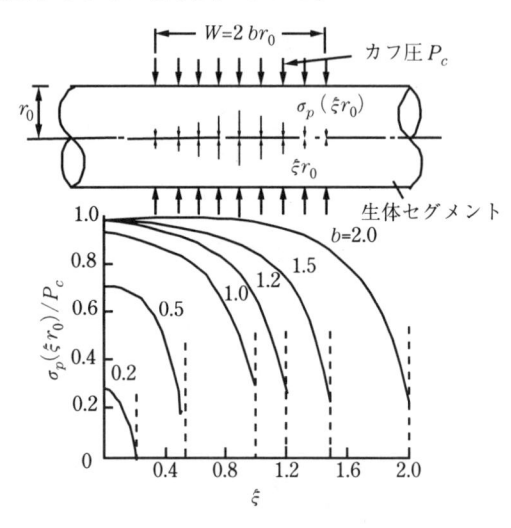

図 2.31 上腕モデル（半径 r_0）によるカフ圧 P_c の血管への圧伝達分布（血管壁上での径方向応力 $\sigma_p(\xi r_0)$ とカフ圧との比が軸方向距離 ξr_0 の関数となり，カフ幅 W とセグメント径 $2r_0$ との比 b が 1.2 以下ではカフ中央部（$\xi=0$）でもカフ圧が血管に伝達されないことに注意）
〔文献 54) の Fig.3 を改変〕

図で明らかなように，$\sigma_p(\xi r_0)$ はカフ両端部では軸方向の応力成分によって減少し，$\xi=b$ の点でほぼゼロとなる。さらに，$b<1.2$ では，カフ中央部（$\xi=0$）でもカフ圧が血管に伝達されず，したがって前述の small-cuff effect をよく説明できる。一方，$b≧1.2$ では，カフ両端部付近を除いて，カフ圧と径方向応力は一致し，したがって wide-cuff effect は見られないと説明している。しかし，実際にはこの効果が実験的に見られることを考えると，このモデルでは考慮していない事項，例えば加圧による血管径減少に伴う血流抵抗の増加が，血管内圧力損失をもたらすことなども加味する必要があろう。

これらのことから，カフ圧が組織の中心部に伝達されるためには，カフ幅は装着部の直径の 1.2 倍以上必要で，全周を覆う長さが望ましいといえる。このように，血管への圧伝達は，カフ幅や長さも重要な要素であるが，皮膚と接触するカフ内側面間の摩擦力やカフ圧の不均等加圧なども考慮すべき要素である。これらの影響を

除くため，皮膚との間の滑りをよくしたり，カフ外側面をプラスチック製薄板で覆ったりしたカフも試みられている[54),55)]。

〔3〕 **聴診法による血圧計測**

　コロトコフ音（以下，K音と略）は，カフによって圧迫された組織中の動脈血管内で発生する音であり，聴診法に基づく血圧計において，血圧値を決定するための信号である。しかし，K音の発生機構は，1905年Korotkoffが血圧計測に利用することを提唱して以来，血管内腔狭窄に伴う乱流あるいは渦流説，血管壁が振動するという説，血管壁の急激な開閉運動に伴う衝撃波によるという説など，多くの説が示されているが，まだ明らかでない[46),56)]。

　K音の検出は，上腕にカフを装着した場合，前肘部上腕動脈直上に聴診器を置くが，マイクロホンを使用する場合，布袋内あるいはゴム袋内に置いてK音を検出している。マイクロホンには，圧電形のものが一般に用いられており，数十mVの振幅の信号が得られる。

　最高/最低血圧の判定は，カフ圧を徐々に下げていく過程で行っている。このときのK音の変化は，**図2.32**に示すように音の強度（音色）が変わり，カフ圧が最高血圧にほぼ等しくなったときに清音が聞こえ始め（スワンの第1点という），しだいに雑音様になり（第2点），再び清音に移行し（第3点），さらに強調音となり（第4点），その後急に小さくなって音が消失する（第5点）。このとき，第5点に対応するカフ圧を最低血圧とするが，第4点に対応するそれを最低血圧とする考え方もあり，臨床的には［注］として第4点での最低血圧の値を併記することもある。このように，K音の音色は清音と雑音様の音が認められるが，周波数成分は若干異なるものの，鋭いピークは示さず，25～100 Hzの範囲内にあるという[46)]。

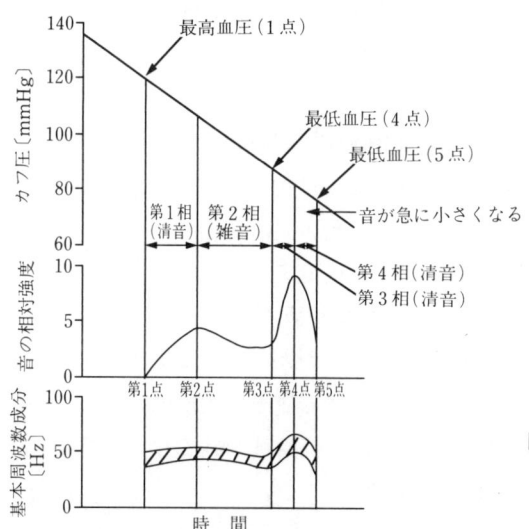

図2.32 聴診法による血圧測定におけるコロトコフ音の振幅と基本周波数成分

　聴診法による血圧計測の精度は，動脈カテーテルを用いた直接法による血圧計測との同時比較が必要であり，これまで多くの報告があるが，必ずしも評価は一定し

ていない[46),57)~59)]。すなわち，Bordleyら[57)]は，誤差は±8 mmHgとしているが，最高血圧値に20 mmHg以上の差が認められたという報告もある[59)]。最低血圧値については，前述したようにスワンの第5点を採るか第4点とするかで大きく評価が分かれ，第4点を用いた方が直接法とよく一致するという報告もある[58),59)]。

また，聴診法で血圧計測を行っている際，いったん聞かれたK音が最高と最低血圧の間で消失し，減圧を続けると再びK音が出現するという聴診間隙や，カフ圧がゼロとなってもK音が消失しない現象，ショック時や術中の低血圧時，新生児や小児ではK音が聴取不能となること[46),51),54)]など，K音の発生機序が不明であることに起因して，圧測定精度は必ずしも良好とは言い難く，今後の研究にまつところが多い。

一方，K音をマイクロホンで検出して，自動的に最高/最低血圧値を決定する，いわゆる電子血圧計が広く使用されているが，血圧値判定の方法に一定の基準がなく，機器によって特性が異なるので，精度の評価は困難である。しかし，聴診器を用いて人為的に行う方法に比べ，K音の認識や水銀柱の読みの主観的要素が排除される利点があり，精度が劣るとしても，情報の客観性の点で有利な場合があり，特に患者のベッドサイドモニタとして自動計測するときには便利である。

また，前にも述べたように，聴診法による血圧計測は，時々刻々変動する血圧のある測定時点での血圧値を得るもので，同一心拍に対する最高/最低血圧値を示すものではない。このような1心拍ごとの血圧変動で生ずる測定値の変動誤差を最小にする目的で，カフ圧を最高または最低血圧付近で一定に保持し，自動血圧計測を行う定常カフ圧法の試みもある[60)]。心電図R波を測定すると同時に，血圧変動で生ずるK音の出現または消失を検出して，これら両者の同時発生頻度が測定期間中において50％となるカフ圧を被測定者の代表値として，平均的な最高/最低血圧値を表示するシステムである。

〔4〕 **カフ振動法による血圧計測**

腕に装着したカフを加圧または減圧していったとき，動脈拍動が周囲組織を介してカフ内に伝達され，カフ圧に重畳して微小な圧振動が生ずることは古くから知られており[46)]，血圧計測に用いられてきた。カフ振動法はこの圧振動の振幅変化パターンから間接的に血圧を推定するものである。すなわち，カフ圧を変えていったとき，この圧振動振幅は図2.33のように山形パターンを示し，振幅が最大（MAP）になったときの平均カフ圧は，初期の研究では最低血圧とされていたが，最近では平均血圧に近似することが知られている[46),61)~63)]。最高あるいは最低血圧は圧振動振幅が急変するところで判定することが行われているが，物理的根拠は明確でなく，これらの血圧値を振幅変化から求めることは一般に困難である[64)]。

カフ圧が平均血圧付近で圧振動の振幅が最大となるのは，血管の内外圧差がゼロに近くなり，血管壁の張力が小さくなって，わずかの圧変化に対しても大きな血管拍動を生ずるためであると考えられるが，これを明確に示したのは，次に述べる動

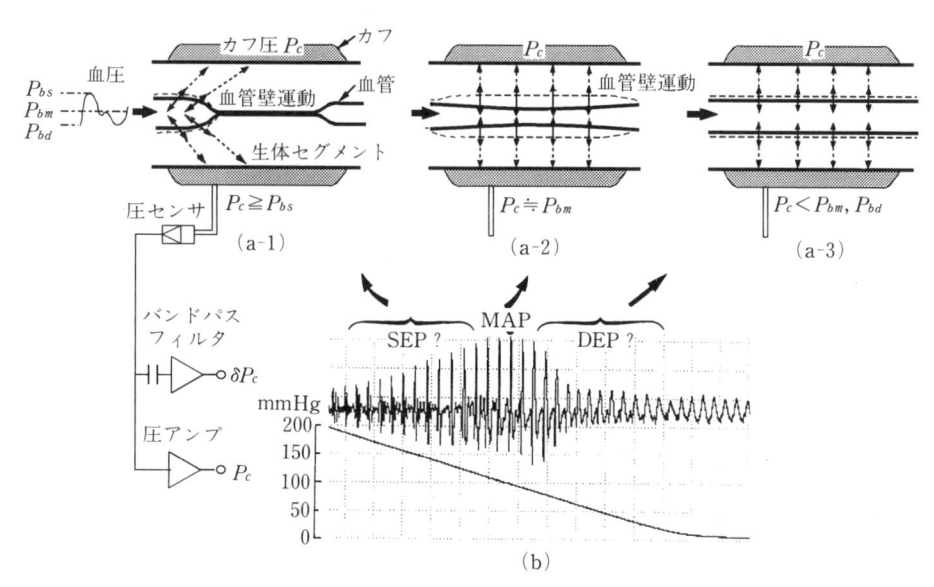

図 2.33 カフ振動法におけるカフ圧 P_c と血管壁運動の模式図 (a-1〜3), および P_c とそれに重畳した微小圧振動成分 δP_c の同時記録例 (b) (P_c が最高血圧 P_{bs} より高くても圧振動が生じること, および間接的最高/最低血圧を決定するための δP_c 振幅パターンの特徴点 (SEP と DEP 点) を明確に認識することが困難なことに注意)
〔文献 64) の Figure 1 を改変〕

脈の管法則 (tube law) に基づく容積振動法[47]に依拠できる。

一方, カフ圧の組織内への伝達は, 前述〔2〕項で示したように, カフ両端部では有効に伝達されず, 最高血圧付近あるいはそれ以上では, 図 2.33(a-1) のように, カフ中央部では血管はつぶれているが, 両端部では開口した状態になっていると考えられる。したがって, カフ上流側の血圧脈動に伴い血管壁は拍動し, これがカフ内に伝達されて, 同図(b)の記録例のように圧振動が観察される。また, 最低血圧付近においても, 血管壁は特徴的な拍動運動を示すことはなく〔同図(a-3)〕, したがって, 最高血圧 (SEP) および最低血圧を示す特徴点 (DEP) は圧振動の振幅から検出することができないわけである。

一般にカフ内の圧振動は, 血圧脈動の存在下では必ず観察され, したがって聴診法では測定不能な条件下でも本法が適用できる。実際, ヒトの血圧計測[62),63)] や, 通常, 聴診法では測定が困難な各種実験動物の血圧計測[65),66)] に対して, この方法の有効性が示されている。

しかし, MAP 点として判定される間接的平均血圧も種々の因子に大きく影響されることが知られている。Mauck ら[67]は, カフ-上腕-血管系の 1 次元モデルを想定して, カフ容量, 血管弾性率, 脈圧の大きさ, および平均血管内圧の変化が MAP 点に与える影響を解析的に示している。**図 2.34** は解析結果例であり, 同じ平均血管内圧 P_{bm} (=100 mmHg) であっても, MAP 点はカフ内空気容量によって大きく変化〔同図(a)〕し, また脈圧 ΔP_b や P_{bm} が変化すると MAP 点が変わり, したがって MAP 点に対応したカフ圧 P_{cm} は P_{bm} と一致しないことを示した。

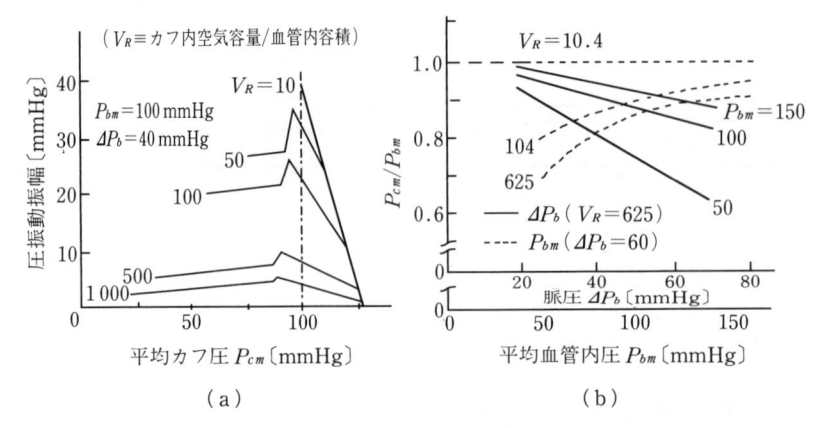

図 2.34 カフ振動法による平均血圧測定のカフ内空気容量依存性（a），脈圧および血圧レベル依存性（b）をカフ-上腕-血管系の１次元モデルを想定して得た解析結果（圧振動振幅最大点が空気容量により変化し，また最大点に対応した平均カフ圧 P_{cm} と平均血管内圧 P_{bm} との比が脈圧変化，血圧レベルに大きく依存していることに注意）
〔文献 67) の Fig.4, Fig.5, Fig.6 を改変〕

このように，カフ振動法はいくつかの問題点を抱えているが，聴診法における発生機序の不明なコロトコフ音を利用する方法とは異なり，圧振動の発生源はわかっている方法であり，またカフ圧を測定するための圧センサのみで血圧計測ができ，その自動化[62),63)] も容易なため，血圧の長時間監視やホルタ形（無拘束）血圧計にも広く利用されている。なお，この方法を利用した市販の血圧計は，最高/最低血圧の表示を行っているものが多い。しかし，その判定基準はなく，標準化の提案[68)]はあるものの，問題点もあり[69)] 統一化されていない。したがって，各社独自の判定アルゴリズムを用いているため，装置の一般的な精度評価は困難である。

〔5〕 **容積振動法による血圧計測**

一般に大変形を有する動脈血管の力学特性は，内圧 P（または内外圧差 P_{tr}）と管内容積 V（または管断面積）との関係である管法則によって表される。これは，模式的に示すと**図 2.35** のように，内圧の低い領域では血管壁に介在する弾性に富んだ弾性線維の特性を，内圧の高い領域では硬い膠質線維の特性を主に反映して，全体として強い非線形特性をもつ[47)]。特に注目すべき点は，P がほぼゼロで血管コンプライアンスが最大となることである。換言すれば，血管は無負荷状態のとき，最も軟らかい性質をもっている。この性質は，血管が拍動運動していても，その内圧変動(脈圧)が生理的範囲内（100 mmHg 程度以内）であれば維持される[47)]。

いま，血管を外部から加圧（または減圧）していったとき，圧迫部位における血管内容積脈波から血管内圧を測定することを考える。明らかに，この容積脈波 ΔV は，血管壁に作用する実効圧力，すなわち内外圧差 P_{tr}〔＝(平均血圧 P_{bm})－(血管外圧またはカフ圧 P_c)〕に重畳した圧脈波 ΔP_b によって生ずる。したがって，図 2.35 に示したように，カフ圧 P_c を変えて P_{tr} がゼロに近づいていくと，ΔP_b に対応した ΔV は増加し，$P_{tr}=0$ のとき ΔV は最大(ΔV_{max})となり，P_c が最高血圧よ

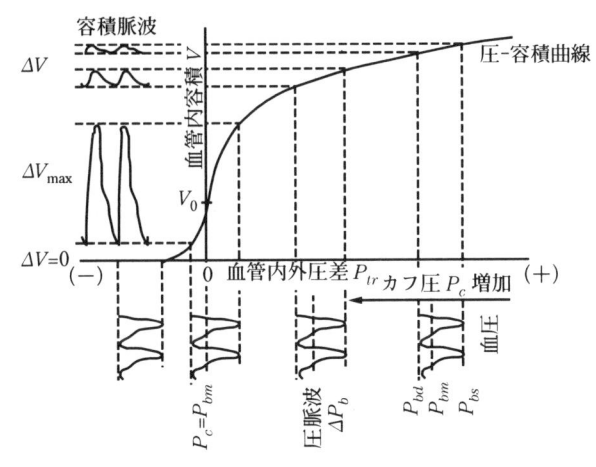

図 2.35 血管の静的圧-容積関係（管法則）を用いた血管内圧脈波 ΔP_b に対応した容積脈波 ΔV の発生機序の模式図（容積振動法の原理）
〔文献 47）Part 1 の Fig.2 を改変〕

り大きくなれば血管は圧閉して容積脈波は消失する．したがって，容積脈波が最大となるカフ圧が平均血圧，それが消失したカフ圧が最高血圧として血管内圧を推定できることになる．このような方法による間接血圧計測法を容積振動法という．

容積振動法では，カフ圧の血管壁への圧伝達を考慮した場合，カフ直下の血管壁運動あるいは容積脈波を検出すればよく，超音波ドプラ法や生体電気的インピーダンス法などが適用できるが，簡便な方法として光を利用することもできる．また経皮的に動脈血管を加圧できれば，任意の部位で血圧計測ができる．一例として**図 2.36** は，容積検出に光電センサを用いたヒト手指基節部での実測例で，同側の直

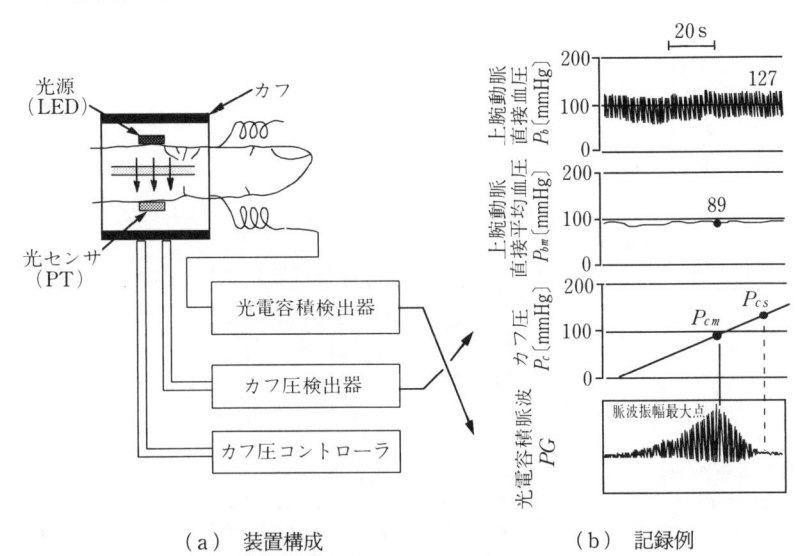

(a) 装置構成　　　　　　(b) 記録例

図 2.36 手指基部を計測部位とした光電的容積振動法の装置構成および上腕動脈直接血圧との同時記録例
〔文献 47）Part 2 の Fig.1 と Fig.2 を改変〕

接上腕動脈圧とその平均血圧も比較のために示してある[47]。

図で示されるように，カフ圧増加に伴い，容積脈波信号の振幅は最大値を示した後，減少して消失する。この最大点および消失点に対応したカフ圧値が，それぞれ間接的に得られる平均および最高血圧として決定され，これらは直接血圧値とよく一致していることがわかる。ヒトの場合，上腕〜前腕部で血管性疾患がなければ，上腕部と手指基部とは流体力学的な圧降下（統計学的に 5〜7 mmHg）があることが示されている[47]。

容積振動法は前述のカフ振動法と類似しているが，カフ圧迫直下の容積脈波を直接検出している点で本質的に異なり，したがって前に述べたカフ振動法の問題点をほぼ解決した方法である。実際この方法は血管の力学特性に基づいているため，小児や乳幼児の血圧計測[70]，ラットやウサギなどの小動物の血圧計測にも適用でき[71]，計測精度もかなり高いことが報告されている。特にヒト手指での血圧計測では，装置の小形・簡便化が容易であることなどを生かし，血圧や循環動態の無拘束計測への研究開発にも利用されている[72],[73]。

しかし容積振動法は，それ自体では最低血圧を判定することはできない。このため，図 2.37 に示すように，容積脈波と圧脈波形が相似形となることを利用して，最低血圧を推定する方法[74](a)，あるいはカフ圧に心拍数より十分高い周波数の微小圧振動を加え，拡張期付近でこの微小圧振動について容積振動法を適用し，この圧振動に伴う容積振動振幅の最大点を検出して最低血圧を判定する方法[75](b) などが考案されている。

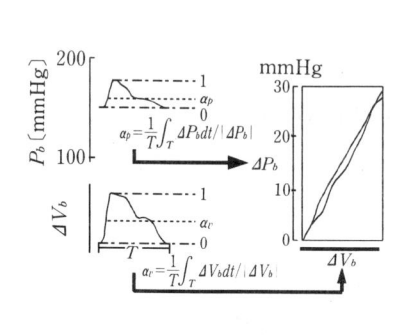

(a) 圧波形と容積脈波形がほぼ相似となることを利用した容積脈波定数法

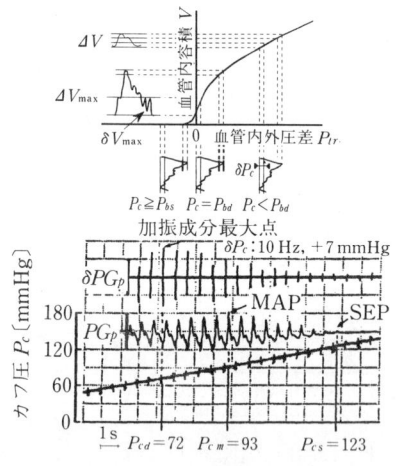

(b) 容積脈波から拡張期に同期してカフ圧を微小圧振動（心拍数以上の正弦波圧力）させて，この圧成分に対して容積振動法を適用するカフ加振法

図 2.37　容積振動法に基づく最低血圧測定法と原理図および実測例
〔文献 74），75）および著者らのデータをもとに作成〕

2.3.2 血圧曲線の計測

血圧曲線(波形)の計測には，一般に動脈カテーテルによる直接計測が用いられるが，間接計測の方法も試みられている．前項の聴診法やカフ振動法などでは測定原理上，血圧曲線を計測することは困難であり，血管壁運動を直接利用したり，体外から血管壁運動を圧制御して血圧曲線を間接計測する方法が考案されている．

〔1〕 トノメータ法

トノメータ法とは，2.3.3項で述べる圧平法[76]を血管に適用した方法である．図2.38(a)のように，内圧(血圧)を受けている比較的肉薄の血管壁に，皮膚を介して外側から一定面積の受圧板を押しつける．このとき，受圧板周囲に側板を置き血管壁が平坦となるようにすれば，血管壁の周方向張力の作用はなくなり，内圧が直接受圧板に作用するのと等価となり，その反力から内圧が推定できる．しかし，受圧板と側板とが同一平面に保たれなかったり，両者の間隙が適当でないと，余分な張力が発生するため圧平衡が実現できない（詳細は2.3.3項）．

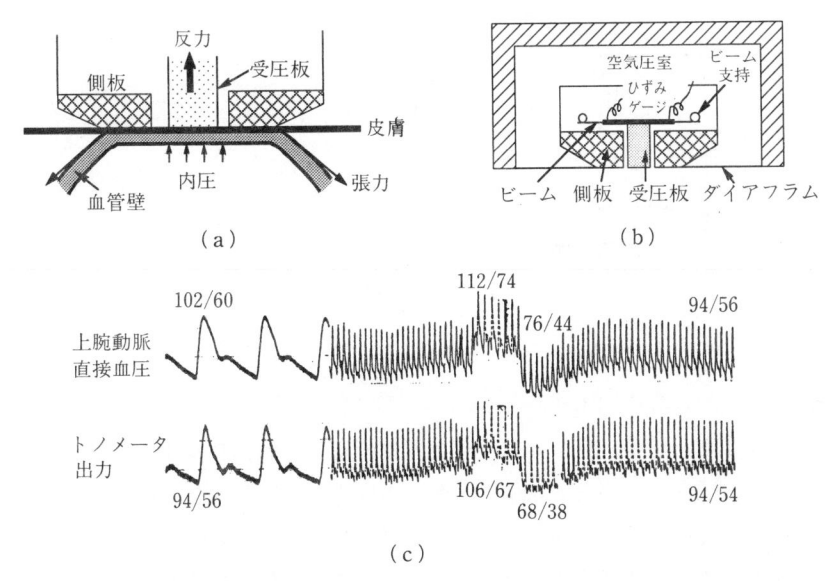

図 2.38 トノメータ法による非観血的血圧脈波の測定原理(a)，反力検出に箔ゲージを用いたトノメータの構造概要(b)，および直接法との同時記録例(c)
〔(b)は文献48)のFig.1，(c)は49)のFig.2を改変〕

図2.38(b)は，受圧板の力検出にひずみゲージを用いたトノメータの構造例である[48]．橈骨動脈や浅側頭動脈などの表在血管上に受圧板を正確に置き，空気室内に供給される空気圧で受圧板を加圧できるようになっている．血管壁がほぼ平坦となる空気圧は，ひずみゲージで得られる脈圧に対応した反力（圧脈波）の振幅が最大となるように設定されている．

この方法は，原理的には圧波形が得られ[49]〔図2.38(c)〕，装置も簡易で手軽に測定を行える利点がある．しかし，実際には，

① 受圧板を常時正確に血管壁上に安定して固定することが困難なこと
② 受圧板の微小な動きで出力波形がひずんだり基線が大きく動揺すること
③ 皮膚と血管壁自体の粘弾性変形の影響を受けること
④ 受圧板を押しつける圧力を一定としているため，血管内圧が変動すれば血管壁に実効的に作用する力が変化し，したがって受圧板が変位して常に圧平衡を実現させることが困難なこと
⑤ これらの要因で血圧波形の絶対値計測は非常に難しいこと

などの実用的な問題がある。それでも，直接法や聴診法，カフ振動法で校正することにより絶対値計測を行う試みがある[48),49)]。

上記①，②の問題点を解決するため，図2.39のように，反力を検知する受圧部に直接多数の圧センサを配列し，各センサ出力のうち最大のものを圧脈波形として採用する方式のトノメータも市販されている。この装置では，圧校正にカフ振動法を用いている。

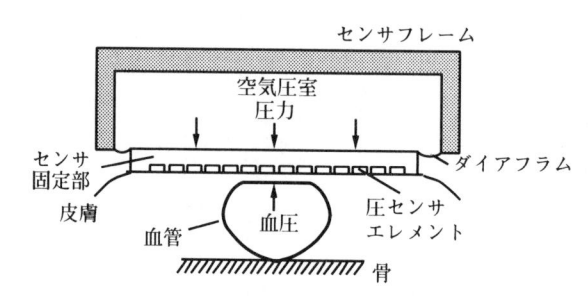

図2.39 トノメータ法の原理を利用した市販
血圧モニタシステムの外観
〔日本コーリンより資料提供〕

〔2〕 容積補償法

容積補償法による血圧計測は，血管内圧変化に伴う血管壁の変位運動あるいは血管内容積変化を検出し，外圧を加えて変位を補償するサーボ機構を利用し，血圧曲線の連続計測を行う方法である[50),77)]。この場合，血圧の絶対値を計測するには，まず血管壁に作用する内外圧差がゼロとなるところ，換言すれば血管壁が無負荷となる（あるいは無負荷状態の血管内容積，図2.35のV_0）ように外圧を加えておく。次に内圧変化（脈圧）に伴う容積変化（容積脈波）を打ち消すように外圧を制御して血管内容積を常にV_0とすれば，制御された外圧は血管内圧と常に平衡することになり，外圧を計測すれば血圧（曲線）の絶対値が求められる[50),78)]。

図2.40(a)は，手指を計測対象とした血圧計測の基本サーボ系のブロック図である。血管内容積を透過光量変化として光電的に検出して，血管内外圧差がゼロのときの透過光量〔サーボ目標値(REF. I)；V_0に相応〕に保たれるように制御する容積サーボ系を構成している。血管内外圧差がゼロとなる条件に設定するには，まず図の制御ループのスイッチswをO側にして開ループとし，電気信号REF. IIで外圧（カフ圧P_c）を変化させていき〔同図(b)の記録例参照〕，光電的に検出される

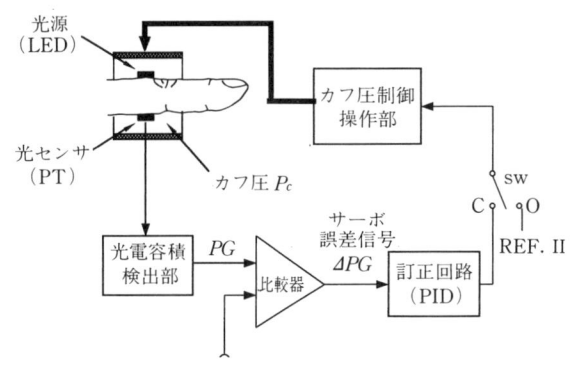

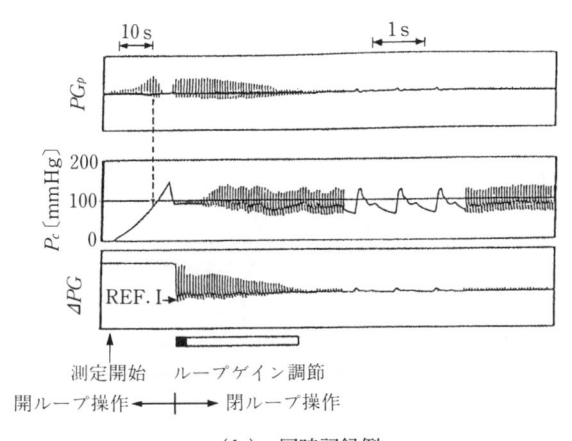

図 2.40 容積補償法による連続血圧測定の基本容積
サーボ系のブロック図，および測定手順を示す容
積脈波成分 PG_p，カフ圧 P_c とサーボ誤差成分
ΔPG の同時記録例
〔文献 71) の Figure 6，および著者らのデータをもとに作成〕

容積脈波成分 PG_p の振幅が最大となるときの光電容積信号 PG の平均値を決定し，これを REF.Ⅰに与える。この操作（開ループ操作）は，ちょうど前に述べた容積振動法と同様で，光電脈波振幅が最大となるカフ圧は平均血圧とほぼ一致するわけである。この条件で閉ループ操作（sw を C 側）を行って，PG_p，すなわちサーボ誤差 ΔPG を打ち消すようにカフ圧を制御すれば，血管内外圧差はほぼゼロに保たれる。このときのカフ圧として血圧曲線が計測される〔図 2.40(b)〕。

容積補償法による連続血圧計測を行う場合，1 心拍期間内で時間変動する血圧に追従してカフ圧を瞬時に制御すること，およびサーボ目標値を正確に設定することが重要となる。カフ圧の制御には流体[50),78)]あるいは空気圧[73),77),79)]を用いる方法が開発されているが，系の周波数応答の点では前者が優れている。実際，ラットなどのような高心拍数動物に対しては流体サーボ機構が有効で，圧の絶対値もほぼ正確

な血圧曲線が得られる[78]。

2.3.3 圧平法による生体内圧の計測

体表あるいは臓器表面の一部を圧迫すると，内腔の圧に対応した反力を受けることを利用して，内圧を間接計測することができる。正確な計測のためには，境界の膜の張力や膜の変形で生ずる応力の影響を小さくする工夫が必要である。

〔1〕 圧 平 法

前項のトノメータ法でも述べたように，計測対象の表面に平板を当てて，平面の接触部分の力の釣合いによって内圧を計測する方法を圧平法[76] (coplanar measurement or applanation tonometry) と呼んでいる。図 2.41(a) のように，内側から内圧 P が作用している凸面に平面の物体を押し当てると，物体と接触した部分の膜は，ある接触面積 A をもった平面となる。そこで，たとえ膜に張力が作用していても，平面の部分では膜と垂直方向の張力成分がゼロとなるので，物体には反力 $W = AP$ が作用するはずである。

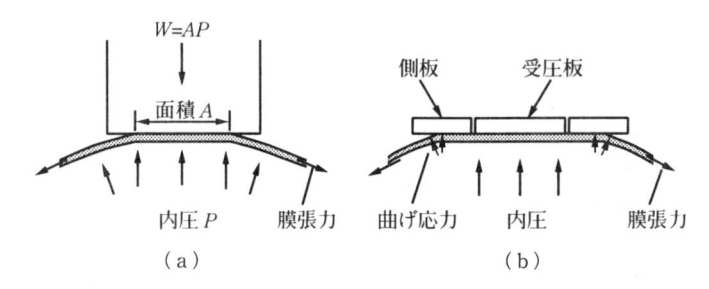

図 2.41 圧平法による内圧の間接計測法 (a) と側板の使用 (b)

したがって，境界の膜が薄く軟らかい場合には，平面となる接触面積を計測すれば内圧を推定することができる。また，膜の表面が球面とみなせるときには，円柱の先端を押し当てていった場合，その先端の周辺が膜と接触するまでは反力は増加していくが，周辺が接した後は反力の増加が急に小さくなり（図 2.45 参照），その変曲点における反力を測れば，ほぼ円柱先端面積に作用する内圧と等しくなると考えられる。

しかし，境界の膜が厚く硬い場合には，変形によって膜内部に応力が生じ，特に接触部分の周辺で曲率が変わるため，曲げ応力が生ずることが考えられる。その影響を除く工夫として，図 2.41(b) のような側板（ガードリング）を用いる方法がある。

受圧板と側板の物体との接触面が同一平面となっていれば，受圧面の範囲では曲げ応力の影響がないので，側板の範囲まで生体表面に接触させて反力の計測を行うことができる。ただし，側板と受圧板との間隙が小さく，また力が作用したときの受圧板の変位が十分小さいことが必要である。したがって，変位の十分小さい力センサを用いることが重要となる。

また，受圧面より十分広い範囲で側板が生体表面に接触していれば，接触部分が多少変わっても，検出される力は常に受圧面の面積にかかる力とみなすことができる．

〔2〕 眼圧の計測

眼圧の計測は，緑内障の診断などのために重要であるが，直接計測は困難であるため，多くは圧平法を利用して角膜上から間接的な方法で計測される[76),80)~82)]．

臨床で古くから利用されている眼圧計は，Goldmann 圧平眼圧計で，円筒を角膜に当て，圧平面の直径が 3.06 mm となるときの反力を，ばね秤で測るものである[80)]．誤差は±1 mmHg（0.13 kPa）と高精度であるが，測定手技が容易でなく，顕微鏡が必要なこと，圧平面の大きさを判定するための蛍光剤による染色が必要なこと，客観的な測定記録が得られないことなどの欠点がある．

図 2.42 は，Mackay[76)] が考案したガードリングを用いた眼圧計（Mackay-Marg 眼圧計）である．直径 3 mm の受圧面の受ける力を圧電素子で検出し，圧平に伴う力を記録できる．通常，プローブを角膜に押し当てていくと，はじめは反力が増加するが，圧平面が受圧面より大きくなるところで受圧面の受ける反力はやや減少し（このときの反力を眼圧と評価する），さらに強く押していくと，眼球の変形による眼圧の上昇のため，反力は再び増加する．

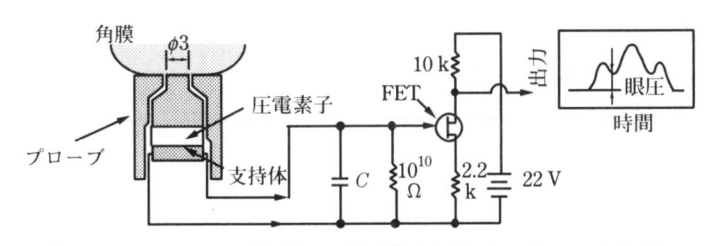

図 2.42 ガードリングを用いた眼圧計〔文献 76)の Fig.12 を改変〕

また，受圧板の代わりにガス圧を用いる方法も試みられている．図 2.43[81)] のように，プローブ先端をシリコーンゴム薄膜で覆い，プローブ中央部からノズルでガス流を送ると，膜に作用する圧力以上にガス圧が上昇すればガスがリークして，ガ

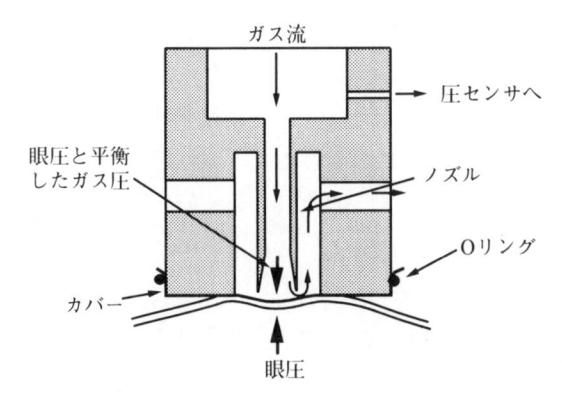

図 2.43 ガス圧を用いた接触形眼圧計〔文献 81)の Fig.1 を改変〕

ス圧と眼圧が平衡することを利用している。100名の患者，200眼を対象とした臨床試験結果によると，全眼数の75％に対して±2mmHg（0.26kPa），85％に対して±3mmHg（0.4kPa）以内の精度でGoldmann圧平眼圧計と一致したという[83]。

以上の眼圧計は接触形であり，眼圧計測を行うには点眼麻酔が必要とされる。これに対して，角膜に向かって空気を噴射し，圧平条件を光学的に検出する非接触の眼圧計も開発され，現在はほとんどこの方式の眼圧計が汎用されている。

図2.44は，非接触形眼圧計の原理を示したもので[82]，空気噴射はピストンシリンダで角膜表面に直線的に8ms以内で与える。角膜が圧平された条件は，角膜から反射されてきた反射光量が最大となった時点を検出して，この時点で空気噴射を自動的に遮断するようになっている。142例，271眼についてGoldmann圧平眼圧計と比較した結果では，両方式による誤差は0.7±2.88mmHg（0.09±0.38kPa）であったという[84]。

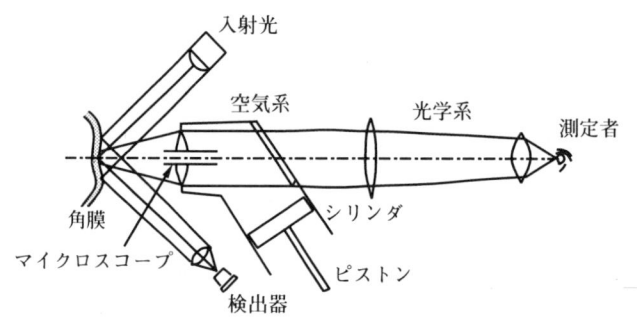

図2.44 ガス圧を用いた非接触形眼圧計
〔文献82)のFig.1を改変〕

〔3〕 頭蓋内圧の計測

脳組織表面にセンサを当てて圧計測を行う方法は，脳組織表面を覆っている硬膜上にセンサを密着させるので，硬膜外から脳実質の圧を計測することになり，計測のために外科的操作が必要で無侵襲の方法ではないが，一種の間接計測となる。新生児では，大泉門が開口しているので，頭皮上から頭蓋内圧を計測することができる。

硬膜上からの頭蓋内圧計測には，やはり圧平法が利用される。イヌの硬膜を用いたin vitro実験によれば，図2.45のように，圧センサを取り付けた受圧棒を硬膜表面上からわずかずつ押し込んでいった場合，圧平が進むにつれて圧力は増加し，硬膜表面と受圧面が共平面となったとき，折れ曲がり点が得られ，この点の圧が，内圧と±0.7cmH$_2$O（0.07kPa）以内の誤差で一致したという[85]。

頭皮上からの頭蓋内圧計測では，頭皮の内外の力の平衡状態を実現させるのに，ガードリング付の圧平形センサを用いたり[86]，頭皮の外から外圧を作用させ，動脈拍動に対応する頭皮変位を検出して，2.3.1〔4〕項で述べたカフ振動法と同様の原理

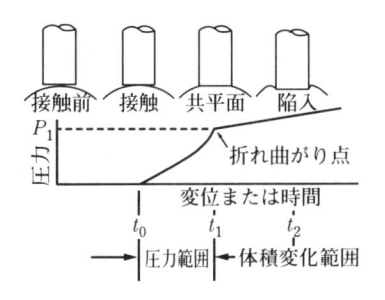

図 2.45 脳の圧平による内圧計測における圧-変位関係
〔文献 85)の Fig.5 を改変〕

で圧計測する方法もある[87]。これらは，大泉門が開口している乳幼児に対して試みられた方法である。

一方，頭蓋骨に硬膜表面からの圧力を伝達する機構を設けて，頭皮上から頭蓋内圧を計測する方法も試みられている[88],[89]。図 2.46 に示すように，圧力を伝達する機構として，液を満たした円筒容器を利用する方法[88](a)，可動円柱を用いる方法[89](b)である。ともに頭皮上には，加圧機構と頭皮の変位を検出するセンサが設けられている。

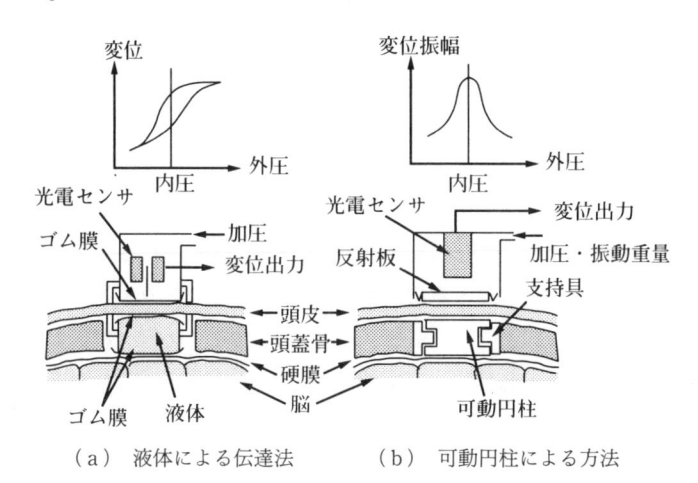

（a）液体による伝達法　　（b）可動円柱による方法

図 2.46 頭皮上からの頭蓋骨内計測のための圧伝達機構の試みの原理図
〔(a)は文献 88)の第 2 図，(b)は 89)の第 7 図を改変〕

内圧の計測は，図 2.46(a)では，外圧変化に伴う頭皮の変位を求め，この圧-変位曲線の対称中心点に対応する圧を用い，(b)では，外圧に一定振幅の圧振動を重畳させ，頭皮変位の振幅が最大となるときの外圧を用いている。いずれも，イヌによる実験結果では，硬膜下にバルーンを挿入して直接計測した頭蓋内圧値とよく一致したと報告されている。

〔4〕 子宮内圧の計測

分娩時の子宮収縮状態を腹壁上から計測するために，ガードリング付の共平面形センサが用いられる[90]。図 2.47 はその構造例で，外径 75 mm のガードリングを周囲に設け，受圧面積は 5 cm^2 で，板ばねで支えられ，その変位をひずみゲージで検出する。ガードリングと受圧面は共平面となっており，受圧面の変位は 120 gf/

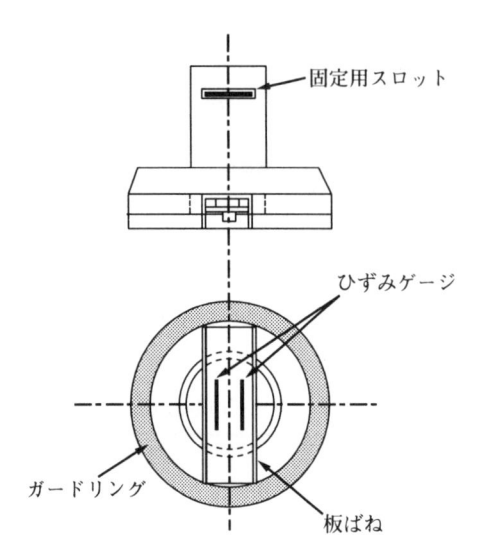

図 2.47 子宮収縮状態を腹壁上から計測するための共平面センサ〔文献 90)の Fig.1 を改変〕

cm²（11.8 kPa）の圧力に対して 25μm 以下である。

このセンサを腹壁正中線上に当てて，1〜2 kgf の力で押しつけた状態で計測する。このセンサで陣痛時に記録した圧出力曲線は，カテーテルで羊水圧を直接記録した曲線とよく近似しており，圧力値もほぼ一致したとのことである[90]。

ガードリング形センサによる子宮内圧の腹壁上からの計測は，腹壁と子宮筋層を介しての間接計測であり，子宮収縮時には子宮筋層に大きな張力が発生するので，理想的な圧平条件を実現して精度よく圧計測を行うことは困難と考えられる。実際，このような方法で得られる子宮収縮曲線と直接計測した曲線とは，その変動振幅に一致性が見られないという報告もある[91]。しかし，子宮収縮曲線とはよく対応しているとの報告も多く，少なくとも子宮収縮状態の経時的計測には有効であると考えられる。

〔5〕 **体表圧の計測**

体表面に局所的な圧迫が加わると，組織内圧が上昇して血行障害が起こる。特に，脊髄損傷など体位を変えることが困難な患者では，局所圧迫が長時間続くと褥瘡（床擦れ）を起こす危険がある。

このようなことから，体表の圧迫と組織圧および血行障害の関係が調べられているが，組織圧の計測も容易でなく，また体表の圧迫状態を定量的に求めることも容易でない。そこで，実際には適当なセンサを体表に置いて，応力あるいは圧力値として圧迫力を評価する方法が用いられ，得られた値を体表圧として評価している。

流体を用いる方法[92]として，**図 2.48**(a)のように，平らなゴム製の蝶形弁（10×20 mm）を体表に当て，一定流量で空気を流したとき，蝶形弁にかかる圧とほぼ等しい圧が送気側で計測され，この圧を体表圧として評価する。Kosiak ら[92]は，この方法を利用し，12 個の蝶形弁を椅子のクッションに挿入して体表圧分布を計測している。

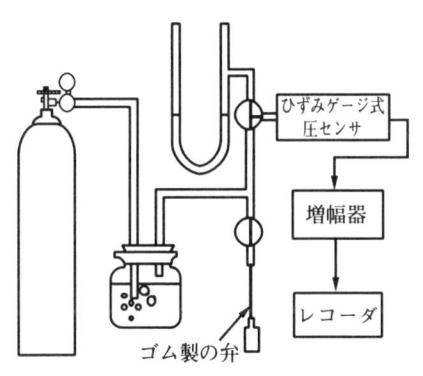

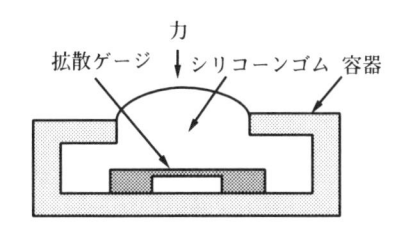

(a) ゴム製の弁から一定流量で空気を流出させて体表圧を計測する装置

(b) シリコーンゴム製のドームを付けたダイアフラム形体表圧センサ

図2.48 体表圧計測法の例〔(a)は文献92)のFig.2, (b)は43)の第15図を改変〕

薄形のダイアフラム形圧センサを，直接体表に接する部分に挿入して体表圧を計測する方法もある[43),93)]。圧センサの金属ダイアフラム面が直接体表に接する違和感を軽減するため，図2.48(b)のように，ダイアフラムに軟らかいシリコーンゴムのドームを付けて，体表との接触をよくし，また力の作用に対してセンサダイアフラム面に圧力としてほぼ等分布作用させる体表圧センサも開発されている[43)]。

このほか，体表圧分布の静的な評価には，加圧により発色するフィルムや圧電フィルムを用いる方法もあるが，その例は4章で触れることにする。

3

生体内の流れの計測

3.1 計測対象と計測条件

3.1.1 流速,流量の単位

流速および流量の単位は,SI ではそれぞれメートル毎秒(m/s)および立方メートル毎秒(m^3/s)であるが,血液や体液などを対象とした生体計測ではやや大きすぎるので,それぞれ cm/s および l/min もしくは ml/min が使われる。また,組織に灌流される血流量を表すには,単位組織量(通常は 100 g)当りの流量が用いられ,単位として ml/(min・100 g)が使われている。

流速に関連する量として,粘性係数(粘度)μ およびずれ応力(せん断応力)τ があり,流速 U が流れに垂直方向 z に対して勾配 dU/dz をもっているとき,$\tau = \mu(dU/dz)$ で定義される。この式は流れが層流(laminar flow)に対して成り立ち,ニュートンの摩擦法則(Newton's law of friction;またはニュートンの粘性法則,Newton's law of viscosity)という。ずれ応力の単位はパスカル(Pa)で,粘性係数の単位はパスカル秒(Pa・s)である。粘性係数はポアズ(P)あるいはセンチポアズ(cP)がよく用いられており,Pa・s との換算は次のようになる。

$$1\,\text{P} = 0.1\,\text{Pa·s}, \quad 1\,\text{cP} = 10^{-3}\,\text{Pa·s}$$

一方,流れの状態を表す基本量として,レイノルズ数(Reynolds number)Re があり,円管内の流れでは,$Re = \rho U d/\mu$ と定義され,無次元量である。ただし,ρ は流体密度,U は平均流速,d は管内径である。流れが時間的に変化しない定常流では,Re がおおよそ 2 300 以下では層流であるが,2 500 以上では乱流(turbulant flow)となる。

呼吸計測においては,分時換気量を流量で表し,単位は l/min である。しかし,気体は圧縮性であり,温度,圧力,水蒸気圧が変われば体積も変化するため,これらの条件を決める必要がある。一般には,気体の量は,標準状態の乾燥ガス(standard temperature, pressure and dry, STPD),すなわち 0 ℃,1 気圧,水蒸気圧ゼロの状態で表される。しかし,呼吸計測では,体温,大気圧,飽和水蒸気圧(body temperature and ambient pressure, saturated with water vapor, BTPS)が肺換気の条件に対応するため,この条件が使われている。

また,室温の計器に呼気ガスを集めて体積を測る場合には,室温,大気圧,飽和

水蒸気圧（ambient temperature and pressure, saturated with water vapor, ATPS）の状態で計測される．例えば，体温 37 ℃，室温 20 ℃とすれば，BTPS と ATPS とでは約 10 ％ の違いがあり，換気量を示すときには，単位とともに条件を記述する必要がある（l/min STPD，ml/min BTPS など）．

3.1.2 血流計測における対象量と計測条件

血流計測には，単一血管について流速あるいは流量を計測する場合と，単位組織量当りに灌流される平均血流量を計測する場合がある．

単一血管内の流速および流量は，**図 3.1** に示すように，血管の太さによって大きな違いがある．流速はおおよそ血管径に比例し，成人で約 2 cm の大動脈と，内径約 6 μm の毛細血管では，1 000 倍以上の平均流速の違いがある．また流量は，おおよそ血管径の 3 乗に比例するので，大動脈と毛細血管では 10^{10} 以上異なる．このような流速や流量の範囲をすべてカバーする血流計測法は皆無であり，したがって血管径，および流速や流量の大きさに対して，適切な計測法を選択することが重要である．

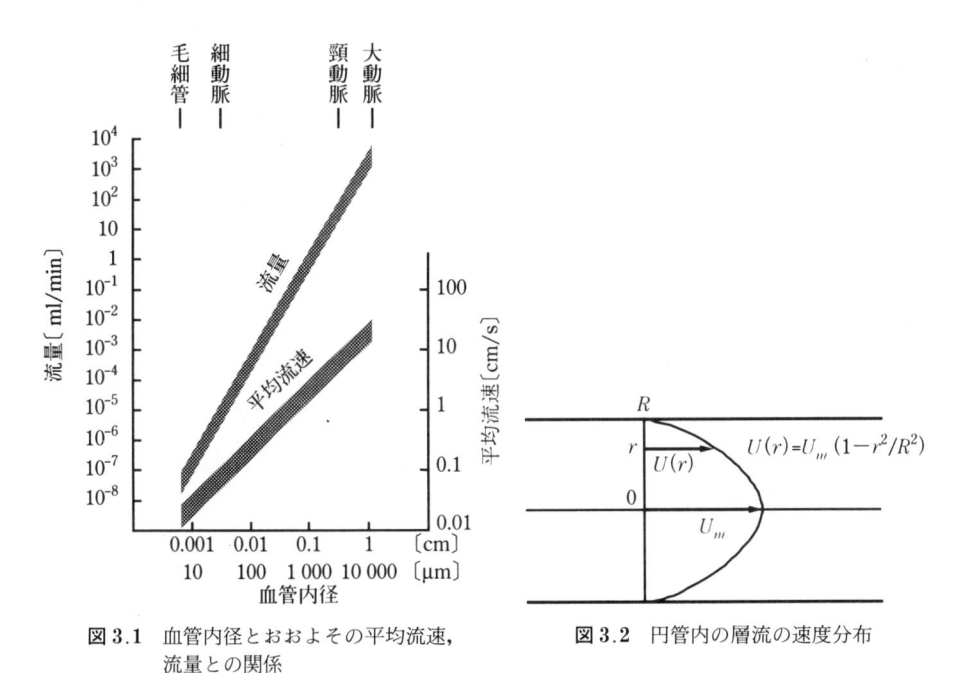

図 3.1 血管内径とおおよその平均流速，流量との関係

図 3.2 円管内の層流の速度分布

血管内の血流速度は，空間的および時間的に一様ではなく，空間的には流速分布を示し，時間的には特に動脈系で著しい拍動性を示す．通常，血管内の流れは，滑らかな円管内の流れとみなすことができ，一様な円管での流速分布は，定常層流において，**図 3.2** に示すような放物線となる．すなわち，管の半径を R，最大流速を U_m とすれば，中心から r の点の流速 $U(r)$，および流量 Q はそれぞれ

$$U(r) = U_m\left(1 - \frac{r^2}{R^2}\right) \tag{3.1}$$

$$Q = \int_0^R U(r) \cdot 2\pi r dr = \frac{\pi R^2 U_m}{2} \tag{3.2}$$

となる．したがって，平均流速 U は式（3.2）を断面積 πR^2 で割って

$$U = \frac{U_m}{2} \tag{3.3}$$

となる．すなわち，円管内の層流における平均流速は，最大流速の 1/2 である．

流れが時間的に変動する拍動流では，流速分布も時間的に大きく変化する．例えば大動脈では，図3.3 に示すように，心収縮直前でほぼゼロから収縮期で中心流が急速に大きくなり，収縮後期では逆流分布を示し，拡張期ではほぼゼロとなる流速分布となる[1]．逆流は中小動脈でも観測され，流速分布の計測には流れの方向を認識できることが要求される．

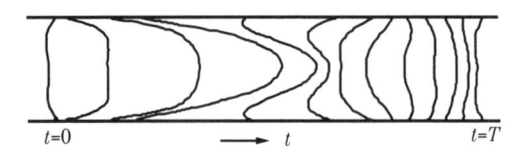

図3.3 一心周期 T における血管内の拍動流の速度分布

正常な血管内の流速はほぼ血管径に比例するので，レイノルズ数は血管径の 2 乗にほぼ比例する．したがって，比較的細い血管ではレイノルズ数はかなり小さくなり，乱流は発生しにくい．拍動流では定常流よりもむしろ乱流は発生しにくいが，上行大動脈ではレイノルズ数が 5 000～10 000 となり，実際，乱流が発生することが知られている[2]．

組織血流量の計測において，ほぼ一様な組織をもつ臓器では，臓器に灌流される全血流量を臓器重量で割れば，単位組織重量当りの平均血流量が得られる．しかし，血流が一様でない組織では，組織全体の平均流量では評価できないので，局所の血流量計測が必要となる．図3.4 は，各種臓器の血流量の概略値の範囲を示している[3]．臓器によって血流量は大幅に異なり，また同じ組織においても，数倍から 10 倍以上の血流量の変化が見られる．

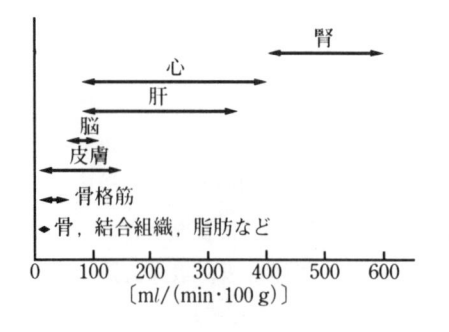

図3.4 各臓器の組織血流のおおよその変動範囲

3.1.3 呼吸計測における対象量と計測条件

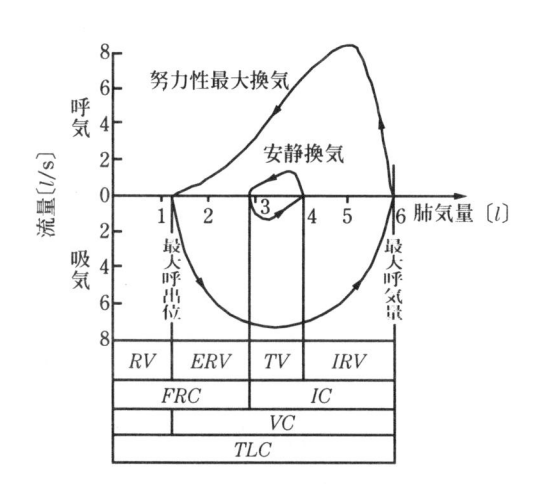

呼吸運動機能の評価，気道抵抗や肺弾性（コンプライアンス）の評価，あるいはガス交換機能の評価などのために，換気量および流速，流量の計測が行われる。安静換気および努力性換気における換気流量と肺気量の関係は，通常図 3.5 のようになる。成人の安静換気では，流量は 1～2 l/s 程度であるが，努力性換気では 10 l/s 前後となる。

RV : residual volume　　　（残気量）
ERV : expiratory reserve volume
　　　　　　　　　　　　　　（予備呼気量）
TV : tidal volume　　　　（一回換気量）
IRV : inspiratory reserve volume
　　　　　　　　　　　　　　（予備吸気量）
FRC : functional residual capacity
　　　　　　　　　　　　　　（機能的残気量）
IC : inspiratory capacity
　　　　　　　　　　　　　　（最大吸気量）
VC : vital capacity　　　　（肺活量）
TLC : total lung capacity （全肺気量）

図 3.5 換気流量と肺気量の関係（flow‐volume 曲線）および肺気量分画

温度，圧力，水蒸気圧の変化がなければ，瞬時の流量を気流量計で計測して，出力を積分すれば肺気量の変化が求められる。通常の換気機能検査では，肺活量などの気量の計測に 3～5 ％ の精度が要求されており，最大流量から呼出終期の低流量まで精度よく計測できることが必要とされる。呼吸計測に関する装置の性能の要求は，JIS T 1170「臨床用電子式スパイロメータ」によれば，気流量 0.3～12 l/s の範囲で精度 ±5 ％，最小感度 0.1 l/s，気量は 0.05～6 l の範囲で精度 ±5 ％，最小感度 0.03 l とされている。

通常の呼吸状態では，呼気と吸気でガス組成も変わり，また温湿度条件なども変化するため，計測器の精度に影響を与える。また，呼吸機能検査では，純酸素，窒素あるいは指示ガスとしてヘリウムやアルゴンなどが使われることがある。さらに，ガス麻酔中の換気モニタでは，笑気（亜酸化窒素）なども使われる。

このような異なった気体に対して，一つの計測法で気流量あるいは気量を正確に計測することは一般に困難である。そこで，計測条件において使用される気体の物性を考慮し，気体組成の影響の少ない計測法を選択することが重要である。

3.2 血流の計測

3.2.1 単一血管内の血流計測

単一血管内の血流計測は，血管に直接センサを装着または接近させる方法と，管

内にセンサを挿入する方法がある。血管に装着する方法の代表的なものが電磁血流計であり，超音波ドプラ血流計では体表から特定の血管内の流速を無侵襲的に計測できる。

血管内に挿入して血流計測する方法には，電磁血流計法，レーザドプラ血流計法，熱放散形血流計法などがある。指示薬希釈法では，流れに指示薬を注入して，管内または外から指示薬濃度を検出する。計測される量は，平均流量，流量の時間変化パターン，平均流速，流速分布などである。ここでは，これらの計測法の原理とセンサについて述べる。

〔1〕 電磁血流計

（a）原 理　電磁血流計 (electromagnetic blood flowmeter) の原理は，磁場の中で導体が動くときに起電力が発生するという電磁誘導の法則による。導体としては，導電性をもった流体であればよく，血液は荷電粒子を多数含むので導体とみなせる。

一般に，起電力の大きさは，磁束密度と流体の速度に比例する。いま，磁束密度ベクトルを $\vec{B}$，流速ベクトルを $\vec{U}$ とすると，線素 $\vec{S}$ に生ずる起電力 e は

$$e = (\vec{U} \times \vec{B}) \cdot \vec{S} \tag{3.4}$$

となる。したがって，図3.6のように，流れと直交する方向に磁場をかけ，磁場と流れの両方に直交する方向に電極を置いて検出すると，e は最大となる。磁場が一様で，流速も管内で一様とし，磁束密度を B〔T〕，流速を U〔m/s〕，電極間距離を D〔m〕とすると，起電力 e〔V〕は

$$e = UBD \tag{3.5}$$

または U〔cm/s〕，B〔G〕，D〔cm〕としたとき

$$e = UBD \times 10^{-8} \tag{3.5'}$$

となる。ここで，磁束密度の単位 T（=Wb/m²）はテスラ，G はガウスで，$1G = 10^{-4}$ T である。上式より，B と D は一定にできるので，起電力を検出すれば流速 U〔$= e \times 10^8/(BD)$〕が求まる。また，流れの向きによって起電力の極性が逆に誘導されるので，流れの方向も知ることができる。

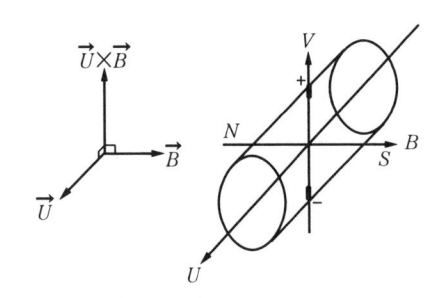

図3.6　電磁流量計における流速 U，磁場 B，起電力 V の関係（磁場と流れの両方に直交する方向に電極を置くと起電力は最大となる）

式 (3.5) より，起電力は流速に比例するが，電極間距離にも比例する。したがって，細い血管の血流計測では，流速自体も小さいため（図3.1参照），起電力が

小さくなり計測が困難となる。

流速が管内で一様でない場合，前式はそのまま成り立たないが，流速分布が管の中心に対して軸対称であれば，前式の U の代わりに平均流速 $\overline{U}$ を用いればよい[4]。血管内の流れは，中心で速く壁面でゼロとなるので，流速分布は一様でないが，血管の分岐部や大動脈弓などを除けば，流速分布はほとんど軸対称と考えられ，平均流速を計測できることは，電磁血流計の重要な特長である。

なお，血管壁の肉厚が電極間距離 D に比べ十分薄ければ，電磁血流計で得られる流量 Q〔l/s〕は，$Q=\pi D^2 U/4=\pi De/(4B)$ として求められる。ただし，D〔m〕，U〔m/s〕，B〔T〕である。

（b）血流起電力に影響を与える因子　電磁血流計による計測に影響する因子としては，軸対称でない流速分布，血液と血管壁および管周囲組織の電導度などが考えられる。

前述したように，血管内の血流は，血管の分岐に近いところや大動脈弓などでは，流速分布は軸対称とならず，血流起電力は流速分布の影響を多少とも受ける。しかし，電極付近の磁場を小さくすることにより，血流起電力の感度を小さくして，むしろ流速分布の影響を減らすことも可能である[5]。これは逆に，磁場の不均一性をもたらすことになり，起電力に影響を与える結果となると考えられるが，血管内の磁場の分布が必ずしも完全に均一でなくとも，レイノルズ数 500〜16 000 の流れにおいて，血流に対する起電力の感度の違いは非常に小さいという実験結果もある[6]。すなわち，電磁血流計には均一な磁場が必ずしも必要ではなく，電極近傍の磁場を小さくなるように工夫した適切な構造のコイルを用いれば，流速分布の影響を小さくすることができる。

血管壁の電導度も血流起電力に影響を与えることが指摘されている[7],[8]。図 3.7 (a) に示すように，血管内径を a，外径を b とし，血液と血管壁の電導度をそれぞれ σ_1，σ_2 として，管外の電導度をゼロとすると，電極 OO' に生ずる起電力 V は

$$V = SbBU$$

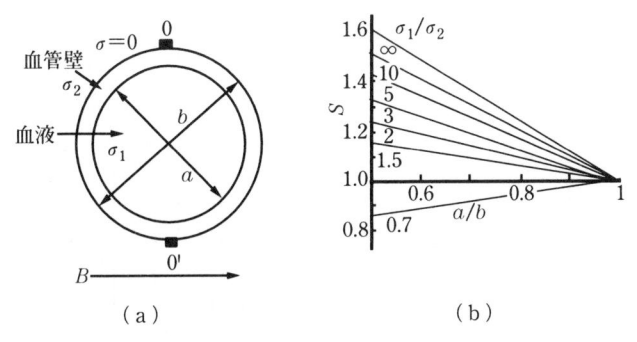

図 3.7　血管の内外径および血液と血管壁の電導度の起電力に与える影響を示す係数 S の値
〔文献 8) の Fig.1 と Fig.2 を改変〕

となる[8]。ここに

$$S=\frac{2(\sigma_1/\sigma_2)}{(\sigma_2/\sigma_1)/(1+a^2/b^2)+1-a^2/b^2} \tag{3.6}$$

である。電導度比 σ_1/σ_2 をパラメータとして，S と a/b との関係を図示したのが同図(b)である。この図より，血液の電導度が血管壁のそれより大きいとき（$\sigma_1/\sigma_2>1$）起電力は大きくなり，$\sigma_1/\sigma_2<1$ では逆に小さくなることがわかる[8]。実際の σ_1/σ_2 は 1.4～1.9 であり[7]，血管の内外径比 a/b を 0.8 以上とすれば，起電力は 10％ 程度過大評価されることになる。

血液の代わりに生理食塩水を用いて電磁血流計の校正を行う場合，電導度比 σ_1/σ_2 は 4～7 となり，起電力が 20％ 以上変わるため，血液に近い電導度をもつ流体を用いる必要がある。

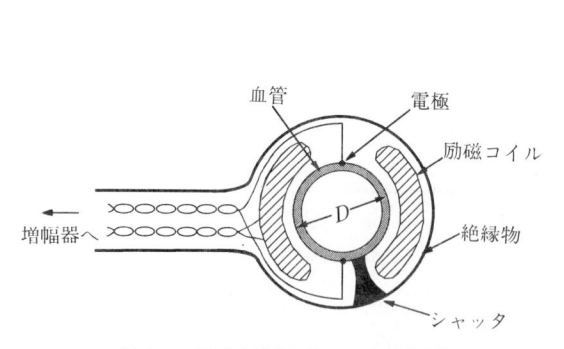

（c）電磁血流計プローブ　電磁血流計プローブの構造は，基本的には図3.8 に示すように，磁場を発生させるための励磁コイル（鉄心入りまたは空心コイルが用いられている）と，磁場と直交する方向に置かれた一対の電極からなっている。

励磁の方法には，当初は直流磁場が利用されていた。しかし，不分極電極を用いても分極電位（6.2.1項参照）を血流起電力より十分に小さくすることが困難で，SN 比が悪くなるという欠点があった。そこで，正弦波や方形波の交流磁場を用いて，起電力の交流成分のみを抽出して，直流電位の影響を避ける方法が用いられるようになった[9]。

しかし，交流磁場を用いると，電極へのリード線と電極間の導体で形成されるループを通る磁束の変化（dB/dt）によって，これに比例した変圧器成分の電位が電磁誘導で発生し，これは血流起電力とは無関係なために除去する必要がある。変圧器成分を除去する方法の詳細は，例えば，文献 10)，11)があるので参照されたい。

図 3.8　電磁血流計プローブの構造例

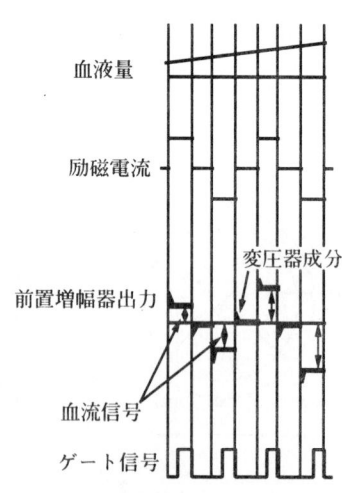

図 3.9　方形波励磁方式における各信号の位相関係（ゲートが開いているときのみ血流信号を検出）

図 3.9 は，広く利用されている方形波励磁方式を例にとって，変圧器成分を除去する方法を示したものである。

変圧器成分は励磁電流波形の立上りと立下りの部分で誘起され，指数関数的に減衰する。したがって，励磁電流と同期して，変圧器成分が十分小さくなった時点でゲート信号により血流成分の信号を検出して整流（同期整流）すれば，その影響を除去できる。血流成分の信号は励磁 on 時のみに発生するが，変圧器成分は on，off どちらにも極性を変えて発生するため，これらを加算すれば互いに打ち消されてゼロとなる。したがって，電気的に血流ゼロ出力を認識することができ，自動的に零点（基線）の安定な血流信号が得られる。

励磁の周波数は，電磁血流計の周波数特性を規定するものであり，流量波形を忠実に計測し，心電などの影響を避けるためには高い方がよい。しかし，周波数を高くすると変圧器成分が大きくなるので，100～1 000 Hz が一般に用いられている。特に，安定度を必要とするときには低周波励磁（例えば 100 Hz の励磁とすると，遮断周波数 $f_c ≒ 10$ Hz），速い応答を必要とするときには高周波励磁（500 Hz の励磁とすると，$f_c ≒ 100$ Hz）を用いる。

プローブの形状は，血管外壁に装着するもの，血管内に挿入するもの，また体外に励磁コイルあるいは磁石を置き，血管内，血管表面または体表から血流起電力を検出する方式のものがある。計測条件や使用目的によって選択する必要がある。

ⅰ） 血管外装着プローブ　基本概形は図 3.8 に示したように，血管外周に沿って，血管外壁に密着するように装着するプローブである。血流起電力を大きく SN 比をよくするには，磁束密度を高くすればよい。この励磁の強さは，コイルの巻数と電流の強さ，コイル形状などで決まり，また鉄心を用いた方が空心より約 2 倍程度磁束密度は高くなる[12]。構造として空心は単純であり，磁場を比較的一様にしやすいので，流量が大きく高感度を必要としない大血管用では，空心コイルが用いられることもある。

しかし小血管では，流速は小さく電極間距離も短く，したがって起電力も小さくなるので，磁場を強くすることが要求される。磁束密度は電流に比例するので電流を増せばよいが，コイルの占める空間は限られているので，巻線を太くすることはできず，コイルの抵抗による発熱で温度が上昇するため電流に限界がある。血管径が同程度の場合，鉄心入りは空心に比べ温度上昇は 1/40 程度といわれる[12]。また，空心コイルの場合，温度上昇を 20 °C 以下とし，起電力を 10 μV とすると，適用できる血管径は 7 mm 以上という試算もある[12]。

このように，小血管用プローブでは，鉄心を用い，空間を有効に利用し，コイルの巻数を多くして磁束密度を高くする工夫が必要である。また，励磁が強く，小さな起電力を検出することになるため，変圧器成分の影響を受け難く，基線を安定させる工夫も要求される[13]。さらに，コイルに絶縁不良があれば漏れ電流が流れ，励磁の電圧は血流起電力より 10^6 程度も高いため，重大な問題となる。したがって，

コイルと電極の間は高い絶縁抵抗を保つ必要があり，薄い金属膜による静電シールドを施すなどの工夫も行われている[14]。

実用的なプローブは，内径 0.5～30 mm，流量測定範囲 0.1 ml/min～20 l/min のものが市販されており，使用目的により**図 3.10**のように種々のタイプが製作され，冠動脈から大動脈血管に適用されている。プローブには血管を切断してその断端間に挿入するカニューレ形もあるが，多くは血管を切断せず，血管を外周から挟んで装着するカフ形が用いられている〔同図(a)，(b)〕。血管にはめ込む隙間（スロット）は，広い方が装着が容易であるが，血管外壁との密着性をよくし，血管外に流れる電流を減らすために，シャッタ付〔同(b)〕のものもある。

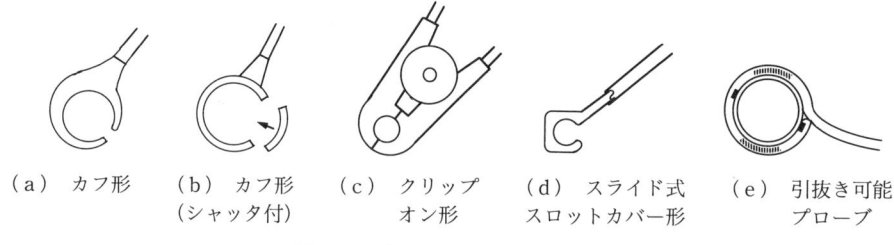

(a) カフ形　(b) カフ形（シャッタ付）　(c) クリップオン形　(d) スライド式スロットカバー形　(e) 引抜き可能プローブ

図 3.10　各種血管外装着プローブ

手術中の血流計測において，プローブの着脱や操作を容易にするために，クリップオン形〔同(c)〕，スライド式スロットカバー付〔同(d)〕のものも製作されている。また，硬いプローブでは，着脱時の操作で血管を傷つけたり，血管損傷を起こす危険性もあり，シリコーンゴム製の軟らかい引抜き可能なプローブが製作され，術後患者の大動脈血流計測に試みられた[15]。このプローブは，同図(e)のように直線状に伸ばすことができ，使用時には糸で血管に固定させ，使用後は糸を抜いてからプローブを引き抜くことができる。

ⅱ）血管内挿入プローブ　カテーテルの先端部分に励磁コイルと電極を組み込んで，これを血管内に挿入して血流速度を計測するプローブである。種々のものが開発されているが，**図 3.11**は空心コイルを用いたものである[16]。カテーテル外径は 3 mm，コイル巻数は 30 回，励磁には 975 Hz の正弦波を用い，電流 1 A のとき，感度 13.6 μV・m^{-1}・s^{-1} が得られたという[16]。

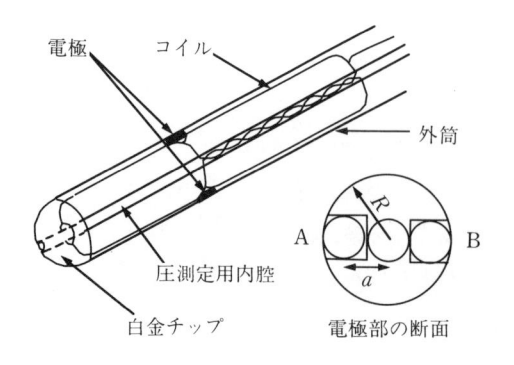

図 3.11　空心コイルを用いた電磁流速プローブ
〔文献 16)の Fig.2 を改変〕

このタイプの電磁血流計は，血管径が定まらないため流量の計測は困難である。また，コイル径が小さいため，磁場は血管内で一様ではなく，電極間隔も小さいので，カテーテル周辺の流速を計測していることになる。

このほか，カテーテル中心軸上に鉄心コイルを置き，鉄心の中央部から放射状の磁場を作って，血管径に依存しない円周方向の起電力を検出するプローブ[17]もある。また，カテーテル先端より離れた部分に開口部があり，これをちょうど血管の分岐部に位置するように固定し，開口部を流れる分岐部の血流速度を検出するもの[18]など，種々のプローブが開発されている。

鉄心コイルを用いて磁束密度を高くすれば，流速に対する感度を上げることができる[19],[20]が，単純には励磁電流を増加させてもよい。しかし，消費電力が増して温度上昇が生ずるという問題が発生する。熱電対を用いてプローブ温度を実測した結果によると，前述のプローブ[16]の場合，電流 0.6 A のときの消費電力は 0.45 W，血流ゼロの場合の温度上昇は約 10 ℃ であるが，流れがある場合は放熱がよくなり，温度上昇は少ないようである[21]。基線を確認するため血流を遮断することがあるが，温度上昇には血液の熱容量で 30～60 s 程度かかるので，数秒程度の血流遮断での温度上昇は小さいと考えられる。

iii) 体外励磁による血流起電力の検出　体外から磁場をかけ，血管外あるいは血管内から血流起電力を検出することができる。血管に装着するプローブは電極のみでよく，これを磁場と直交する方向で起電力を計測すればよい。血管外で起電力を検出する方法も試みられた[9],[22]が，血管内装着プローブが一般的になったため，あまり用いられなくなった。しかし，血管に装着する電極プローブは小形になり，励磁電力も不要であり，プローブと血液との直接接触が避けられるため，テレメータによる長期血流計測には有利であると考えられる。

血管内で起電力を検出するプローブとして，図 3.12(a) のように，カテーテル先端と，先端から少し離れた点に電極を置き，血管壁に両電極が対向して密着するように折り曲げたものがある[23]。また，同図(b) のように，プローブを環状にして，E_1 と E_2 の 2 電極で起電力を検出し，他の一つの電極 E_3 は変圧器成分を打ち消すために配置されている[24]。これらは構造が簡単で小形に製作できる利点がある。しかし，励磁は体外から行われるものの，プローブを血管内に挿入するための外科的手術が必要であり，無侵襲計測というわけにはいかない。また，励磁のため

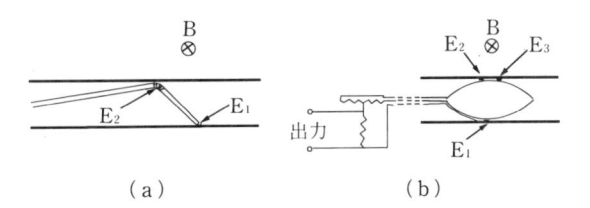

図 3.12　体外励磁による血流起電力の血管内検出法
〔(a) は文献 23) の Fig.1，(b) は 24) の Fig.2 を改変〕

のコイルは大形になり，励磁電力も大きく，水冷式のコイルが必要になるなど，装置が大がかりになる。

体表から血流起電力を検出する方法は，無侵襲計測という点で好ましい方法であるが，起電力信号が小さく，また定量的な計測は困難である。それでも，直流磁場を用いた胸部での計測[23),25)]や体肢での計測[26)]の試みがある。図3.13は，永久磁石を用いた手首部の血流起電力波形と心電図との同時記録例で，磁極間隔3.5cm，磁束密度約1kG（0.1T）で，おおよそ20μVの振幅の血流信号を得ている[26)]。また，下肢においても同様な方法で大腿動脈血流波形の計測が行われ，腸骨動脈閉塞症における血管再建術前後の血流評価に利用された[27)]。

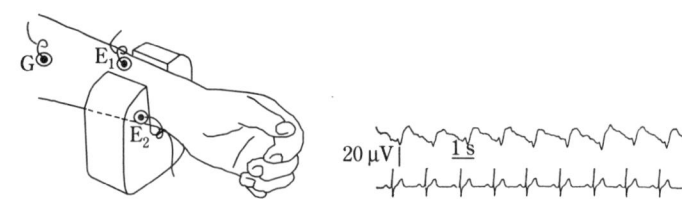

（a）磁石と電極配置　　（b）血流起電力波形と心電図の同時記録例
E_1, E_2：記録，G：アース

図3.13　永久磁石を用いた手首部血流起電力波形の記録法（a）と
心電図との同時記録例（b）
〔文献26)のFig.1とFig.2を改変〕

〔2〕　**超音波血流計**

前述した血管装着形電磁血流計は計測精度は高いが，血管を露出する必要があり，臨床では特に血流計測が必要な場合に限られる。この点，超音波血流計 (ultrasonic blood flowmeter) は体表からの計測が可能であり，精度は問題があるものの，無侵襲計測という点で臨床でもよく使用されている。

超音波血流計には原理的に異なる二つの方式があり，一つは超音波の伝播時間を利用したもの，他の一つはドプラ効果を利用したものである。前者には，電磁血流計と同様に血管を露出させて直接血管にセンサを装着するタイプの血流計も市販されている。

（a）**超音波の基本的性質**　　音は空気中や水中などの媒質では進行方向と同方向の振動であり，粗密波と呼ばれる。これに対して，光や電波は横波でこれらは電磁波である。ヒトが音として聞くことができる周波数は16〜20 000Hzであり，可聴音という。すなわち，20 000Hz（=20 kHz）以上の音波が超音波 (ultrasound) である。

超音波は生体組織内を比較的よく伝播し，また検出も容易なことから生体内の計測に広く用いられている。以下に超音波の基本的性質を簡単にまとめておく[28),29)]。

i) **音速と強さ**　　音速cは空気中で約340m/s，水中で約1 500m/sである。生体組織の音速は，組織の性質で若干の違いはあるが，軟組織内では水中とほぼ等

しい1500m/s程度である。生体計測でよく用いられる超音波周波数 f は1〜10 MHzであり，この場合，波長 $\lambda(=c/f)$ は，1.5〜0.15mmとなる。音の強さ I 〔W/cm²〕，すなわちエネルギーは，音圧を p〔μbar=dyn/cm²〕，媒質の密度を ρ〔g/cm³〕，伝播速度を c〔cm/s〕とすると

$$I = \frac{p^2}{(2\rho c) \times 10^{-7}} \tag{3.7}$$

となる。ここで，ρc を固有音響インピーダンス（acoustic characteristic impedance）という。超音波の強さが0.1W/cm²以下では照射による温度上昇は無視できるが，1〜5W/cm²で加熱作用を示し，10W/cm²以上になると，キャビテーション†を起こし，細胞の破壊につながる。

　ⅱ）**直進性（指向性）と減衰**　音源から放射される超音波は，均質媒質内を，超音波振動子（後述）の直径よりあまり広がらずにビーム状で直進する。これを超音波の直進性あるいは指向性伝播（straight or directional transmission）という。

　いま，半径 R の円形振動板がピストン運動するとき，一様な媒質中にできる音圧の分布，すなわち音場は，**図3.14**のように中心軸方向に指向性を示し，遠方でビームの広がりを示す。その広がり角度 γ は，媒質中の超音波の波長を λ とすると

$$\sin \gamma = \frac{0.6\lambda}{R} \tag{3.8}$$

である。すなわち，音源の半径が大きく波長が小さい（周波数が大きい）ほど γ は小さく，指向性が鋭い。しかし，音源の近くでは，音源の各部から放射された波が干渉し，音圧の振幅の極大，極小を生ずる。音源からいちばん遠い極大点までの距離 x は，$x = R^2/\lambda - \lambda/4$ となり，これより音源に近い領域を近距離音場，$x > R^2/\lambda$ の領域を遠距離音場という。なお，遠距離音場での音圧は，音源からの距離に反比例して減少する。

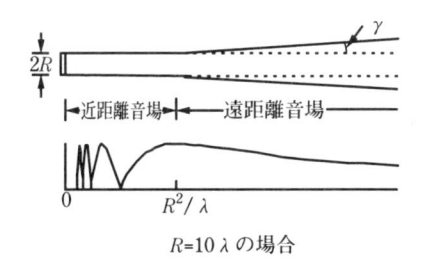

図3.14　円形ピストン音源から放射される超音波の指向性（上）と中心軸上の音圧振幅（下）

　超音波の減衰は，特に空気中で著しい。生体組織中では，音圧は指数関数的に減衰する。すなわち，$x=0$ で音圧 p_0 の超音波が x 方向に伝播するときの音圧 $p(x)$ は

---

† 空洞現象ともいい，液体中に強力な超音波が発射されると，その粗密波に応じて正圧と負圧が周期的に生じ，特に負圧のときに液体中に気泡が発生する現象。この気泡は正圧のときに圧縮されて液体中に溶解することもあるが，ある大きさのものは溶解せず液体中で振動し，これが消滅すると衝撃波を発生して，液体中に局部的な大きな力を与える。

$$p(x) = p_0 \exp(-\alpha x) \qquad (3.9)$$

であり，α は振幅に関する吸収係数である．したがって，音の強さは音圧の2乗に比例するので，音の強さの減衰は $\exp(-2\alpha x)$ に比例する．なお，吸収係数は通常 dB/cm で表される．

iii) 反射と屈折　音響インピーダンスの異なる媒質の境界面で超音波は反射し，透過する際には屈折する．音伝播媒質の特性を表す指標として，前に述べた固有音響インピーダンス ρc が用いられ，二つの媒質の界面における反射や屈折はこの ρc の値で定まる．

いま，1および2の媒質の音響インピーダンスをそれぞれ，$Z_1 = \rho_1 c_1$ および $Z_2 = \rho_2 c_2$ とすると，媒質境界面での反射エネルギー I_r は，入射エネルギーを I_0 として

$$I_r = I_0 \left(\frac{Z_1 - Z_2}{Z_1 + Z_2} \right)^2 \qquad (3.10)$$

となり，音響インピーダンスが等しい媒質の界面では反射が起こらないが，極端に異なる媒質の界面では，大部分のエネルギーが反射する．例えば，水の音響インピーダンスは空気のそれと比べて 3 300～3 800 倍であるため[29]，水と空気の境界面ではほとんどのエネルギーが反射し，透過するエネルギー I_t は

$$I_t = I_0 - I_r = \frac{I_0 \cdot 4 Z_1 Z_2}{(Z_1 + Z_2)^2}$$

より，入射エネルギーのおよそ 1/1 000 となる．水と生体組織の界面では，ρ，c があまり違わないので，超音波はよく透過する．表 3.1 に，主な生体組織の超音波特性を示す[29]．

表 3.1　水および主な生体組織の超音波特性〔文献 29) の Table 2 を改変〕

媒　　質	伝播速度〔m/s〕	固有音響インピーダンス〔$\times 10^{-6}$ kg/(m²·s)〕	吸収係数(1 MHz)〔dB/cm〕
空気(0 ℃，1 気圧)	330	0.000 4	10
骨	2 700～4 100	3.75～7.38	3～10
肺	650～1 160	0.26～0.46	40
筋肉	1 545～1 630	1.65～1.74	1.5～2.5
軟組織(筋肉を除く)	1 460～1 615	1.35～1.68	0.3～1.5
水	1 480	1.52	0.002

iv) ドプラ効果　音源と観測者が相対的に運動しているとき，音源の周波数と異なった周波数が観測される現象をドプラ効果（Doppler effect）という．運動している物体から反射される音波は，ドプラ効果により周波数が変化し，物体が近づくとき周波数は高くなり，遠ざかるとき低くなる．

詳細は後述するが，この原理を利用すれば，血流速度の計測や心臓，弁，血管など生体内で運動している臓器の計測を行うことができる．

v) **超音波振動子**　超音波の送信および受信には超音波振動子が用いられる。素子の種類や形状は，使用目的や周波数により異なるが，よく用いられているものは，水晶や硫酸リチウムなどの圧電素子，チタン酸バリウムやチタン酸ジルコン酸塩（PZT）系磁器などの電気ひずみ素子，およびニッケルやフェライトなどの磁気ひずみ素子などである。

超音波振動子への電気的入力エネルギー U_t に対して，機械的振動エネルギー U_a を出力としたとき，その変換効率の指標として電気機械結合係数 k が用いられる。すなわち

$$k = \sqrt{\frac{U_a}{U_t}} \tag{3.11}$$

である。この係数は，超音波を受信する場合にも同じ値となる。k の値は，例えばチタン酸バリウムでおよそ 0.5，PZT では約 0.7 であり，25～50％ の効率でエネルギー変換を行うことができる。しかし，振動子と生体組織の界面では音響インピーダンスが異なるため，振動子材料内に発生した超音波エネルギーをそのまま取り出すことはできない。例えば，チタン酸バリウムの場合，音響インピーダンスはおよそ $3 \times 10^{-5}\,\mathrm{kg/(m^2 \cdot s)}$（$\fallingdotseq 3 \times 10^{-7}\,\mathrm{Pa \cdot s/m}$）であり，水の約 20 倍である。したがって，先述した透過エネルギーの式を適用すると，水あるいは生体組織中に放射されるエネルギーは，振動子に発生した機械的エネルギーのおよそ 18％ となる。

（b）伝播時間を利用した血流計　超音波を流れの方向あるいは流れと逆方向に送信したとき，音速が見かけ上流速に応じて変化することを利用し，流速あるいは流量を計測できる。図 3.15 のように，管壁に接して送受信用素子を距離 L だけ離して設置するとき，管軸と超音波ビームのなす角を θ，音速を c，流速（分布は一様）を U とすれば，上流に向けて送信したときの伝播時間 T_u と下流に向けて送信したときの伝播時間 T_d は

$$T_u = \frac{L}{c - U \cos \theta} \tag{3.12}$$

$$T_d = \frac{L}{c + U \cos \theta} \tag{3.13}$$

である。したがって，両者の時間差 $\Delta T = T_u - T_d$ は，$c \gg U$ とすれば

$$\Delta T = -\frac{2LU \cos \theta}{c^2 - U^2 \cos^2 \theta} \fallingdotseq \frac{2L \cos \theta}{c^2} U \tag{3.14}$$

となる。また，超音波の角周波数を $\omega(=2\pi f)$ とすれば，上流に向けて伝播した

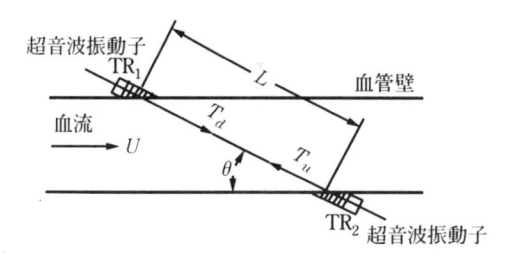

図 3.15　超音波伝播時間差あるいは位相差を利用する流量計の原理図

波と下流に向けて伝播した波とでは位相差 $\Delta\phi$ を生じ

$$\Delta\phi = \omega\Delta T = \frac{2\omega L \cos\theta}{c^2}U \qquad (3.15)$$

となる。したがって，ΔT または $\Delta\phi$ を求めれば U がわかることになる。実際には，ΔT，$\Delta\phi$ は非常に小さく，例えば直径 10 mm 程度の血管の場合，流速はおよそ 50 cm/s，$L\cos\theta = 5$ cm，$c = 1.5 \times 10^5$ cm/s とすれば，$T \fallingdotseq 2 \times 10^{-8}$ s となり，超音波の角周波数 $\omega = 2\pi \cdot 10^6$ rad/s とすれば，$\Delta\phi \fallingdotseq 0.13$ rad $= 7.5°$ となる。さらに細い血管に適用しようとすれば，流速がほぼ血管径に比例して減少するので，ΔT，$\Delta\phi$ はほぼ管径の 2 乗に比例して減少し，計測には不利になる。

また，実際の管内の流速分布は一様ではなく，式（3.14）あるいは式（3.15）で求めた流速と実際の平均流速とは一致しない。層流の場合，流速分布は放物線状となるが，ΔT から計算される流速は実際の平均流速より 33％ 大きく，また乱流では 5〜8％ 大きい[30]。動脈血流のような拍動流では，流速分布が時間的に変化するため，拍動流による誤差も生じる。さらに実用面では，電磁血流計法と同様に，血管を露出する必要があるため，臨床使用に適さない。

しかし，後述のドプラ血流計と比べ，送信波をビーム軸上で検出するため，受信信号振幅が大きく，また周波数分析などによらず流速が直接に定量化できる点では，伝播時間を利用する方法は有利である。実際，このような利点を生かした超音波血流計も開発市販されており，動物実験などに使用されている。

図 3.16 は市販された伝播時間差形超音波血流計のプローブ概要と装置の構成ブロック図である。二つの振動子 TR_1，TR_2 から血管に幅広い超音波ビームを放射させ，血管径に関係なく血流が測れるようになっている。また，反射板により常に 2 回のサンプリングを往復で行い，血管に対する装着角度のずれや圧迫により生ずる誤差を除くように工夫されている。

（c） ドプラ効果を利用した血流計 流れの中に超音波を散乱させる粒子が含

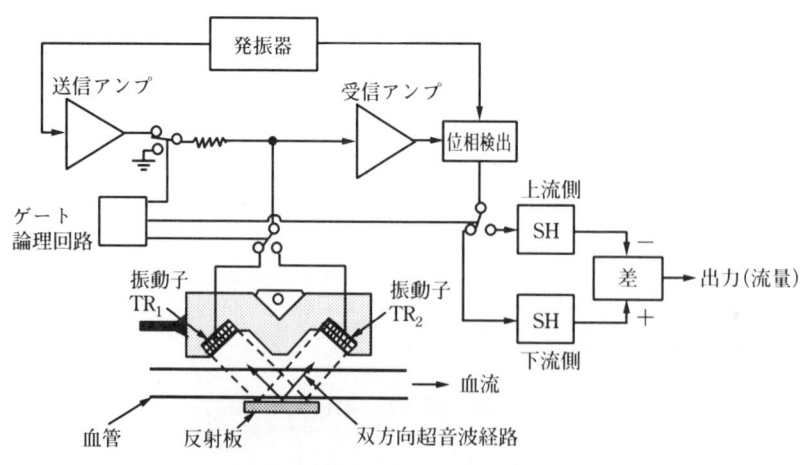

図 3.16 超音波伝播時間差血流計〔Transonic Systems 社資料より作成〕

まれている場合，散乱波を検出して，その周波数偏位（ドプラシフト）から粒子速度を計測できる．血液では，粒子として超音波の波長よりはるかに小さい赤血球があり，この場合，散乱波はあらゆる方向に散乱（レイリー散乱，Rayleigh scattering）され，血球が運動しているとドプラ効果を示す．

図 3.17 のように，血管外に超音波発信器 TR_1 を置き，さらに TR_1 からの超音波が直接に到達しないような位置に受信器 TR_2 を配置する．いま流れの方向に対して角度 α で周波数 f_s の超音波を送波すると，血球粒子が速度 U で遠ざかっているとき，血球から見た超音波周波数 f_1 は

$$f_1 = \frac{c - U \cos \alpha}{c} f_s \tag{3.16}$$

となる．すなわち，この状態では血球が周波数 f_1 の超音波を散乱させているとも考えることができる．この散乱超音波を流れに対して角度 β から見ると，血球自体は速度 U で動いているため，血球が発する周波数 f_1 の超音波はさらにドプラシフトにより変化して TR_2 に受信され，検出される周波数 f_2 は

$$f_2 = \frac{c}{c + U \cos \beta} f_1 = \frac{c - U \cos \alpha}{c + U \cos \beta} f_s \tag{3.17}$$

となる．流れが振動子に向かっているときには，U は負とする．したがって，TR_1 で送波した周波数 f_s と TR_2 で受波した周波数との差 Δf は，$c \gg U$ として

$$\Delta f = f_s - f_2 = f_s \left[1 - \frac{c - U \cos \alpha}{c + U \cos \beta}\right] \cong \frac{f_s(\cos \alpha + \cos \beta)}{c} U \tag{3.18}$$

となり，Δf を測定すれば U を求めることができる．

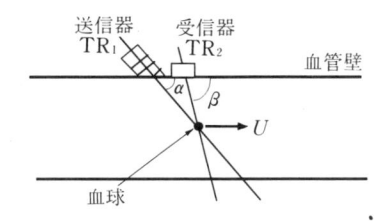

図 3.17 超音波ドプラ流速計の原理図

一般には，TR_1 と TR_2 は同一の振動子で行うことが多く，この場合，$\alpha = \beta$ であり，上式は

$$\Delta f = \frac{2 f_s \cos \alpha}{c} U \tag{3.19}$$

となる．例えば，流速 $U = 100 \text{ cm/s}$，$\alpha = 45°$，$c = 1.5 \times 10^5 \text{ cm/s}$，$f_s = 5 \text{ MHz}$ とすると，$\Delta f \cong 4.7 \text{ kHz}$ となり，遠ざかる流れでは $(5 - 4.7 \times 10^{-3}) \text{ MHz}$，向かってくる流れでは $(5 + 4.7 \times 10^{-3}) \text{ MHz}$ の散乱波が検出されることになる．

ドプラシフトは送波周波数の高々 1/1000 程度であり，また流速分布が一様でない場合には検出信号は単一周波数ではなく，流速分布に対応した周波数成分を含む信号が検出される．そのため，受信波から流速を求めるには，小さな周波数差の検出と信号処理が必要となる．

ⅰ）ドプラシフトの検出　　ドプラシフトの検出には，基本的に**図3.18**に示すような三つの方法がある[31]~[33]。同図（a）は，送波信号 $\cos\omega t$ と受波信号 $\cos(\omega-\varDelta\omega)t$ をミキサにかけることによって角周波数の和と差の信号が得られ，低域フィルタによって差の角周波数の信号のみを得る方法である[31]。この方法では，$\varDelta\omega$ の正と負の区別がつかず，流れの方向が判別できない。

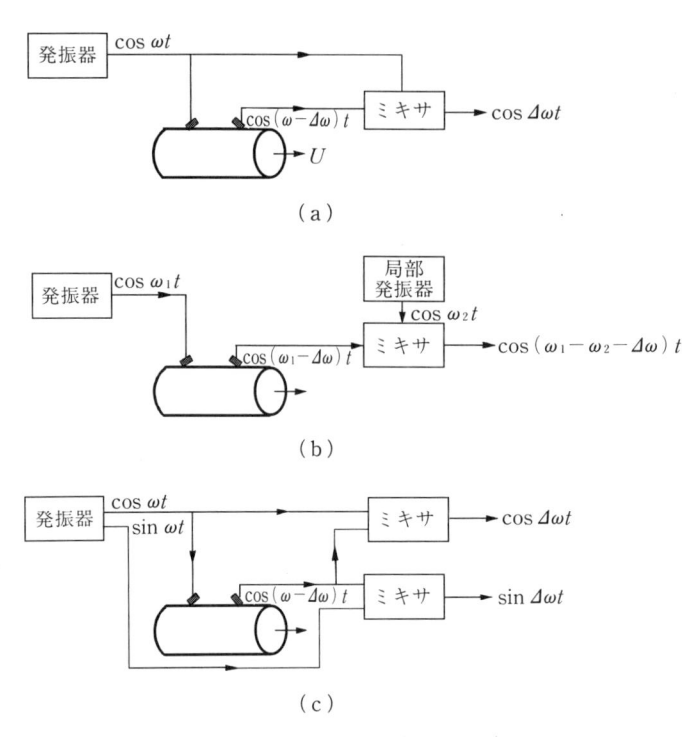

図3.18　ドプラシフトの検出法

　流れの方向判別が行える方法の一つとして，図3.18（b）のように，受波信号とともに局部発振器から送波とわずかに異なる周波数の信号をミキサに加えると，ミキサ出力に $\cos(\omega_1-\omega_2-\varDelta\omega)t$ に比例する成分が現れる[32]。したがって，差の角周波数（$\omega_1-\omega_2$）を中心に，振動子に近づく流れおよび遠ざかる流れの成分が，上および下の側波帯として得られ，帯域フィルタによって分離した信号が求められる。

　一方，局部発振器を用いないで方向判別を行うには，図3.18（c）のように，発振器から $\cos\omega t$ と 90°の位相差をもつ信号 $\sin\omega t$ を取り出し，受波信号とともにミキサに加えると，ミキサ出力には $\cos\varDelta\omega t$ と 90°位相の異なる信号 $\sin\varDelta\omega t$ が得られる。したがって，$\sin\varDelta\omega t$ は $\cos\varDelta\omega t$ に対して，流れが振動子から遠ざかるとき 90°位相が進み，振動子に近づくときに 90°位相が遅れるので，両信号の位相関係から方向判別ができる[33]。

　ⅱ）連続波ドプラ法（continuous wave Doppler method）による信号処理
　送波を連続的に発振し，そのドプラシフト信号から流速を求める場合，流れが一

様でないため，受波がどの深さから帰ってきた信号か判別できないことになる。したがって，流速分布に対応した周波数成分を含む受波信号から流速情報を抽出するには，適当な信号処理が必要となる。

定量的に流速を求める簡単な方法として，ゼロ交差数検出（zero-cross count）法がある[34]。ドプラシフト信号は流速分布の範囲内にある周波数成分を含む信号であるが，この信号を多数の異なった速度をもつ粒子による散乱波を統計的に加算した結果とみなし，それぞれの粒子による超音波散乱を独立の確率事象と考えると，ランダム雑音の理論が適用できる。この理論によれば，信号の平均値がゼロであるとき，単位時間内に信号がゼロを交差する回数 λ は

$$\lambda = 2 \left[\frac{\int_0^\infty f^2 W(f)\,df}{\int_0^\infty W(f)\,df} \right]^{1/2} \tag{3.20}$$

である[34]。ただし，$W(f)$ はパワースペクトル（1章参照）である。この $W(f)$ は流速分布によって決まるが，超音波のビーム幅が血管径より広く，血管断面内の血球速度全体がドプラシフト信号に寄与し，流速分布が放物線形とすると，最高流速に対応するドプラシフト f_m は

$$f_m = \frac{\lambda}{1.03} \tag{3.21}$$

となる[34]。したがって，λ がわかれば流速が定量できる。この方法は簡便であるが，流速分布の影響を受けるので，平均流速を求めるときには，流速分布の違いによる誤差が生ずる。

一方，ドプラシフト信号波形を周波数分析することによって，流速を定量することができる。この周波数分析を実時間で行うには，異なる周波数帯域をもつフィルタを利用する方法や，高速フーリエ変換（fast Fourier transform，FFT）による方法がある。例えば，Pedersen[35] によれば，16 ビットプロセッサを用い，256点のデータから 128 周波数成分を求めるのに要する時間は 4.5 ms 以下で，10 ms ごとにソノグラム表示（信号を多数の周波数帯域に分け，それぞれの振幅を輝度変調して画像表示したもの）できるとのことである。

iii) パルスドプラ法による信号処理　連続波ドプラ法では，超音波ビーム内の血流の散乱波全体を検出するため，特定の部位の血流のみを識別することはできない。そこで，送波をパルス状に行い，一定時間後に検出される信号のみを検出して，振動子から一定距離のサンプル点の血流情報のみを求めるパルスドプラ法（pulsed Doppler method）が開発された[36]。

図 3.19 に示すように，パルス状の超音波を血流中に送波し，一定時間後に幅 τ のゲートパルスによってその時間内のドプラ信号のみを検出すれば，特定の部位の長さ b の範囲（距離分解能という）の血流によるドプラシフトが計測できる。送波のパルス幅が τ に比べて十分小さければ，$b = c\tau/2$ となる。例えば，$\tau = 2\,\mu s$,

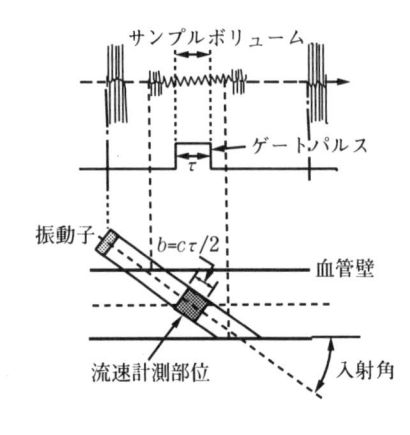

図3.19 距離分解能をもつパルスドプラ血流計の原理

$c=1.5\times10^5$ cm/s とすれば，$b=1.5$ mm となり，5 MHz の超音波では5波長分の距離分解能となる。

図 3.20 は，パルスドプラ血流計の一般的な回路のブロック図である。受波信号は高周波（HF）増幅器通過後，位相が90°異なる基準波と混合検波され，サンプルホールド（SH）回路に送られる。サンプリングのタイミングは遅延回路で設定され，任意の距離（深さ）からの位相偏位遅延回路の時間遅れを変えることにより選択的に検出され，距離分解能をもち方向判別が行える。パルスドプラ法では，パルスの繰返し周期は少なくとも計測部位までの超音波の往復時間より長くなければならないので，繰返し周波数 f_r によって二つの大きな制約が生じてくる。すなわち，最大計測深度 D_m と最大検出ドプラ周波数 f_{dmax} の限界である。

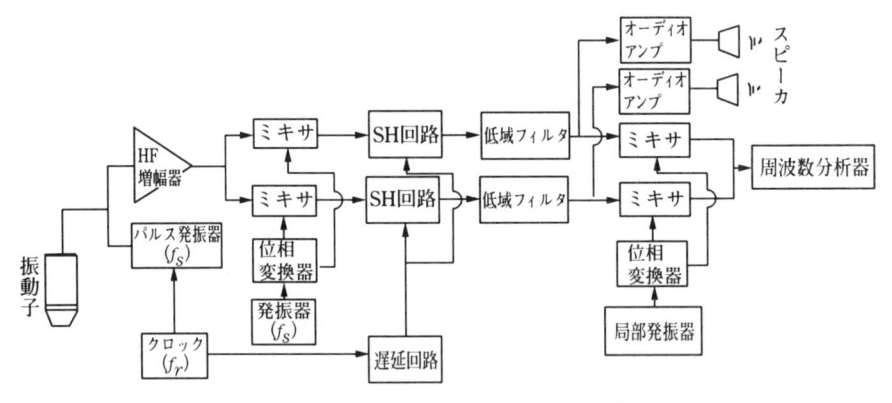

図 3.20 パルスドプラ法における信号処理のブロック図
〔文献 37) の図 11-8 を改変〕

例えば，パルス繰返し周期を 200 μs とすると，200 μs の間に超音波は約 30 cm しか進めないので，往復約 15 cm の範囲しか観測できない。すなわち，$D_m=c/(2f_r)$ の関係によって D_m が規定される。また，f_{dmax} は，標本化定理 (sampling theorem；振動は最高周波数成分の2倍の頻度で標本化されると正しく再生できるという定理) により，$f_{dmax}=f_r/2$ 〔$=c/(4D_m)$〕で規定される。仮に，この

規定を超えたドプラ周波数（すなわち，最大検出速度以上の血流速からのドプラ周波数）が帰ってくると，流速が誤って算出される。この現象を折返し現象（エイリアシング，aliasing）と呼び，臨床的には狭窄流や弁逆流などの速い血流でしばしば認められる。

以上から，f_r を大きくすれば $f_{d\max}$ と，式 (3.19) で算出される最大検出速度 $U_{\max}$ は大きくなり好ましいが，D_m は浅くなって，望ましくない。すなわち，$U_{\max}$ と D_m との関係は

$$U_{\max} = \frac{c^2}{8 f_s D_m \cos \alpha} \tag{3.22}$$

となる。この式からわかるように，深いところの速い血流計測にはパルスドプラ法では限界がある。例えば，$\alpha=45°$ とし，送波周波数 3 および 5 MHz の振動子で 10 cm の深さまで観測しようとすると，最大検出速度はそれぞれ，約130および 80 cm/s となる。この場合のパルス繰返し周波数は $1.5 \times 10^5/(2 \times 10) = 7.5$ kHz となる。

なお，超音波ビームを平面内でスキャンし，その断層エコー図と距離情報を用いると，流路構造と血流の2次元的分布状況を同時に観測することができる。このとき，断層エコー図上に上流情報を色調の変化として重畳表示する方法をドプラ断層法あるいはカラードプラ法と呼び，心臓弁周辺の異常血流の検出や先天性心疾患などの臨床検査に利用されている[37]。

iv）ドプラ方式による流量の定量化　超音波ドプラ法は流速の計測には有効であるが，流量を定量するには血管径が必要となってくる。超音波送波ビームの幅が血管径より広ければ，ドプラ信号のパワースペクトル強度は血管断面積に比例し，したがって，ドプラシフトから求めた平均流速とパワースペクトル強度の積は流量に比例するため，流量を定量できるはずである。しかし，実際には受波信号には組織での減衰や振動子との音響結合などの影響が含まれ，流量を正確に定量することはかなり困難となる。したがって，流量の定量化には血管径の同時計測が要求される。

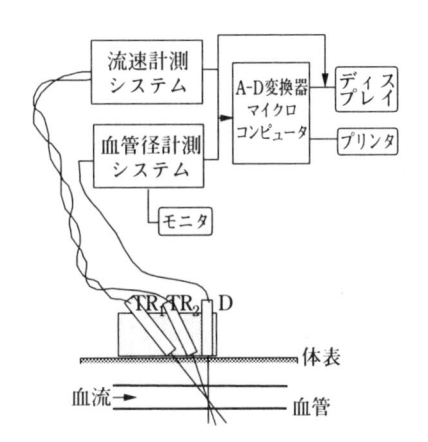

図 3.21　流量の定量的計測の可能なドプラ血流計
〔文献 38) の Fig.1 を改変〕

図 3.21 は，流量の定量的計測が可能なドプラ血流計の構成要因である。プローブには，血管に直角に1本のビームを当てて管壁のエコーから血管径を計測し，他の2本のビームにより流速を計測するように振動子が組み込まれている[38]。2本のビームを用いることにより，その間の角度から，血管に発信するビームの角度に無関係に流速が決定できる特長がある。

〔3〕 熱放散形血流速計

(a) 原理 流れの中に置かれた物体からの熱放散が流速によって変化する性質を利用した流速計である。一般に熱放散は，物体の大きさ，形状，物体と流体の温度差，流体の流速，粘性係数，熱伝導率，比熱，密度および流れの状態（層流か乱流か）によって変わる複雑な現象であり，いろいろな条件について実験式が作成されている。流速以外の条件が一定とみなせる場合，流体より一定温度高く保った物体からの放熱量 H は，流速を U とすると

$$H = a + bU^{1/m} \tag{3.23}$$

で表される。ただし，a，b，m は定数で，計測対象と同じ流体を用いた校正実験で決定する。

血流計測に適用する場合，血管内に挿入する小物体を血液温より一定温度高く保つには，電気ヒータが用いられ，ヒータの抵抗を R，電流を I とすれば，$H = RI^2$ であるから，電流値から流速が求められる。しかし，電流と流速は直線関係がないため，校正曲線や校正実験で決定した実験式を用いて流速を換算する。

(b) 血流速センサ 熱放散を利用したセンサには，熱電対やサーミスタを用いて，その温度を一定に保つのに必要な電流から流速を求めるもの（**図 3.22**），および金属細線あるいは金属薄膜に通電して発熱させ，電気抵抗温度係数を利用して

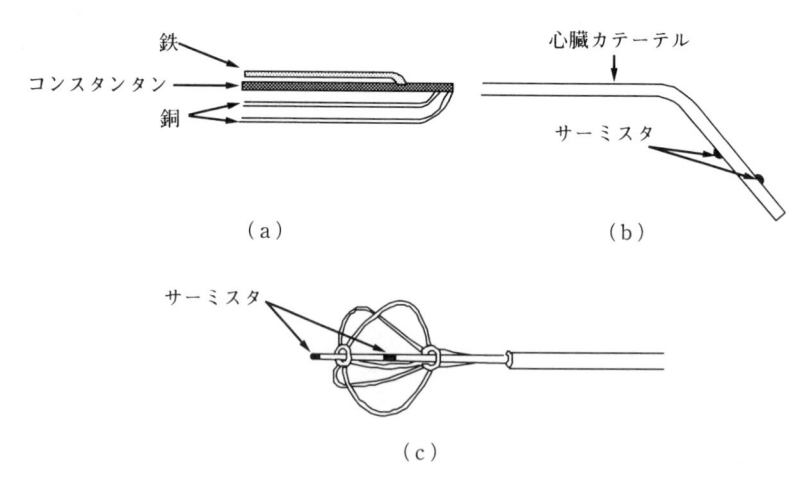

図 3.22 熱電対(a)およびサーミスタ(b)，(c)を用いた血流速プローブ
〔(a)は文献 39)の Fig.1，(b)は 40)の Fig.1，(c)は 41)の Fig.3 を改変〕

温度を計測し，温度と放熱量から流速を計測するもの（熱線流速計あるいはホットフィルム流速計と呼ぶ，図3.23）がある。

図3.22(a)は熱電対方式のもので，$20\mu m$の鉄-コンスタンタン線を用い，銅線間に通電して体温より2℃高い温度を保つのに必要な電流を計測する[39]。同図(b)はカテーテルに2個のサーミスタを取り付けたもので，上流側のサーミスタで血液温を検出し，下流側のサーミスタが上流側のそれより一定温度高く保たれるように下流側のサーミスタに通電して自己加熱させ，その電流を検出して流速を求める[40]。また，同図(c)はサーミスタを用いたものであるが，先端部に取り付けたスプリングの開閉を体外から操作できるようにして，サーミスタを血管の中心部に固定できるように工夫されている[41]。

図3.23は，各種ホットフィルム流速計のセンサ例[42),43)]を示したものである。これらの基本構造は耐熱ガラスや石英の表面に，白金，金あるいはニッケルなどの薄膜を形成したもので，幅0.06〜0.2mm，長さ0.3〜0.5mmの部分で流速を検出する。流速計測には，定温度に保つため，ホットフィルムをブリッジの1辺として，不平衡電位を増幅して電流を制御する方法が採られている。血液の場合，フィルム温が高すぎると溶血を起こすので，通常は体温の+4℃以下で使用され，電気抵抗変化も5℃の変化で1％程度である。

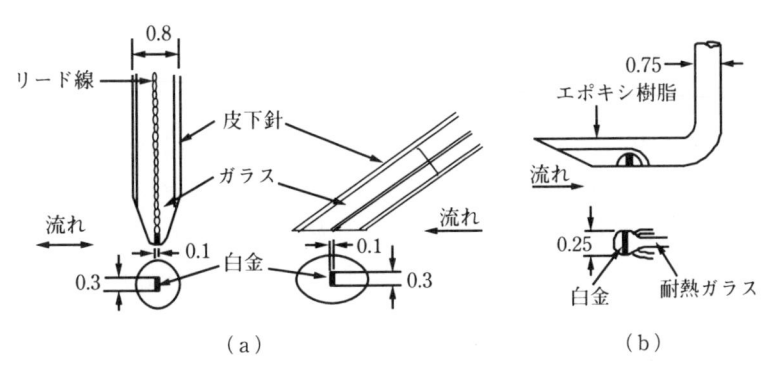

図3.23　各種ホットフィルム流速計プローブ（単位：mm）
〔(a)は文献42)のFigure 1とFigure 2，(b)は43)のFigure 1を改変〕

流速の校正は血液を用い，温度やヘマトクリット値も計測条件と同一であることが望ましい。しかし，20℃の水と37℃の血液に対する感度〔式(3.23)のb〕は10％以下の違いであるという報告もある[44]。また，周波数特性は流速自身の大きさやセンサの構造で違いがあるが，図3.23(a)のもので，流速100cm/sにおいて，0〜10kHzの間でほぼ平坦な感度をもつという。

ホットフィルム流速計は，センサを超小形に作成できるため，流れに対する乱れも小さく，大血管あるいは心臓内の流速分布や乱流検出など，実験研究用として用いられている。

〔4〕 レーザドプラ血流速計（laser Doppler velocimeter）

（a）原理 光のドプラ効果を利用した流速計で，光は単色光が必要である．血流のような遅い流速の血球による散乱光のドプラシフトを計測するには，干渉を利用して周波数の差のビートを検出する．このため，光源には単色性で可干渉性のレーザ光が用いられる．

図 3.24（a）に示すように，速度 U で動く粒子で散乱された光のドプラシフト $\Delta \nu$ は，光速 c，入射光の周波数 ν_s（波長 $\lambda = c/\nu_s$），粒子の運動方向に対する入射角 θ，散乱角 ϕ とすれば

$$\Delta \nu = \frac{U\nu_s(\sin\theta + \sin\phi)}{c} = \frac{U(\sin\theta + \sin\phi)}{\lambda} \tag{3.24}$$

となり，超音波ドプラ流速計についてのドプラシフトを表す式（3.18）と同様である．

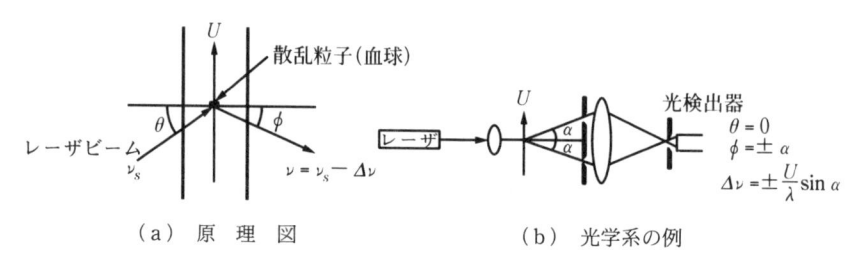

（a）原理図　　　　（b）光学系の例

図 3.24 レーザドプラ血流計〔（b）は文献 45）の第 1 表を参考にして作成〕

ドプラシフト $\Delta \nu$ のオーダは，流速と波長の比 U/λ 程度の大きさであり，例えば，流速を $U=1\,\mathrm{m/s}$，波長を He-Ne レーザ光として $\lambda=0.6328\,\mu\mathrm{m}$ とすれば，$\Delta \nu = 1/0.6328 \times 10^{-6} \fallingdotseq 1.6\,\mathrm{MHz}$ となる．レーザの発振スペクトル幅はこれより十分小さく，実際に安定な気体レーザでは 1 Hz 以下であり，したがって原理的には $10^{-6}\,\mathrm{m/s}=1\,\mu\mathrm{m/s}$ の速度が検出できることになる．また，レーザ光は指向性がよいので，レンズで集光すれば波長の数倍，すなわち数 $\mu\mathrm{m}$ の範囲で流速計測が可能であり，精密な流速分布の計測に適している．

散乱光の検出方法には種々のものが開発されているが，図 3.24（b）にその一例を示す[45]．すなわち，単一レーザビームを入射させ，異なる方向に散乱した光をスリットを介してレンズで集光し，光検出器で検知する．

（b）血流計測 レーザドプラ法で単一血管内の血流計測を行う場合，血管壁を通してレーザ光を入射させる方法と，光ファイバを用いて血管内に光を導く方法がある．大血管では壁厚が厚く，また血液の光吸収が大きいので，前者の方法は細い血管に限られる．なお，ヘマトクリット 40 % 程度の血液に対しては，透過光が計測できる血液層の厚さは 400 $\mu\mathrm{m}$ 程度であり，これより細い血管内の流れが計測対象となる[46]．レーザ光は微小部分に集光でき，数 mm/s の流速でも十分計測できるため，微小循環の計測には有効である[46],[47]．

微小血管の血流計測では，ビームを 5 $\mu\mathrm{m}$ 程度の大きさに集光するが，それでも

ドプラシフトは単一周波数にはならない。そこで，検出信号の周波数スペクトル分布を求め，流速分布を算出する。また，光学的に求めた血管径の値を用い，流量の算出を行うこともできる[46]。

光ファイバを用いる方法は，血管内に挿入したファイバ先端から出た光が数百μm以内で散乱され，再びファイバに受光された光を検出して流速を求めるものである。**図3.25**は，その構成概要の例であり[45),48)]，He-Neレーザ光を二分し，一方を光ファイバに入射させ，他方を参照光として用いている。流速の方向判別のため，参照光に超音波偏光器により40 MHzの振幅変調をかけ，周波数シフトさせる。光ファイバで受光した光と周波数シフトした参照光をホトダイオードで検出し，周波数分析器を用いてドプラシフトを計測する。この方法により，イヌ冠動脈の流速を動的に計測することが試みられている[45),48)]。

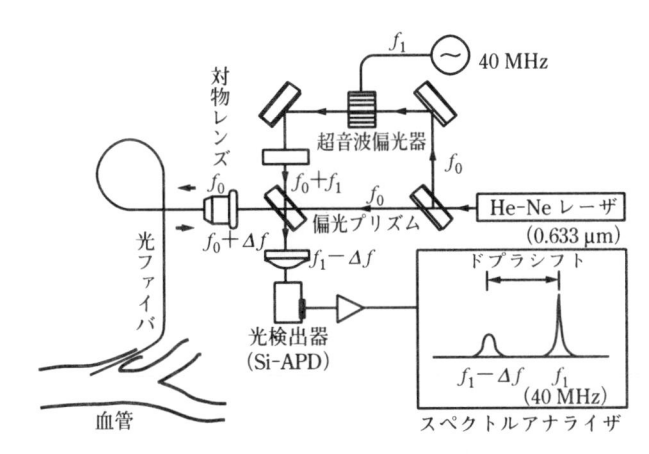

図3.25 光ファイバを用いたレーザドプラ血流計のシステム構成
〔文献45)の第3図を改変〕

〔5〕 **指示薬希釈法による流量計測**

（a） **希釈法の原理**　指示薬希釈法 (indicator dilution method) は，Stewart[49]およびHamiltonら[50]によって提唱されたもので，流れに指示薬を注入し，下流側で指示薬の濃度変化を検出することによって流量を算出する方法である。指示薬として，各種の色素，冷溶液，放射性物質，血液と電導度の異なる溶液，酸素あるいは炭酸ガス濃度を利用する方法などがある。指示薬の注入には，単一注入法と持続注入法があるが，多くは前者が用いられ，後者は主に局所血流計測に利用される。

単一注入法による流量計測は，**図3.26**のモデル図に示すように，流路に総量Iの指示薬を短時間に注入し，下流の1点で指示薬濃度$c(t)$（希釈曲線）を検出したとき，流量をQとすれば，$I=\int Qc(t)\,dt$ が成り立ち，Qが一定であれば

$$Q = \frac{I}{\int_0^\infty c(t)\,dt} \tag{3.25}$$

図3.26 希釈法の原理

指示薬量 I を短時間に流れの中に注入し，完全混合された後の濃度変化曲線 $c(t)$ から流量 Q が算出される。再循環成分が重畳した場合は，下図のように，初循環成分の下行脚を外挿する必要がある。

$$Q = \frac{I}{\int_0^\infty c(t)dt}$$

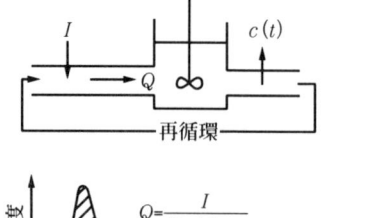

となる．すなわち，指示薬注入量 I と濃度の積分値（濃度面積）から流量が算出できる．ただし，この方法が適用される条件として，①流量が変化しないこと，②漏出や血管に付着して指示薬が失われないこと，および③濃度検出部で指示薬が完全に混合されていることが要求される．

持続注入法では，指示薬を一定速度で注入し，濃度検出部で濃度が一定となったときの値と注入速度から流量を算出する．単位時間当りの注入量を I ，濃度の平衡値を C ，流量を Q とすれば，指示薬の注入速度と検出部を通過する指示薬量が等しくなることから

$$I = QC \tag{3.26}$$

により Q を求めることができる．

心血管系では，血液が一巡して再循環するため，希釈曲線に再循環成分が重畳する．単一注入法では，再循環成分が現れるまでに指示薬のほとんどが検出部を通過していることが必要であり，持続注入法では，再循環が現れるまでに，濃度の平衡値が判定できなければならない．

（b）色素希釈法 指示薬として血管からの漏出のない色素を用い，吸光度計測により色素濃度変化を検出する方法である．特に，心拍出量計測に利用され，末梢静脈あるいは右心系に色素を注入し，動脈系において色素希釈曲線を記録する．

色素として，通常 805 nm に吸光ピークをもつインドシアニングリーンが用いられる．この波長は酸素化および還元ヘモグロビンに対し等吸収点（isosbestic point）の波長であるため，濃度の検出の際に血液酸素飽和度の影響を受けないという特長がある．この色素は毒性がなく，肝臓で速く血中より取り除かれ胆汁中に排泄されるため，繰返し計測には有利である．しかし，水溶液は不安定のため，計測のたびに新たに調製する必要がある．このほか，600 nm 付近に吸収ピークをもつエバンスブルーやクーマシーブルーなども用いられている．

色素濃度の計測には，図3.27のように[37]，動脈に針あるいはカテーテルを挿入して血液を連続吸引し，キュベットデンシトメータで吸光度を連続記録する方法や耳にイヤピースを装着して耳介の透過光量変化を記録する方法がある．また動脈血

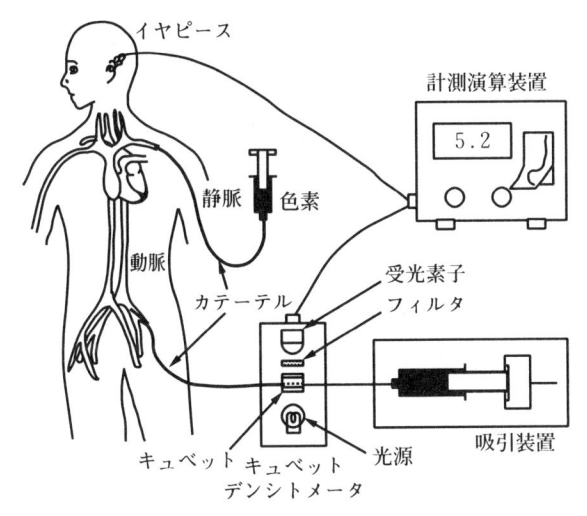

図 3.27 色素希釈法の基本構成〔文献 37) の図 10-2 を改変〕

管中に光ファイバカテーテルを挿入し，血液の散乱光を検出する方法もある。以下，前二法について概略を述べる。

キュベット法では，2 枚のガラス板の間に血液を導入し，光源よりキュベットに光を照射し，透過光をフィルタに通して必要波長の光を受光素子で検出する。このとき，色素濃度があまり大きくなく，色素が血中に一様に混合されていれば，色素濃度 c と透過光量との間にランバート-ベール（Lambert-Beer）の法則が成り立つ。すなわち，入射光と透過光の強さをそれぞれ I_0 と I，色素の吸光係数を ε，血液層の厚さを d とすれば

$$\varepsilon cd = \log \frac{I_0}{I} = \log I_0 - \log I$$

より濃度 c が求まる。実際には，既知の色素濃度の血液をキュベットに注入して，デンシトメータの校正を行うことができる。

イヤピース法では，耳介を挟むように光源と受光素子を置き，透過光量を検出して希釈曲線を記録する。色素による光吸収は，耳介内の動脈血液を透過する光に対してのみ作用するので，キュベット法とは条件が異なるが，近似的にランバート-ベールの法則が成立するとして，色素濃度変化を推定する。しかし，色素濃度既知の血液を用いて校正できないので，色素注入後十分時間が経過後，色素が全身の血液中に一様に混合されたとみなされる状態（約 100 秒後）で採血し，比色計によって色素濃度を計測し，その値を希釈曲線の最終値に対応させて，光量変化を濃度変化の尺度に換算する方法が用いられている。

採血を行わずに色素濃度を決定するには，血液がない状態，すなわち耳介に外圧を加えて耳介組織を虚血にしたときの光量を用いて計算することができる。具体的には，805 nm に吸収ピークをもつインドシアニングリーンを用いる場合，色素濃度に反応する 805 nm と，色素濃度および酸素飽和度にもあまり影響されない波長

として 900 nm を用い，それぞれの波長における虚血時，色素注入前，注入後の透過光量を I_{11}, I_{12}, I_{13} および I_{21}, I_{22}, I_{23} (I_{22}) とする。また，血液層の厚さ d, 805 nm および 900 nm における血液の吸光係数と吸光度をそれぞれ ε_{b1} および ε_{b2}, A_{b1} および A_{b2}, 血中ヘモグロビン量 c_b, 805 nm における色素の吸光係数 ε_{g1}, 吸光度 A_{g1}, 色素濃度 c_g とすると，ランバート-ベールの法則から以下の各式が成り立つ。

$$\log \frac{I_{11}}{I_{13}} = A_{b1} + A_{g1} (= \varepsilon_{b1} c_b d + A_{g1}), \quad \log \frac{I_{21}}{I_{23}} = A_{b2} (= \varepsilon_{b2} c_b d)$$

$$A_{g1} = \varepsilon_{g1} c_g d = \frac{\varepsilon_{g1} c_g A_{b2}}{\varepsilon_{b2} c_b}$$

これらの式から血中色素濃度 c_g を求めると

$$c_g = \left\{ \frac{\log(I_{11}/I_{13})}{\log(I_{21}/I_{23})} - K_b \right\} K_g c_b \tag{3.27}$$

となる[51]。ただし，K_b は各波長における血液吸光係数の比〔$= \varepsilon_{b1}/\varepsilon_{b2} = \log(I_{11}/I_{12})/\log(I_{21}/I_{22})$〕，$K_g$ は色素加血液の吸光係数の比（$= \varepsilon_{b2}/\varepsilon_{g1}$）である。この方法によって心拍出量を計測した結果，キュベット法による計測結果とよく一致したという[51]。

（c）**熱希釈法** 熱希釈法（thermodilution method）は，色素の代わりに熱を指示薬とする希釈法である。Swan-Ganz カテーテル〔図 2.4(d)参照〕を用い，通常 0.5～5℃ の 5% ブドウ糖液あるいは生理食塩水 5～10 ml を 1～2 s で上大静脈あるいは右心房に注入し，カテーテル先端部に置かれたサーミスタで肺動脈血液温変化を連続計測して希釈曲線を記録する[52]（図 3.28）。

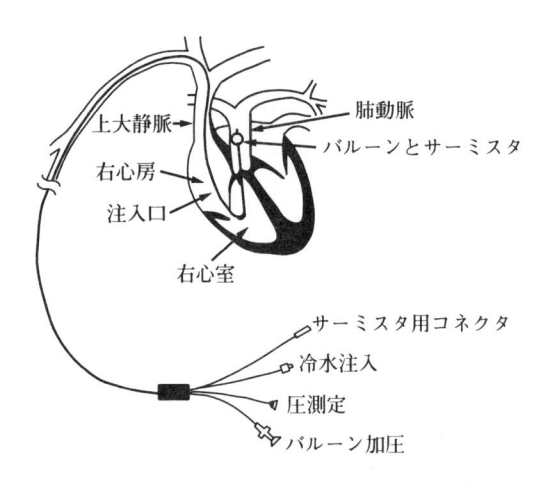

図 3.28 熱希釈用バルーン付カテーテル（Swan-Ganz カテーテル）を心血管内に挿入し心拍出量計測を行う模式図〔文献 37) の図 10-3 を改変〕

この方法は，特別の薬物を用いないため副作用もなく，臨床においても繰返し計測が容易で，また再循環成分がほとんど現れないため，希釈曲線の積分値が正確に求められるという特長がある。しかし，熱は血管壁を通って拡散するので，指示薬が途中で漏出してはならないという希釈法の前提条件が厳密には成り立たない。

流量 Q の計算は，注入液量 V_i, 注入液および血液の比重 γ_i, γ_b, 比熱 c_i, c_b,

温度 T_i，T_b，計測部位の血液温変化 ΔT_b とすると

$$Q = \frac{V_i \gamma_i c_i (T_b - T_i)}{\gamma_b c_b \int_0^\infty \Delta T_b dt} \tag{3.28}$$

となる。注入液に5％ブドウ糖液を用いるときは，$\gamma_i c_i / (\gamma_b c_b) = 1.08$ である[52]。

熱希釈法において，液の注入を行わず，右心室で血液を定期的かつ連続的に加温し，肺動脈で血液温を感知することによって，連続的に心拍出量をトレンド記録する装置も市販（例えばBaxter社のVigilance）されている。心拍出量を演算・表示するのに2～3分程度の遅れがあるが，液の注入操作もなく，心拍出量が連続計測できる点で優れている。

一方，熱希釈法で局所の血流計測も行うことができる[52),53)]。この場合，注入部位と血液温計測部位が接近するため，単一注入法を行うと注入液によって流量が変化し，正しい希釈曲線が得られない。そこで，局所血流計測では持続注入法が用いられる。図3.29は，そのカテーテルで，注入口での液温度が変化することを考慮し，注入液腔を断熱する構造となっており，かつ注入口付近の液温度を計測するように，2個のサーミスタが設けられている[53)]。

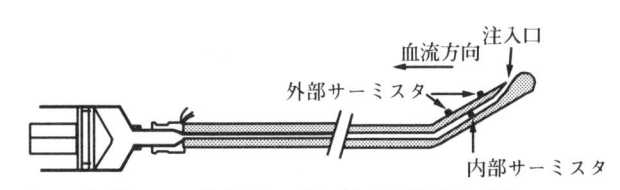

図3.29 持続注入法による熱希釈用カテーテル
〔文献53)のFigure 1を改変〕

モデル実験によれば，内径6～15 mmの管内で，管軸に対して30～45°の角度で上流に向いた直径0.45 mmの開口部をもつカテーテルでは，流量300～500 ml/minのとき，注入液流量35～55 ml/min以上であれば，開口部の下流10 mmにおいて一様な温度となっており，十分撹拌されているという[53)]。

（d） Fick法　Fickの方法は，肺から摂取される酸素が指示薬として利用する希釈法の一種で，心拍出量の計測に古くから用いられてきた[54)]。その原理は，持続注入法による希釈法とほぼ同様で，心拍出量（肺血流量）Q は単位時間に肺を通過する血液量であるから，肺に流入する血液の酸素濃度を $C_{\bar{V}O_2}$，肺を通過した血液の酸素濃度を C_{AO_2} とすれば，単位時間に血液に与えられる酸素量は $Q(C_{AO_2} - C_{\bar{V}O_2})$ となるが，これは酸素摂取量 $\dot{V}_{O_2}$ に等しいから

$$Q = \frac{\dot{V}_{O_2}}{C_{AO_2} - C_{\bar{V}O_2}} \tag{3.29}$$

となり，酸素摂取量と動静脈酸素濃度差を求めれば心拍出量が算出できる。

ここで，C_{AO_2} は動脈系であればどこの血液でも一定であるが，静脈血酸素濃度は部位により大きく異なり，一様に混合された状態（混合静脈血）の血液について

測る必要がある。通常は右心室あるいは肺動脈から採血を行う。また，酸素摂取量は，換気量と呼気の酸素濃度から算出する。この方法は，ガス分析を正確に行えば，ほかに誤差要因が少なく，計測に対する信頼性は高いが，実際には測定操作が煩雑であるという不利な点もある。

混合静脈血を採取するには心臓カテーテルが必要であるが，これを行わず呼気ガスから混合静脈血の情報を得る方法が考案されている。直接採血をしないという点で，間接的Fick法（indirect Fick method）と呼ばれ，指示薬に炭酸ガスを用いる方法が最も多く試みられている。

炭酸ガス排泄量を $\dot{V}_{CO_2}$，混合静脈血と動脈血の炭酸ガス濃度をそれぞれ $C_{\bar{V}CO_2}$，C_{ACO_2} とすれば，心拍出量 Q は式（3.29）と同様に

$$Q = \frac{\dot{V}_{CO_2}}{C_{\bar{V}CO_2} - C_{ACO_2}}$$

となり，右辺の量をいかに決定するかが問題となる。$\dot{V}_{CO_2}$ は，換気量と呼気中の炭酸ガス濃度から求められる。また，C_{ACO_2} は肺胞内の平均炭酸ガス分圧と平衡した血液の炭酸ガス濃度と等しいと考えて，通常の呼吸時に吸入末期と呼出末期に強制呼出させて採取したガスの炭酸ガス分圧の平均値を用いる。

混合静脈血の $C_{\bar{V}CO_2}$ を求めるには，再呼吸（rebreathing）[55),56)] あるいは息こらえ（breath hold）[57)] により，肺胞内炭酸ガス分圧と混合静脈血の炭酸ガス分圧を平衡させ，呼気を採取して炭酸ガス分圧を測り，血液の炭酸ガス解離曲線を利用して，血液の炭酸ガス濃度を求める。

再呼吸法は，一回換気量の2倍程度の体積のガスを満たしたバッグをマウスピースに接続して再呼吸を行えば，10〜20sでバッグ内の炭酸ガス分圧が混合静脈血のそれに平衡する。混合静脈血を採取して血液ガス分析で得た値と再呼吸法で得た値はよく一致するという[55)]。

息こらえ法では，20s程度の息こらえ後の呼気の炭酸ガス濃度から混合静脈血の炭酸ガス濃度を推定する。炭酸ガスを加えた酸素を吸入した後に息こらえを行えば，息こらえ時間を短縮して正確な炭酸ガス濃度の平衡値を推定できるという[57)]。

（e）**RI法** ラジオアイソトープ（radioisotope, RI）を用いた希釈法が心拍出量計測に臨床でしばしば用いられている[58),59)]。RIとしてはヨウ素131（^{131}I），特に放射性ヨウ素付加ヒト血清アルブミン（radioiodinated human serum albumin, RIHSA）が多く用いられている。

心拍出量の計測には，ガンマ線検出器としてコリメータ付シンチレーションカウンタを用い，左心室あるいは大動脈弓にコリメータを向け，静脈より10〜100μCi（マイクロキュリー）のRIHSAを注入し，シンチレーションカウンタの計数値を記録して希釈曲線を求める。また，血中RI濃度と体外からのガンマ線計数値との関係を求めるため，10〜20分後に採血して直接計数し，体外からの計数値を換算する。

RI法による心拍出量計測の精度は，Fick法との比較によれば，12例の患者を対象とした結果では，両者の比は平均0.98で，標準偏差13％とのことである[58]。この方法は精度も良好で，他の希釈法と比べ心臓カテーテルなどの必要もなく，臨床検査には便利であるが，放射性物質が体内に貯留することに問題がある。

速やかに排泄される物質として，例えば ^{131}I 付加 Cholografin があり，RIHSA に比べ体内残留時間は約 1/20 である[59]。また，ヨウ素を用いる場合，甲状腺に取り込まれることが問題となるため，あらかじめ経口的にヨウ素（KI 2 g）を与え，検査後も3日間ヨウ素を与えて，甲状腺のヨウ素を飽和させることにより ^{131}I の貯留を防ぐ試みもある[58]。

〔6〕 相関法による微小血管内血流計測

微小循環の研究などで血流計測が必要となる場合がある。この場合，顕微鏡下で赤血球の流れが観察できれば，赤血球の移動速度から血流を求めることができる。

赤血球の速度を自動的に計測する方法として，図3.30に示すような種々の方法

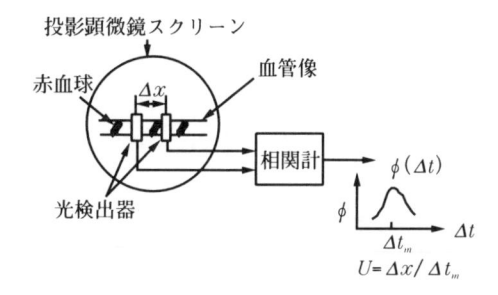

（a） 2個の光検出器を用いる方法

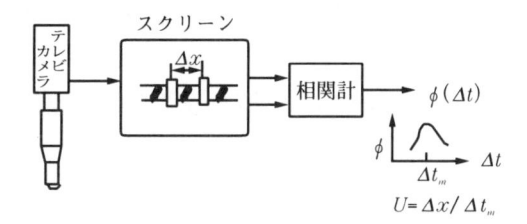

（b） テレビスクリーン上の2点の輝度の相互相関を求める方法

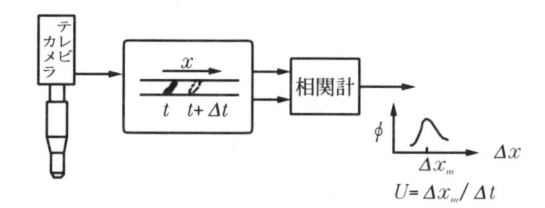

（c） $t, t+\Delta t$ の2枚の画面の x 方向の輝度の空間的相互相関を求める方法

図3.30 相関法による赤血球速度計測法
〔（a）は文献60)のFig.5，（b）と（c）は61)を参考にして作成〕

が試みられた。同図（a）は，投影顕微鏡のスクリーン上の血管像の上に2個の光検出器を置き，その間の赤血球の移動時間を求める方法[60]で，赤血球で光が遮られるので，赤血球と赤血球の間の血漿層の通過に対応した出力が得られる。移動速度を簡易に求めるには，上流と下流側で検出される出力に同期してトリガパルスを発生させれば，そのパルス間隔から移動時間がわかる。

しかし，二つの検出器からの信号は同一赤血球あるいは血漿層に対応していなければならないため，相互の距離は，スクリーン上の赤血球1個の径よりも小さくする必要がある。また，各々の検出器部位で明るさが異なったりトリガレベルが違うと誤差が生じる。

より正確に流速を計測するには，両者の出力信号の相互関係をとり，相関が最大となる時間差を赤血球の移動時間とする方法が有効である[60]。血管に沿った長さを x，時間を t，透過光量を $f(x, t)$ とすれば，Δx だけ離れた点の光量の相互相関関数 $\phi(\Delta t)$ は

$$\phi(\Delta t) = \int_{t_1}^{t_2} f(x, t) f(x+\Delta x, t+\Delta t) \, dt \tag{3.30}$$

であり，$\phi(\Delta t)$ が最大となる時間差 Δt_m を求めれば，移動速度 $U = \Delta x / \Delta t_m$ となる。

一方，光検出器を用いず，顕微鏡にテレビカメラを取り付けて，モニタ上の血管の2点に対応する輝度信号を利用する方法も試みられた[61],[62]。この場合，図3.30(b)のように，固定した2点の輝度信号の時間的相互相関を計算して，それが最大となる時間差 Δt_m を2点間の移動時間として流速を求める方法[61]，および同図（c）のように，時間 t と $t+\Delta t$ の映像に関して，血管に沿った x 方向の輝度信号の空間的相互相関を求め，それが最大となる距離 Δx_m を，時間差 Δt 間の移動距離として流速を求める方法[62]がある。前者の方法における時間的相互相関は，光検出器を用いた場合と同様で，式（3.30）で表され，後者での空間的相互相関は

$$\phi(\Delta x) = \int_{x_1}^{x_2} f(x, t) f(x+\Delta x, t+\Delta t) \, dx \tag{3.31}$$

で表され，これが最大となる $\Delta x = \Delta x_m$ を求めれば，移動速度は $U = \Delta x_m / \Delta t$ となる。ここで，相互相関を計算するために用いる範囲 x_1，x_2 は，血管の直線部分とし，Δx だけ移動させたときに重なり合う部分に，少なくとも数個の赤血球が入ることが必要である。例えば100〜250 μm の細い血管では，重なり合う部分が少なくとも65 μm となる条件が用いられた[62]。

〔7〕 **力学的原理による流量計測**

力学的作用を検出して流量を計測する方法は，最も直接的で工業分野で広く用いられている。この方法を生体用の流量計として用いることはあまりないが，実験研究用あるいは特殊な目的に利用されたものは，**図3.31**に示すように各種ある。

同図（a）は，血管内の2点間の差圧から流速を計測するもので，実際に6cm離れた点の側圧を測れるダブルルーメンカテテルを用いて，大動脈流速波形を記録

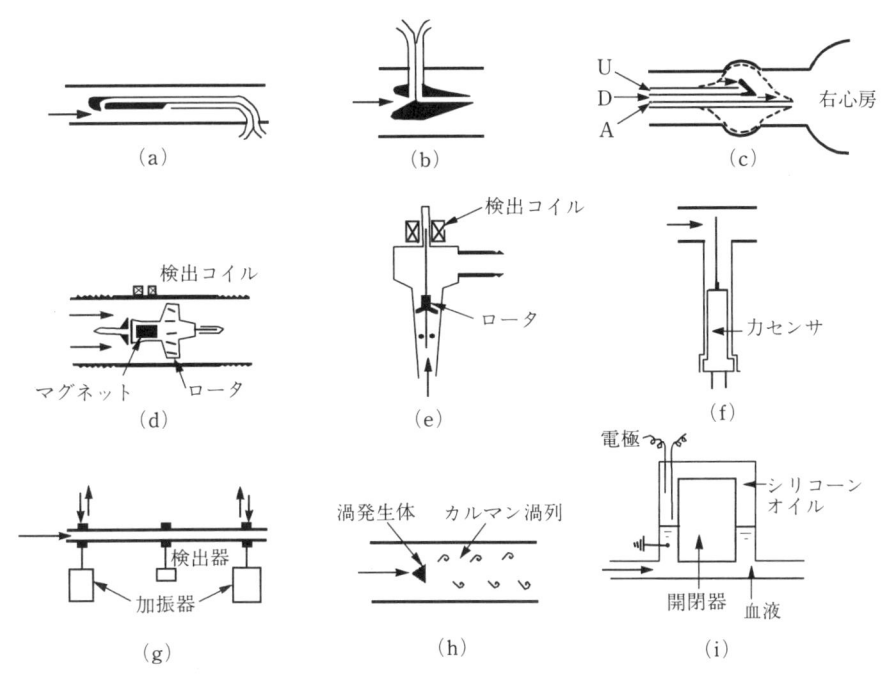

図 3.31 力学的原理による各種流量計〔各図はそれぞれの文献を参考にして作成〕

した試みがある[63]。

ピトー管やベンチュリ管による流速計のように，流れの中の動圧と静圧（2.2.1項および3.3.1項参照）の差を利用して血流計測を試みた例もある。図3.31(b)は，イヌの下大静脈血流計測に利用したもの[64]で，内径10.3〜14mm，長さ18〜21mmの管内に，流れの上流に向かって漏斗形の開部（直径4.5〜6.5mm）をもち，下流に向いた細い開口部との差圧を測る。流量−20〜+30ml/sの範囲で血流計測が可能であったとのことである。同図(c)も上大静脈血流の計測に用いたもの[65]で，3本の管のうちの1本（管U）の開口部が180°反転した方向に漏斗形に開いており，下流に向けた管Dとの差圧で血流を，管Aで右房圧を計測している。このカテーテルは血管に挿入した後にスプリングが広がって管と血管の位置が固定され，中心に開口部が位置するように工夫されている。

図3.31(d)〔文献54)のp.107参照〕および(e)[66]に示すように，ロータメータ流量計を用いた血流計測の試みもある。前者はロータの回転速度，後者はロータの変位を，いずれも外部のコイルで検出するものである。また，同図(f)はブリスル流量計と呼ばれるもので，流れの中に置かれた金属線に加わる力を検出して流量計測するものである[67]。

図3.31(g)は，流れに回転力を加えたときに生じる，いわゆるコリオリの力を検出する方式の質量流量計で，弾性管の2点を互いに逆位相で振動させたとき，流路の中央で質量流量に比例した力が発生することを利用している[68]。両支持点間距離をL，質量流量をQ，振動による管の角度変化をθとすれば，発生する力Fは

$$F = QL\frac{d\theta}{dt} \tag{3.32}$$

である．内径 3 mm のシリコーンチューブを用い，$L=10$ cm，振動周波数を 640 Hz としたとき，質量流量 0〜4 g/s に対してよい直線性を示したという[68]．

図 3.31(h) はカルマン渦流量計と呼ばれるもので，流れの中に円柱や三角柱などの渦発生体を置くと，下流側に発生する渦の周波数が流速に比例することを利用したものである[69]．流速を U，渦発生体の代表寸法を d とすると，発生周波数 f は

$$f = \frac{Sr \cdot U}{d} \tag{3.33}$$

となり，Sr はストローハル数（Strouhal number）と呼ばれる無次元数で，レイノルズ数が 3×10^2〜2×10^5 の間で約 0.2 の一定値をとり，この範囲で渦周波数を検出すれば流速が求まる．血流計として用いられたという報告は見られないが，後で述べる気流量計で試みられている．

図 3.31(i) は流れの移動体積を直接検出する方法で，血液とシリコーンオイルの界面の移動を電気的に検出している[70]．古典的な方法であるが，実験用として簡便な流量計であり，実際 1〜50 ml/min の流量に対して，誤差 4 ％ 以下であったという[70]．

3.2.2 組織血流の計測

四肢や臓器・器官の組織に灌流される血流計測には，血流の流入による組織容積変化を計測するプレチスモグラフィ，組織にある物質を投与したとき，血流による物質の排泄速度から血流量を算出するクリアランス法，血流による熱の輸送を利用する方法，レーザ光を組織に照射し，赤血球で散乱された光のドプラシフトから血流量を推定する方法，などがある．

また，血中に含まれる水素原子核の磁気（スピン）が，外部からの交流磁場による励起によって共鳴現象（核磁気共鳴）が起こり，その共鳴現象で発生した磁場強度の変化や共鳴を起こした核が移動することを利用する方法があり，磁気共鳴映像装置（MRI）の血流画像モードとして用いられているが，詳細は本シリーズの「MRI・MRS」の巻を参照されたい．

〔1〕 **プレチスモグラフィ**

プレチスモグラフィ（plethysmography）は，ギリシャ語の "plethynein"（増加する，充満する）が語源であり，一般に組織内の非溶解物質（血液，肺内空気など）の容積変化を計測する方法を意味し，プレチスモグラフ（plethysmograph）はその装置，プレチスモグラム（plethysmogram）は装置で計測された容積変化記録図を指す．血流計測に適用できるのは，組織の容積変化が血液の移動のみによって起こる場合である．組織の容積変化を検出する方法の違いにより，種々のプレ

チスモグラフィが考案されている。

（a）**静脈圧迫法による体肢血流の計測**　プレチスモグラフィにより組織，特に体肢の血流量を定量的に求めるには，体肢部位に流入する動脈血流を阻害せず，流出する静脈血を阻止する静脈圧迫法（venous occlusive method）が用いられる。図 3.32 に示すように，血流計測を行う体肢部位の中枢側と末梢側にカフを装着し，中枢側のカフは静脈圧以上，最低血圧以下の圧力（正常血圧の場合 50 mmHg 程度）で，また末梢側のカフは最高血圧以上の圧力（150 mmHg 程度）で瞬時（0.1～1 s 以内）に加圧する。これにより，二つのカフの間の組織には，動脈血は流入するが静脈血の流れは阻止されるので，静脈系に血液が貯留し，その容積増加速度（プレチスモグラムにおける加圧初期勾配）を求めれば血流量が計測できる[71]（同図下の記録図参照）。なお，静脈圧迫を行い，静脈系に血液が十分貯留した時点で静脈圧迫を解除した初期勾配を最大静脈帰還流量と呼び，静脈瘤や静脈血栓症などの診断にも利用されている。

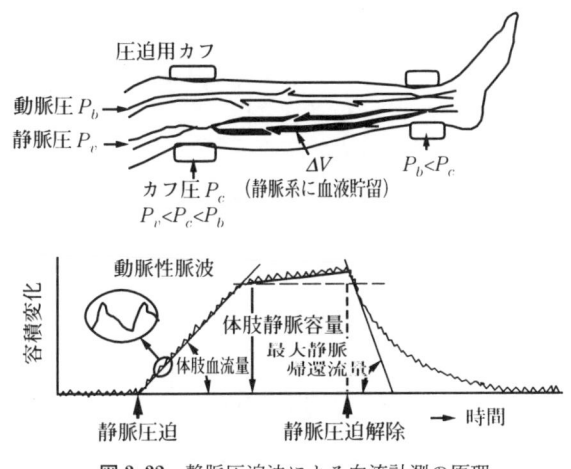

図 3.32　静脈圧迫法による血流計測の原理

静脈圧迫法による血流計測は連続的計測法ではないが，カフ加減圧と容積変化の記録を自動化すれば，繰返し計測ができ，長時間モニタには便利である。しかし，この方法でしばしば問題となるのは，カフ加圧時に組織の変形が起こり，容積記録図上にアーチファクトが重畳し，したがって初期勾配の決定が困難となることなどがある。このような場合，静脈圧迫を繰返し施行し，アーチファクト成分の少ない容積記録図を求める必要がある。

（b）**容積変化記録法**　図 3.33 は，各種プレチスモグラフィ（PL）をまとめたもので，以下に順を追って説明するが，詳細は文献 71) およびそれぞれに載せた文献を参照されたい。

ⅰ）**重量式および電気容量式 PL**　図(a)は，静脈圧迫に伴う容積変化を体肢の重量変化として計測するもので，重量をひずみゲージで検出している。図(b)は，体表とこれに対する極板間の電気容量を検出して容積変化を求めるものであ

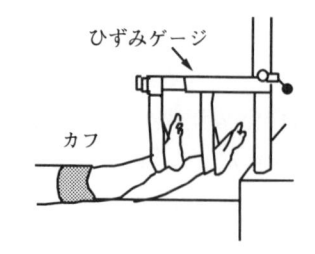

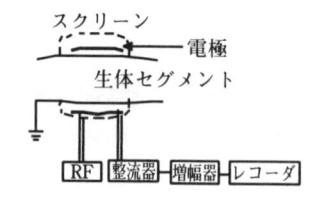

(a) 重量式プレチスモグラフィ
(b) 電気容量式プレチスモグラフィ
(c-1) 空気封入形
(c-2) 液体封入形
(c) 容積変位形プレチスモグラフィ
(d) セグメンタルプレチスモグラフィ
(e) 光電式プレチスモグラフィ
(f) ストレンゲージ形プレチスモグラフィ
(g) 電気的インピーダンス法

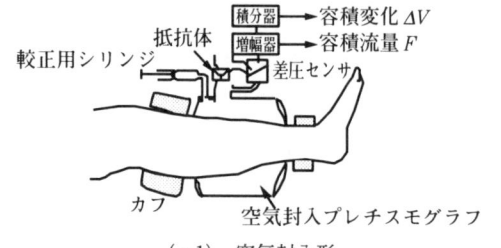

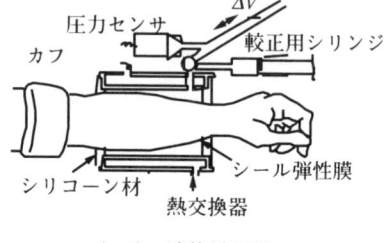

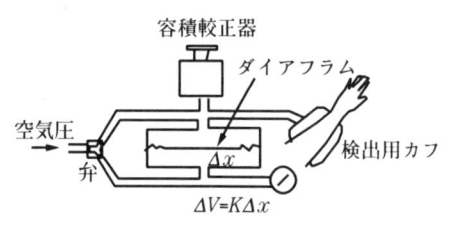

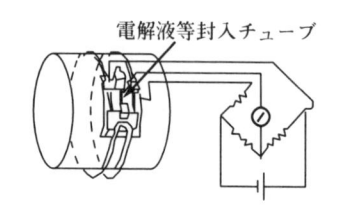

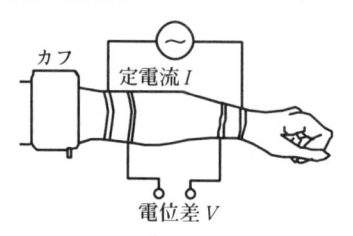

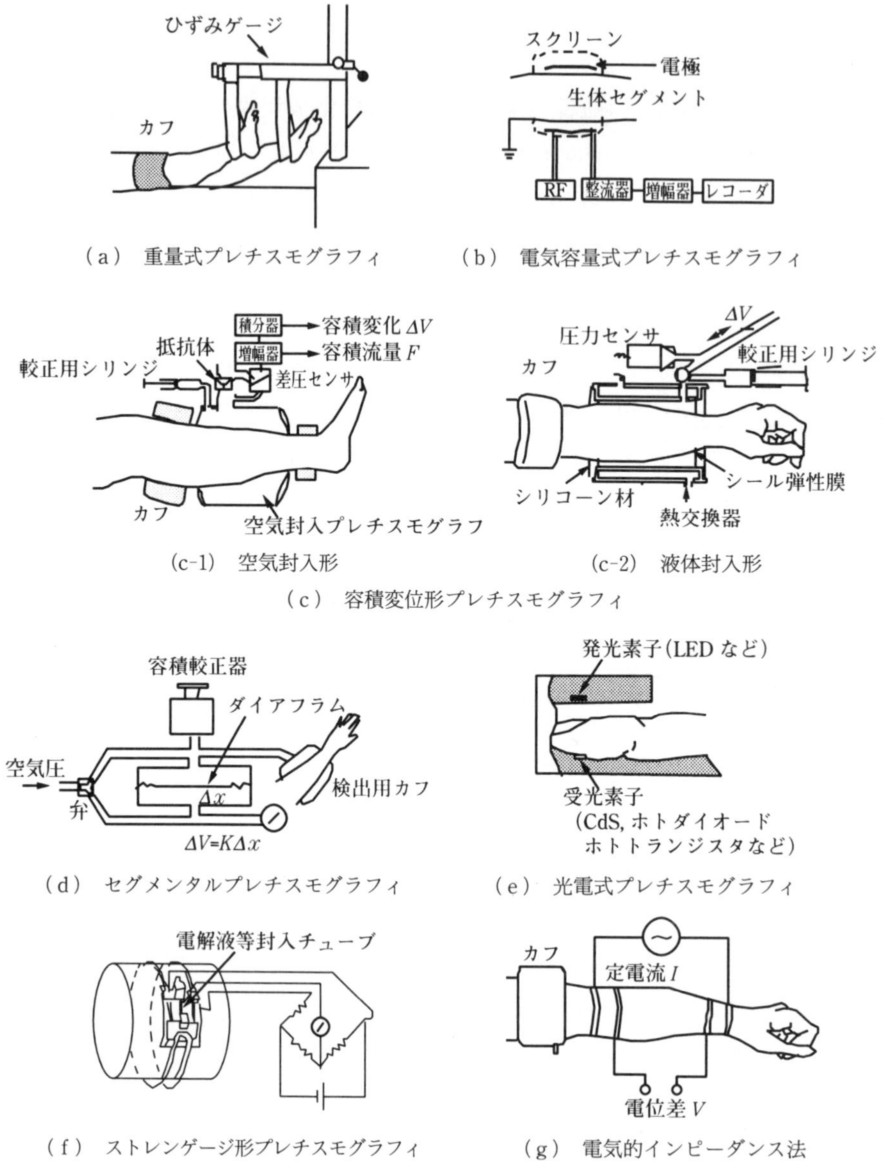

図 3.33 各種プレチスモグラフィの概要図

る。体肢を円柱と考え，電極部の長さ L，直径 D，体表と電極との距離 d，誘電率 ε とすると，電気容量 $C=\pi D\varepsilon L/d$ であり，体肢容積 $V=\pi L(D-2d)^2/4$ であるから，$D\gg d$ とすれば，容量変化 ΔC と容積変化 ΔV の関係は

$$\Delta C = \frac{\varepsilon}{d^2}\Delta V \tag{3.34}$$

となる。したがって，d が小さいほど高感度となるが，d^2 に反比例するため線形性は悪くなる。非接触式の利点はあるが，実際には装置が大形となり，現在あまり使用されていない。

ⅱ）容積変位形 PL　図（c）は容積変位形で，(c-1) は空気封入形（air-filled

plethysmography），(c-2) は液体（水）封入式（water-filled plethysmography）を示している。前者の場合，空気室内の容積変化は差圧式流量計で検出し，流量の積分値として求めている[72]。流量計の抵抗は十分小さいことが必要で，例えば下肢に用いる場合の最大血流量約 7 ml/s に対して，流量計の圧力差は 0.027 cmH$_2$O 程度である[72]。また，空気を用いているため応答性もよく，25 Hz まで平坦な応答を示し，容積脈波成分も良好に記録されたという[72]。容積変化の校正は，一定量の空気を空気室に注入することによって行うことができる。

一方，液体封入形 PL は体肢に密着する水槽を用いて，容積変化を水柱の高さによって検出する。生理学実験研究などで利用される標準的な方法であり，他の方法との比較にもしばしば用いられる。この装置では，体表に接する部分には薄いゴムあるいはポリエチレンシートなどを用い，体表と密着するようにすること，水槽壁と体肢の間は水漏れを防ぐと同時に，容積変化が起こらない構造とすることが重要である[73]。また，水槽の容積変化に対する内圧の変化は極力小さくして[73]，体肢循環に支障のないようにする必要がある。校正は，水槽に一定量の水を注入することによって行うが，このとき上述した条件が満たされていないと容積変化の検出に大きな誤差を生じる[73]。容積変位形 PL は，装置を正しく製作すれば，直接容積変化を検出する方法であるため，計測精度や信頼性の面で優れているが，簡便性や操作性などに難点がある。

iii）セグメンタル PL　空気室や水槽の製作を必要としない簡易な方法として，図(d)に示すカフを利用するセグメンタル PL（segmental plethysmography）がある。この方法では，カフ装着可能な体肢の任意の部位に適用できる利点がある。例えば，計測部位を前腕とした場合，幅 4～8 cm のカフを装着し，10～20 mmHg に加圧した状態を保ち，カフと同じ一定圧に保った空気室との間に置いたダイアフラムの変位から容積変化を検出する方法がある[74]。

iv）光電式 PL　可視～赤外領域における血液の吸光特性を利用し，血液量の増減に伴う反射あるいは透過光量変化から容積変化を検出する方法である〔図(e)〕。レイノー症候群やビュルガー病などに対する末梢容積脈波の臨床検査法として利用されている。簡便な方法であるが，容積変化の定量はできず，血流計測に用いることは困難である。しかし，光電容積脈波を利用して血圧計測を行ったり（2.3.1〔5〕項，2.3.2〔2〕項参照），パルスオキシメトリによる血液酸素飽和度の定量的計測（7.3.4〔2〕項参照）などに応用されている。

v）ストレンゲージ形 PL　図(f)のように，伸展性に富む細管に電解液あるいは水銀を封入したひずみゲージにより，体肢の周の長さ変化を電気抵抗変化として検出する方法をストレンゲージ形 PL（strain-gauge plethysmography）と呼ぶ。最近では，水銀体温計が使用されなくなったと同様に水銀は用いられず，市販のものでは Ga-In 溶液などが使われている。周の長さの測定は 1～数か所に限られることを考えると，長さ変化から容積変化を求めるには，断面が相似形を保ちほぼ

一様に変形し，体肢が骨格の軸方向に変形しないことが前提となる。

ゲージと接続するリード線の抵抗がゲージ抵抗 R_g に比べ無視でき，かつ上述の前提が満たされているとすると，体肢の周囲長 l，その変化 Δl，単位長さ当りの体肢セグメントの容積 $V [=l^2/(4\pi)]$，容積変化 $\Delta V [\fallingdotseq l\Delta l/(2\pi)]$ とすれば，ゲージ抵抗の変化率 $(\Delta R_g/R_g)$ は

$$\frac{\Delta R_g}{R_g} = \frac{2\Delta l}{l} = \frac{\Delta V}{V} \tag{3.35}$$

となり，容積変化率，すなわち体肢容積当りの容積変化が抵抗変化率となる。

なお，ストレンゲージ形 PL と水封入形 PL との同時比較実験の一例によれば，前者は後者より平均 9.4 % 低値を示したとのことである[75]。

vi) 電気的インピーダンス法（electrical impedance plethysmography）　一般にこの方法は，組織に交流通電したときの電圧と電流から生体情報を得るものである。特に，血液の比抵抗が他の組織のそれよりかなり小さいため，体肢セグメントに血液が流入，流出するとき，体肢の電気インピーダンスが変化することを利用して容積変化が間接的に求められる[76]。

インピーダンス Z は交流電圧振幅 V を電流振幅 I で割った値 V/I で，その逆数はアドミタンス $Y(=1/Z=I/V)$ であり，直流の場合のそれぞれ抵抗およびコンダクタンスに相当する。一般に生体組織の電気特性は周波数依存性があり，抵抗成分とリアクタンス成分をもつが，インピーダンス法で使用している周波数（20〜200 kHz）の範囲では，リアクタンス成分は小さく，位相角は 10° 程度[77],[78]であるため，抵抗分として扱っても誤差は高々 2 % 程度である。

一方，通常の体肢では，血液量変化に伴うインピーダンス変化は体肢インピーダンスと並列に接続されると考えることができ，この場合，全体のアドミタンスはそれぞれのアドミタンスの和となるので，アドミタンスによる表現の方がインピーダンスよりも便利である。

インピーダンス法による血統計測には，通常は図(g)に示す4電極法が用いられる。すなわち，二つの外側の電極から高周波数の微小定電流（数百 μA〜数 mA）を通電し，内側の二つの電極間の電位差を検出すれば，この電位差がインピーダンス信号に相当する。さらに逆数演算回路を用いればアドミタンス信号が得られる[79],[80]。アドミタンス信号を検出する他の方法として，検出電位差を一定にするように電流を制御すれば（電位クランプ法という），制御された電流はアドミタンス信号に相当することになる[81]。

血液量変化がインピーダンス変化と対応する最も単純な場合は，**図 3.34** のように，血液量の変化分が独立な電流の通路として組織に並列に付加されるとみなせると考え，これを並列導体モデル[76]（parallel conductor model）と呼ぶ。このモデルでは，電極間距離 L は一定とし，断面積 A_0，A_b は一様と仮定する。いま，血液流入前の組織のインピーダンスおよびアドミタンスをそれぞれ Z_0 および Y_0，血

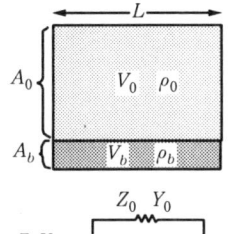

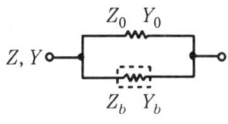

図 3.34 並列導体モデル（長さ L の区間の断面積 A_0，比抵抗 ρ_0 の組織に断面積 A_b，比抵抗 ρ_b の血液による電流の回路が付加されたと考える）

液流入後に付加される血液部分のそれぞれを Z_b および Y_b，血液流入前後のインピーダンス変化およびアドミタンス変化をそれぞれ ΔZ および ΔY とし，インピーダンス表現とアドミタンス表現で示すと以下のようになる。すなわち

$$\Delta Z = \frac{Z_b Z_0}{Z_0 + Z_b} - Z_0 = -\frac{Z_0^2}{Z_0 + Z_b} \fallingdotseq -\frac{Z_0^2}{Z_b} \quad (\because \quad Z_b \gg Z_0)$$

$$\Delta Y = (Y_0 + Y_b) - Y_0 = Y_b$$

となる。ここで，$Z_b = \rho_b L/A_b = \rho_b L^2/V_b$，$Y_b = A_b/(\rho_b L) = V_b/(\rho_b L^2)$ であるから

$$V_b \cong -\rho_b \left(\frac{L}{Z_0}\right)^2 \Delta Z \tag{3.36}$$

$$V_b = \rho_b L^2 \Delta Y \tag{3.36'}$$

となり，インピーダンス法では血液流入前のインピーダンス Z_0 とインピーダンス変化 ΔZ から，アドミタンス法ではアドミタンス変化 ΔY のみから増加血液量が求められる。ただし，ρ_b は血液の比抵抗である。計測法から考えればアドミタンス法が便利であることがわかる。

並列導体モデルは，実際に体肢に対してほぼ当てはまることが実験的に示されている[80),82),83)]。また，アドミタンス法による血流計測も，血液比抵抗を正しく与えれば，式 (3.36') により精度よく求められるという[80),83)]。この方法を用い，静脈圧迫用カフの加減圧，アドミタンス変化の初期勾配の検出，血流量の演算をすべて自動化した装置も開発された[84)]。

（ c ） インピーダンス法による心拍出量の計測　　インピーダンス法を胸部に適用（図 3.35）して心拍出量を推定する方法が Kubicek ら[85)] により提案され，以来数多くの研究がなされてきた。この方法は，通常 impedance cardiography と呼ばれ，心電図波形と同様に，胸部インピーダンス変化波形から心疾患や心機能を評価する試みも数多くある。一回拍出量 SV の算出に多く用いられている方法は，インピーダンス表現[85)] およびアドミタンス表現[79)] で書けば

$$SV = \rho_b \left(\frac{L}{Z_0}\right)^2 \frac{dZ}{dt}\bigg]_{\min} T_s \tag{3.37}$$

$$SV = \rho_b L^2 \frac{dY}{dt}\bigg]_{\max} T_s \tag{3.37'}$$

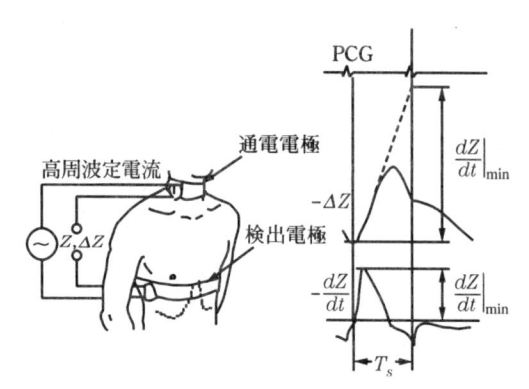

図 3.35 インピーダンスカーディオグラフィによる心拍出量計測の電極配置（左図）と心音（PCG），胸部インピーダンス変化（$-\Delta Z$）およびその 1 次微分波（$-dZ/dt$）の同時記録例（右図）。$-dZ/dt$ より心室駆出時間 T_s および dZ/dt の最小値 $dZ/dt]_{min}$ を求める。

である。ここで，L は検出電極間距離，Z_0 は胸郭全インピーダンス，$dZ/dt]_{min}$ はインピーダンス変化 ΔZ の 1 次微分波の最小値，$dY/dt]_{max}$ はアドミタンス変化 1 次微分波の最大値，および T_s は心室駆出時間である。

式の形は，並列導体モデルについて導いた式 (3.36)，(3.36') と類似しているが，胸郭内の血液分布やその増減には並列モデルがそのまま適用できるとは考え難い。しいて上式を単純なモデルを用いて説明するなら，駆出期の初期に左心室から大動脈に拍出された血液が，検出電極間に対応する大動脈内にほぼ一様に分布し，血液が駆出期間中貯留していると考え，これが並列導体を形成するとみなすことに相当する。

この仮定はかなり大胆であり，血液駆出期における実際の胸郭系の電気的モデルを反映しているとは言い難く，理論的問題は残されている。しかし，上式から求めた心拍出量の値が，他の計測法による結果と比較的よく対応することが多くの研究で示されており，現在なお近似的な算定式として広く用いられている。これらの研究報告のうち，相関があまりよくないとするもの，かなりよいとするものの一例を挙げると，Baker ら[86] は 10 名の健常者を対象に指示薬希釈法との比較を行ったところ，相関係数が 0.68 であったという。一方，Kinnen[87] および Naggar ら[88] は Fick 法を用い，それぞれ 25 名の心疾患者および 14 名の健常者を対象に相関実験を行ったところ，それぞれ相関係数が 0.95 および 0.91 であったという。

〔2〕 **クリアランス法**

（a） **原理と特長**　組織に注入された指示薬が血流によって排除される過程を記録した洗い出し曲線（clearance curve）から，単位組織当りの血流を求める方法をクリアランス法（clearance technique）という。指示薬には，毛細管から組織へ自由に拡散する物質がよく，不活性ガス，笑気ガス（N_2O），水素ガスなどが用いられる。

いま一様な血液の灌流を受ける組織の一定領域を考え，領域内での単位組織重量当りの指示薬量を c〔無次元〕，単位組織重量当りの血流量を q〔ml/(min・g)〕，動脈および静脈血中の指示薬濃度を c_a〔g/ml〕，c_v〔g/ml〕とし，領域内の指示薬の増減が血流輸送のみで起こるとすると

$$dc = q(c_a - c_v)dt \tag{3.38}$$

である。組織中での指示薬の拡散が十分速く，組織と血液の間で平衡しているとすれば，c_v は c を反映していると考えることができ，$c = \lambda c_v$ とおく。ここで λ〔ml/g〕は分配係数（partition coefficient）と呼ばれ，指示薬の種類と組織の性質で異なる定数である。指示薬が肺から完全に排泄される物質を選べば，指示薬の注入を停止した後，c_a はゼロとなるので，$dc = -qcdt/\lambda$ となり，$t=0$ で指示薬注入を停止して，その時点の c を c_0 とおくと

$$c = c_0 \exp\left(-\frac{q}{\lambda}t\right) \tag{3.39}$$

となる。この減衰曲線の時定数を τ とすれば，$\tau = \lambda/q$ であるから

$$q = \frac{\lambda}{\tau} \tag{3.40}$$

となり，λ が既知であれば，q は洗い出し曲線の時定数のみで求められる。洗い出し曲線は c でも c_v でもよく，また時定数を求めるだけであるから，任意尺度で記録されたものでよいので，絶対値校正は必要ない。時定数の代わりに，c あるいは c_v が初期値の 1/2 になるまでの時間 $T_{1/2}$ を用いれば，$q \fallingdotseq 0.693\lambda/T_{1/2}$ となる。組織 100 g 当りに換算するには q を 100 倍すればよい。

τ あるいは $T_{1/2}$ を求めるには，図 3.36 (a) のように，洗い出し曲線を半対数で描き，直線を当てはめて初期値から $1/e$ あるいは $1/2$ に減衰する時間を測ればよい。

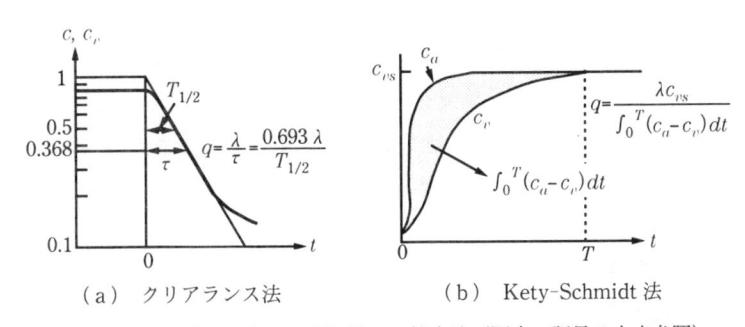

図 3.36 単位組織重量当りの血流量 q の算出法（図中の記号は本文参照）

洗い出しとは反対に，指示薬量がゼロから増加して一定値に達するまでの過程の記録からも血流量が算出できる。Kety-Schmidt 法と呼ばれる方法で，N_2O を用いて脳血流計測に最初に試みられた[89]。図 3.36 (b) のように，c_a が飽和に達する過程で，c_v は指示薬の一部が組織に取り込まれながら，c_a より低値で増加してい

くが，飽和に達すれば c_a と c_v は一致する。したがって，飽和に達するまでの時間 T の間，血流量が一定とすれば，式 (3.37) の両辺を T まで積分した値は等しいので，飽和状態の c，c_v の値を c_s，c_{vs} とすれば

$$q = \frac{c_s}{\int_0^T (c_a - c_v) dt} = \frac{\lambda c_{vs}}{\int_0^T (c_a - c_v) dt} \tag{3.41}$$

となる。この方法では，c_a と c_v の計測が必要であり，動静脈血の連続採血を要するが，指示薬は肺で完全に排泄される物質でなくてもよい。

（b）**RIクリアランス法**　指示薬として，組織によく拡散し，肺からほぼ完全に排泄される希ガスの放射性同位元素（^{85}Kr，^{79}Kr，^{133}Xe）を用いるクリアランス法である。いずれもガンマ線を放射するので，体外から洗い出し曲線が求められる。指示薬の注入は計測部位にもよるが，脳循環の計測では頸動脈内に生理食塩水に溶かして直接注入[90]するか，あるいは吸入させる方法[91]，筋や皮膚血流計測では測定部位に溶液を直接注入するか，指示薬ガスを透過させない膜で体表を覆って，ガスを組織内に浸透させる方法[92]がある。

（c）**水素クリアランス法**　指示薬として水素ガス（H_2）を用いる方法で，H_2 は組織内に拡散しやすく，また血液中の溶存水素は肺からほぼ完全に排泄されるので好適なものである。溶存水素は，白金電極を組織内に刺入して電気化学的に検出できる。すなわち，白金電極とカロメル電極との間に，白金電極近傍の水素イオン濃度に比例した起電力が発生するので，$10^5 \sim 10^6 \, \Omega$ の抵抗を接続すると，白金電極近傍の水素分圧に比例した電流が検出できる。

図 3.37 に組織血流を計測するための電極例を示す。(a)は組織用，(b)は血管内に挿入する電極[93]で，いずれも先端に白金露出部がある。(c)は接触形の電極で，胃粘膜の血流計測に用いられた[94]。不関電極には，カロメル電極あるいはAg-AgCl電極が用いられる。(d)は2本の白金線と光ファイバが内蔵されたハイブリッド形で，水素クリアランス法とレーザドプラ法による血流計測を同時に行えるよう工夫されている[95]。2〜3 cm 離れた不関電極を陽極とし，太い白金線を陰極として電流を流し電気化学的に水素を発生させ，細い白金線で水素分圧を検出する。水素クリアランス法は血流量を定量化できるが連続計測は困難であり，一方，レーザドプラ法は連続計測が可能であるが定量性に欠けるため，一つのプローブで相互の長所を生かすよう工夫したものである。

〔3〕**熱的方法による組織血流の計測**

血流による熱の輸送を利用した血流計測法である。発熱体を組織に刺入あるいは接触させ，組織に伝達される熱量と温度差を計測する方法が多く用いられるが，定量化は困難である。定常状態では，発熱体と組織との温度差 ΔT に比例して，発熱体から組織に熱流 H が生じると考えれば，$H = \lambda \Delta T$ とおける。ここに，λ は熱伝達率と呼ばれ，組織の熱伝導と血流による熱輸送の特性を表している。ただし，

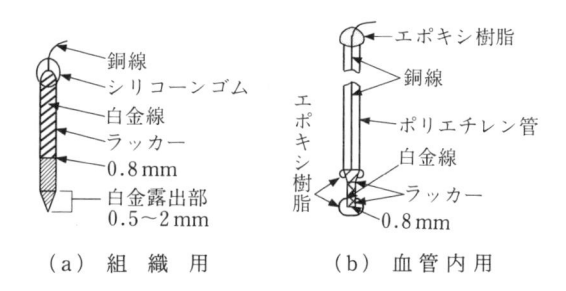

(a) 組織用
- 銅線
- シリコーンゴム
- 白金線
- ラッカー
- 0.8 mm
- 白金露出部 0.5～2 mm

(b) 血管内用
- エポキシ樹脂
- 銅線
- ポリエチレン管
- 白金線
- ラッカー
- 0.8 mm

(c) 接触形
- 保護管（テフロン 2.280 D）
- ポリウレタン絶縁白金線
- テフロン アクリレート
- エポキシ樹脂
- 白金黒付白金露出部
- ポリウレタン絶縁銅線

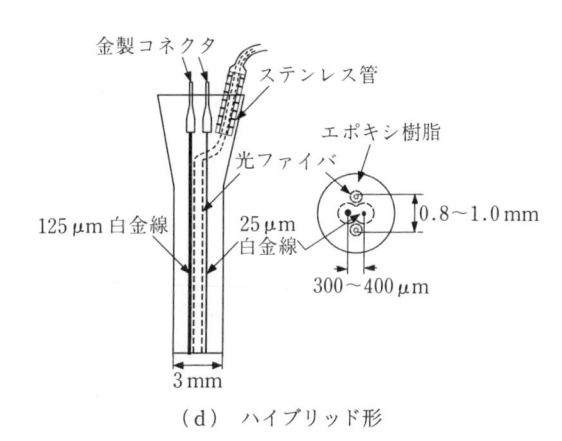

(d) ハイブリッド形
- 金製コネクタ
- ステンレス管
- エポキシ樹脂
- 光ファイバ
- 125 μm 白金線
- 25 μm 白金線
- 0.8～1.0 mm
- 300～400 μm
- 3 mm

図 3.37 水素クリアランス法に用いる組織血流計測用電極例
〔(a)と(b)は文献 93)の Figure 1，(c)は 94)の Figure 1，(d)は文献 95)の Fig.1 を改変〕

λ は発熱体の形状，大きさ，接触面積などにも関係する量で，熱伝達媒質固有のものではない。ここで，λ を組織の熱伝導による成分 λ_t と，血流による成分 λ_b に分け，$H = (\lambda_t + \lambda_b) \Delta T$ とおくと，血流遮断したときの熱流と温度差から λ_t が求められる。したがって，血流による変化分として λ_b が求められるが，血流量との関係は理論的に決定することは困難で，実験的に求める必要がある[96]。

図 3.38 は，組織に刺入する形のプローブ例[96),97)] で，どちらも先端にヒータと温度センサが内蔵されたものである。ヒータを定電流で加熱した場合，ヒータの抵抗を R，電流を I とすれば $H = RI^2$ で，熱流が一定となり，温度を計測することになる。しかし，温度が一定となるように電流を制御すれば，熱流の変化から λ_b が直接求められる。

図 3.39 は，皮膚血流計測のためのプローブ例[98),99)] で，いずれもヒータで定温度

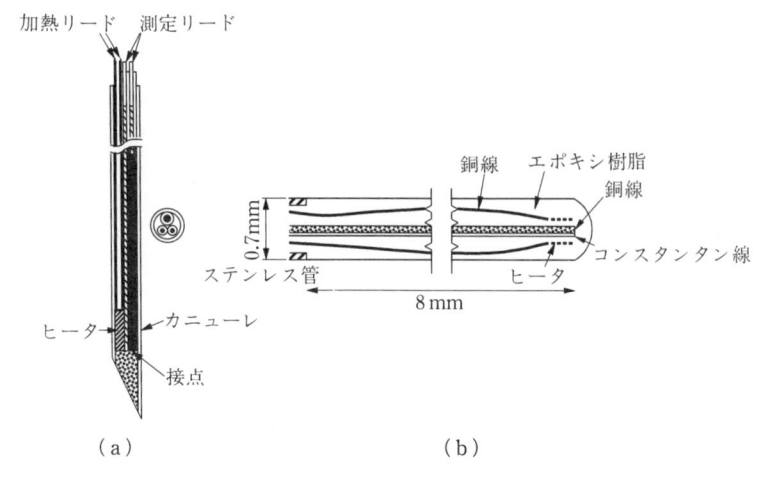

図 3.38 熱的方法による組織血流計測用穿刺形プローブ
〔(a)は文献 96)の Abb.1, (b)は 97)の Fig.1 を改変〕

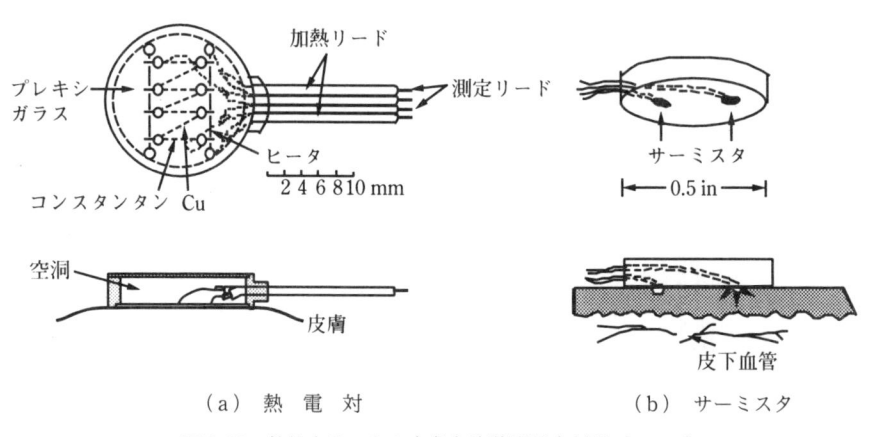

図 3.39 熱的方法による皮膚血流計測用穿刺形プローブ
〔(a)は文献 98)の Abb.1, (b)は 99)の Fig.1 を改変〕

に保つ加熱部と非加熱部との温度差を熱電対(a)あるいはサーミスタ(b)で計測するものである。

　発熱体を用いないで熱的に平均血流を推定する試みもある[100]。定温水槽に手あるいは前腕を浸したとき，水槽温が体温より高ければ，血流は水槽から熱を奪うことになるので，血流に比例して水槽のヒータ電力が増すはずである。水温が体温より比較的高いと皮膚血流の影響を受けるが，実験によれば水温 37〜40℃の範囲でヒータ電力と水槽温が比例し，したがって動脈血温（ほぼ体温）と水槽温の差に比例した熱量が血流で輸送されることがわかる。実際，この方法と他の方法による血流値とはよく一致したという[100]。

　体表を加温せず，体表から外気に放散される熱量を熱流計で計測し，同時に組織温を計測して，血流量を算出する方法も試みられている[101]。

〔4〕 レーザドプラ組織血流量計 (laser Doppler flowmeter)

レーザ光を組織中に照射したとき，赤血球で散乱された光のドプラシフト周波数の広がりから，皮膚や臓器表面の組織血流量を推定するものである[102〜105]。

図3.40に示すように，周波数f_0のレーザ光を光ファイバを介して組織に照射すると，光は散乱/反射等を繰り返しながらほぼ半球状に組織内を広がる（レーザ光の到達距離は，そのパワーや組織の種類で異なるが，およそ1mm程度以下といわれる[103]）。この領域内に速度vで動いている散乱粒子（血球）があると，光はドプラシフトを受けて周波数が変化するが，血球による散乱光は全方向的になるため，同図上中央に示すように，ドプラシフトを受けないf_0を中心にして周波数の広がりをもったパワースペクトルとなる。この光の一部が受光ファイバでとらえられ，光検出器に導かれて，光のビート（うなり）成分，すなわち光強度変化として出力信号が得られ，これを周波数分析すると同図右上に示すようなパワースペクトルとなる。

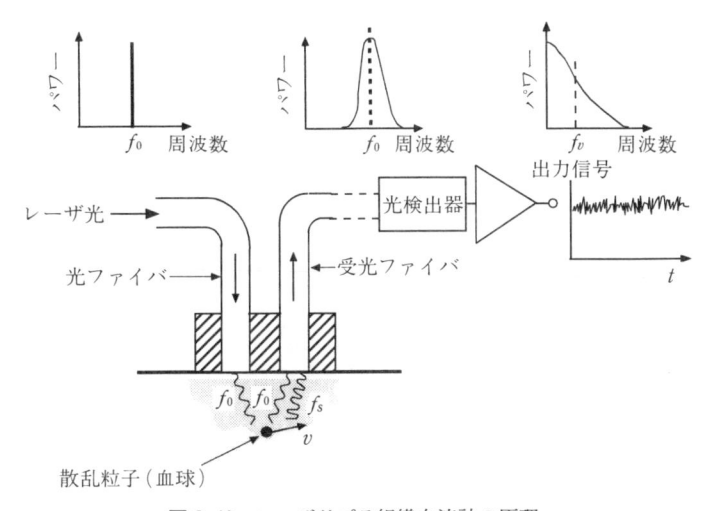

図3.40 レーザドプラ組織血流計の原理

このようにして得られた受光信号から血流量に対応する量を処理するには，次のような方法が考えられている[104),105]。すなわち，受光信号のパワースペクトル$P(f)$は，血球数（血液量）が同じで速度が速くなると，**図3.41(a)**のように，低周波数成分のパワーが減少し，高周波数成分のパワーが増加して，面積Sは変わらないが平均周波数f_vが大きくなる。すなわち，f_vは血球速度vに比例して変化すると考えられる。f_vは$P(f)$の面積平均であるから，比例定数をK_vとすると，次式で表される。

$$v = K_v f_v = \frac{K_v \int_0^\infty f P(f) df}{\int_0^\infty P(f) df} \tag{3.42}$$

一方，速度は変わらず血球数が増えると，図3.41(b)のように，f_vは変わらな

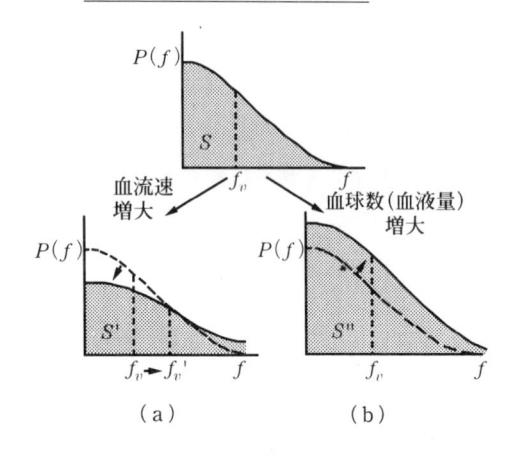

図 3.41 血流速および血球数（血液量）が増大したときのパワースペクトルの変化

いが，面積 S が増加する．すなわち，パワースペクトルの面積は血液量 V_b に比例して変化すると考えられる．この場合，通常はレーザ光の強度や，組織の光に対する反射/吸収率の相違から生じる受光強度の違いに依存しないように，受光信号の全パワー $\overline{I}^2$（1.1.2項参照）で正規化することが行われる．したがって，比例定数を K_m とすれば

$$V_b = \frac{K_m \int_0^\infty P(f)\,df}{\overline{I}^2} \tag{3.43}$$

となる．血流量 $Q = V_b v$ であるから，前2式より

$$Q = \frac{K \int_0^\infty f P(f)\,df}{\overline{I}^2} \tag{3.44}$$

と表せる．ただし，$K = K_v K_m$ である．実際には，組織血流速度に対して考えられる周波数範囲が推定できるため，積分範囲はこれを含めた周波数が用いられる．

通常，光源には赤～近赤外の気体レーザ（He-Ne）や半導体レーザ，受光素子には光電子増倍管[102),103)]やホトダイオード[104),105)]が用いられている．血流量の絶対

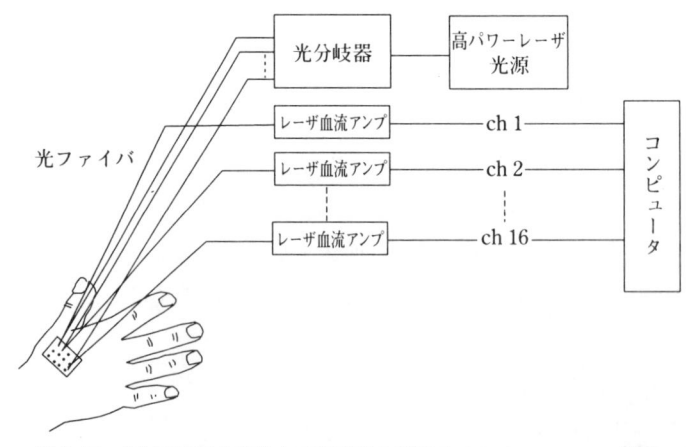

図 3.42 2次元皮膚血流分布の動画像を計測するためのシステム構成〔文献107)の図9を改変〕

値を求めるには，クリアランス法が多く利用されている[103]。また，この方法を利用し，レーザビームを走査すれば血流分布の画像を得ることができ[106]，さらに図3.42のように，送受光ファイバをマトリックス状に配置して血流をとらえることにより，血流分布の動画像を得る試みもある[107]。

3.3 呼吸ガスの流速，流量の計測

呼吸による流速，流量の計測には，気流の通路に気流速計，気流量計を置く方法，呼気あるいは吸気容積を計測する方法，胸郭運動を機械的あるいは電気的に検出して，肺気量変化を求める方法などがある。

3.3.1 気流量計

図3.43に各種原理による気流速センサと気流量センサの例を示す。基本的には，流れの中に置かれた翼車（ロータ）の回転速度を利用するもの，差圧を利用するもの，熱線から気体に奪われる熱量を利用するもの，超音波形，流れによる渦を利用するもの，流れによる熱の移動を利用するものなどがある。

〔1〕 翼車形気流量計

図3.43(a)[108]のように，気流によってロータが回転し，その回転速度から流量を計測する方式を翼車形（rotameter）という。ステータ（固定翼）によって気流に回転が与えられてロータを回転させるもので，逆方向の気流では回転しないので呼気時の流量を計測することになる。流量はロータの回転速度に比例し，回転速度は光学的に検出している。低流量ではロータの回転が気流に追従せず，感度は低下する。市販されたWright Respirometer（Magtrak Ferrari, U.K.）は，回転最低感応流量は $2.5\,l/min$，精度は $16\,l/min$ 以下で誤差±2％以内，$60\,l/min$ まで±5〜10％以内である。差圧は $100\,l/min$ で約 $2\,cmH_2O(0.2\,kPa)$ である。

〔2〕 差圧形気流量計

差圧を利用する気流量計には，図3.43(b-1)と(b-2)のように，気体の粘性抵抗によって生じる差圧を利用する方式と，(b-3)のように流路に絞りを設け，動圧を変化させて流速を求めるベンチュリ管式がある。抵抗による差圧を検出する方法はニューモタコグラフ（pneumotachograph）と呼ばれ，ステンレス細管を用いたものはFleisch形[109]，金網を用いたものはLilly形[110]と呼ばれる。細管部分の流れが層流とみなせる範囲では，Hagen-Poiseuilleの法則から図中に示す関係式が成り立ち，差圧より流量が求められる。実際，Fleisch[109]によれば，抵抗部分の直径 18 mm のもので流量 $0〜60\,l/min$，4 mm のもので $0〜300\,l/min$ の範囲で直線性が得られ，差圧は最大 $0.75\,mmH_2O(0.074\,kPa)$ という。

一方Lilly形のものは，図(b-2)中に示すように，流量は差圧の1/2乗に比例するため直線性は劣り，直線からの誤差1％以内の範囲は $150\,l/min$ 以下と報告さ

104　3. 生体内の流れの計測

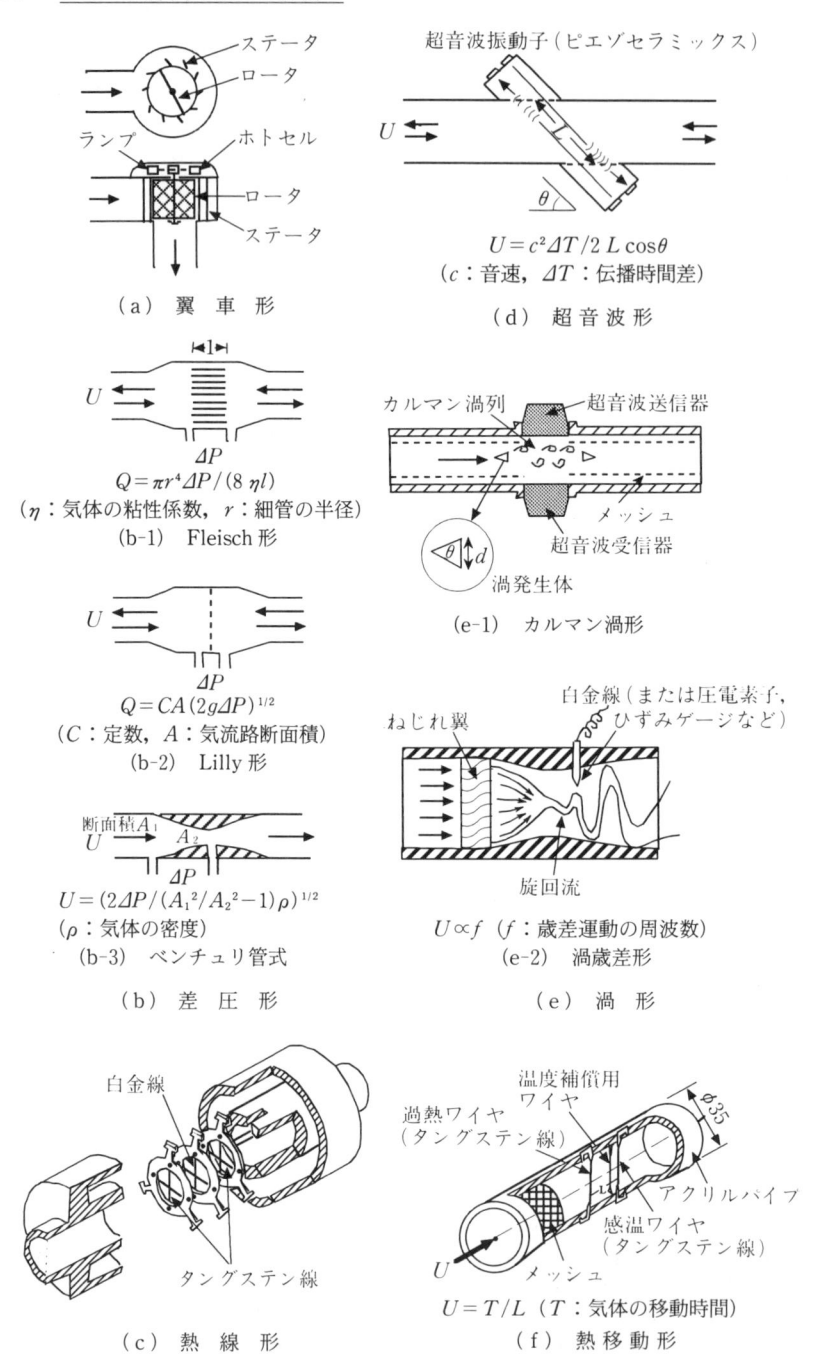

(a) 翼車形

$Q = \pi r^4 \Delta P / (8\eta l)$
(η：気体の粘性係数，r：細管の半径)
(b-1) Fleisch 形

$Q = CA(2g\Delta P)^{1/2}$
(C：定数，A：気流路断面積)
(b-2) Lilly 形

$U = (2\Delta P/(A_1^2/A_2^2 - 1)\rho)^{1/2}$
(ρ：気体の密度)
(b-3) ベンチュリ管式

(b) 差 圧 形

(c) 熱 線 形

$U = c^2 \Delta T / 2L\cos\theta$
(c：音速，ΔT：伝播時間差)
(d) 超 音 波 形

(e-1) カルマン渦形

$U \propto f$ (f：歳差運動の周波数)
(e-2) 渦歳差形

(e) 渦 形

$U = T/L$ (T：気体の移動時間)
(f) 熱 移 動 形

図 3.43　各種原理による気流速センサと気流量センサ

れている[110]。Fleisch 形であれ Lilly 形であれ，気体の粘性抵抗を利用する方式は，気体の組成や温度により粘性係数が変化し，また抵抗部分に結露を生じると抵抗が変化するという問題もある。結露を防ぐため，抵抗部分を加熱して用いるのがよいとされ，また一定温度を保つことにより気体の温度の影響も減少すると考えられ

る．使用する前に，用いる気体や計測条件で校正することが望ましい．

ベンチュリ管式のものは，流路に沿ってベルヌーイの定理〔式（2.1）参照〕が成り立つことから，図(b-3)中の関係式からわかるように，流速は差圧の 1/2 乗に比例する．呼吸計測用に作られたもの（Ohio Chemical Co. 社の Ventigrator）は，絞り部直径 7.5 mm，内容積 12 ml で 2〜12 l/min の直読ゲージが付いている．差圧は，10 l/min において 0.6 cmH$_2$O(0.06 kPa) であるが，流量の 2 乗に比例するので，流量が増すと急速に増大する．低流量域では感度が低く，2 l/min 以下では差圧の検出は困難であるという[111]．また，感度は気体密度にも影響されるため，使用気体で補正することが必要である．構造が簡単で内容積が小さくできることは有利である．

〔3〕 熱線形気流量計

熱線を気体中に置き，気体に奪われる熱量から流速を計測する方法で，熱線風速計（hot-wire anemometer）として古くから用いられてきた[112]．熱線としては，数〜数十 μm の白金線あるいはタングステン線が用いられ，電流を流して気流温より 20〜300 ℃ 高温に保ち，消費電力から気体に奪われる熱量を求める．すなわち，気体に奪われる熱量 H は，熱線の抵抗 R，電流 I とすれば，$H = RI^2$ である．一方，気流速度 U，気体の密度および熱伝導率を ρ および k，定圧比熱 c_p，熱線の長さ l，直径 d，熱線の温度 T_w，気体の温度 T_g とすると，熱線より奪われる熱量 H は King の式より

$$H = kl(T_w - T_g)\left(1 + \sqrt{\frac{2\pi \rho d c_p U}{k}}\right) \tag{3.45}$$

となる．すなわち，熱線と気流との温度差が一定であれば，気体に奪われる熱量 H の増加分は流速 U の 1/2 乗に比例し，したがって H から U を算出することができる．

気流の方向の検出は 1 本の熱線ではできないが，図 3.43(c)[113] のように，2 本ないし 3 本のワイヤを用いて熱線からの熱の移動を検出することにより，方向判別が可能である．

熱線形気流量計は，気流抵抗が小さく，低流量から高流量までの広い範囲で高い応答性をもっていることが特長であるが，ガス組成の影響を無視することはできず，また熱線が細線であるため，断線の問題や汚れなどによる感度低下が生じることもある．

〔4〕 超音波形気流量計

気流の計測には，超音波伝播時間差あるいは位相差を検出する方法が利用される．3.2.1〔2〕項で述べた血流計と原理的にほぼ同様であるが，血流の場合のドプラ効果を利用した流速計は，散乱体を含まない気流では実現できない．また，血液中の音速はほぼ一定とみなせるのに対し，呼吸ガス組成，温度や湿度により音速は異なり，精密な計測ではこれらの因子の影響が無視できない．超音波形気流量計のセ

ンサ構造は，図3.43(d)のように，基本的には血流計の図3.15と同様で，伝播時間差 ΔT あるいは位相差 $\Delta \phi$ を計測することにより，式(3.14)あるいは式(3.15)から流速 U が求められる。この場合，前述のように，音速 c の補正が必要であるが，補正の不要な方法として，伝播時間の逆数の差を用いる方法がある[114]。すなわち，式(3.12)，(3.13)のそれぞれにおいて，逆数をとり，その差を求めれば

$$\frac{1}{T_d} - \frac{1}{T_u} = \frac{2U \cos \theta}{L} \tag{3.46}$$

となり，音速 c に無関係となる。また，流路内の流速分布の影響については，管半径を a としたとき，超音波の伝播路を中心から $h=0.532a$ だけずらすことにより，流速分布の影響を 0.02% に減らすことができる[115]。

〔5〕 **渦形気流量計**

気流中に渦発生体を置き，発生する渦の周波数から流量を求める方式の流量計として，カルマン渦形〔図3.43(e-1)〕および渦歳差形(e-2)がある[114]。カルマン渦形としては，三角柱状の物体を用い，下流に発生する渦列を超音波で検出している。渦発生の周波数は，温湿度や気体組成によらず，流速と渦発生体の形状のみで決まる〔式(3.33)参照〕。低流量でも安定に渦を発生させるように，三角柱の底辺の長さ d および頂角 θ が決められるが，原理的に低流量特性は悪く，製作されたものでは流量範囲 $4.2 \sim 300\ l/\mathrm{min}$ である[114]。渦発生体を渦検出部の両側に置くことにより，呼気と吸気の流量計測が可能となる。

渦歳差形流量計は，流れの中にねじれ翼（swirler）を置くことにより，流れを旋回流にして渦を発生させ，旋回の周波数を熱線で検出している。製作されたものは，$600\ l/\mathrm{min}$ まで流量計測が可能であるが，低流量ではカルマン渦形と同様に旋回流の発生が不安定となり，また高流量では気流抵抗が増して計測が困難になるという[114]。

〔6〕 **熱移動形気流量計**

図3.43(f)[116]のように，流れの上流に置いた熱線で気体をパルス加熱し，下流の感温ワイヤで加熱気体の移動時間を検出するものである。製作されたものは，内径 $35\,\mathrm{mm}$ の管内に直径 $5\,\mu\mathrm{m}$ のタングステン線を $4 \sim 12\,\mathrm{mm}$ の間隔で平行に設置して，上流側に網を置いて流速分布を一様となるように工夫している。

下流で検出された信号によって，加熱パルス通電をトリガすれば，自励発振を起こすことができ，発振周波数が加熱流体の移動速度，すなわち流量に比例するので，流量がパルス周波数に直接変換される。ワイヤ間隔 $12\,\mathrm{mm}$ の場合，$4.2 \sim 720\ l/\mathrm{min}$ の流量範囲で安定した発振が得られたという[117]。

3.3.2 スパイロメータ

換気容積を直接に計測する方法をスパイロメトリ（spirometry），その装置を

スパイロメータ (spirometer)，装置で記録した換気量曲線をスパイログラム (spirogram) といい，古くから用いられてきた。この装置は努力性肺活量 (forced vital capacity, FVC)，一秒量 (forced expiratory volume in one second, FEV_1)，最大換気量 (maximum voluntary ventilation, MVV) などを計測するものである。標準的な装置は，図 3.44 に示すような Benedict-Roth 形で，上部の円筒（ベル）の側壁を水シールによって可動とし，ベルにつながれたペンによって変位を電動式キモグラフで直記するものである[118]。この形の装置は 1920 年代に開発され，現在も基本形は同様である。

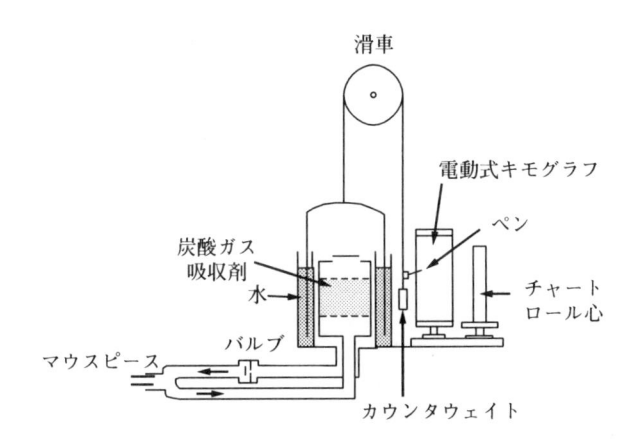

図 3.44 Benedict-Roth 形スパイロメータ

内部の炭酸ガス吸収剤は，閉鎖回路によって換気容量を連続記録する場合に使用し，回路内の気体容積の減少から，酸素消費量も計測できる。FVC，FEV_1 の計測の場合には，呼気の抵抗となるので取り外す。ベルの質量が大きいと，内部に過大な圧力が発生するので，カウンタウェイトを用いて釣合いをとっている。しかし，可動部分の質量が大きいと応答が遅くなり，また慣性により記録曲線にオーバシュートが生じるため，ベルの軽量化やベルに直接ペンを取り付けるなどの工夫もされてきた。

現在市販されているオートスパイロメータは，前項で述べた熱線形流量計（例えばミナト医科学の AS シリーズ），差圧形流量計（例えばフクダ電子の SP シリーズ）を用いて気流量を計測し，努力性呼気曲線，フロー-ボリューム曲線，肺気量分画（肺活量，一回換気量など），MVV をすべて自動的に演算処理できるようになっている。

3.3.3 肺プレチスモグラフィ

肺プレチスモグラフィは，肺換気を肺容積変化として計測する方法で，身体全体を気密な容器に入れるボディプレチスモグラフィ，胸郭の機械的運動を検出する方法，呼気/吸気に伴う胸郭の電気的変化を検出する方法がある。

〔1〕 ボディプレチスモグラフィ

身体を 500〜800 l の気密な剛体容器の中に入れ，容器の内圧変化[119]〔図 3.45(a)〕あるいは等圧に保ったときの内容積変化[120]〔同図(b)〕から，身体の容積変化を計測する方法である。組織や体液は非圧縮性で容積は変わらないから，身体の容積変化は体内の気体の容積変化であり，ほぼ肺容積変化であるとみなせる。(a)の場合，600 l の容器での圧力変化は，身体の容積変化 1 l 当り約 1.7 cmH$_2$O (0.16 kPa) である。圧の零点は大気開放でよく，また応答も速い。(b)の場合では，圧変化がないので容器の機械的強度はあまり要求されないが，圧変化を測定する方法より応答性は悪い。この方法は本来，肺気量，肺胞内圧，肺コンプライアンス，気道抵抗などを計測するために開発されたもので，それには同図(c)のように，呼吸流量計を通して容器内で呼吸を行いながら使用する。

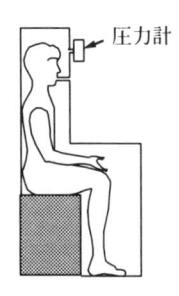

(a) 容器内圧変化を検出する方法　(b) 容器内圧を一定にして容積変化を検出する方法　(c) 肺気量などの計測に用いる場合

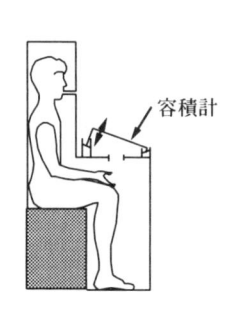

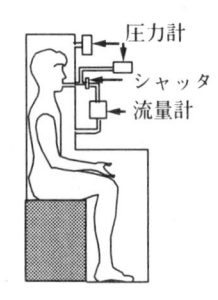

図 3.45　ボディプレチスモグラフィ

〔2〕 胸郭でのプレチスモグラフィ

呼吸運動に伴う胸部および腹部の動きを，図 3.46(a)に示すように，コイルを付けた伸縮自在のジャケットを装着して，そのインダクタンス変化から計測する方法[121]をインダクタンスプレチスモグラフィという。換気量の校正は各個人について行う必要があり，胸部コイルからの信号と腹部コイルからの信号に重み係数を付けて，立位と仰臥位においてスパイロメータの測定値に等しくなるように係数を決める。また 3.2.2〔1〕項で述べたように，コイルの代わりにひずみゲージを胸郭に

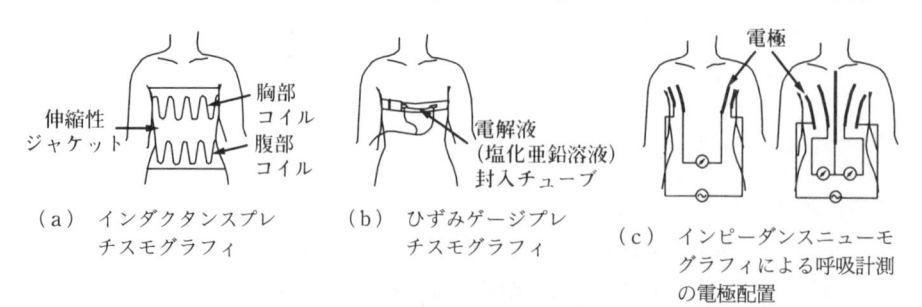

(a) インダクタンスプレチスモグラフィ　(b) ひずみゲージプレチスモグラフィ　(c) インピーダンスニューモグラフィによる呼吸計測の電極配置

図 3.46　胸部からの換気量計測のための各種プレチスモグラフィ

適用する方法もある〔同図(b)〕。マウスピースなども不要で，自由行動下での計測や長時間計測にも適している。

一方，呼吸に伴う生体電気インピーダンス（3.2.2〔1〕項参照）の変化から呼吸計測を行うことも可能で，この方法はインピーダンスニューモグラフィ（impedance pneumography）と呼ばれる[122]。図3.46(c)左側に示すように，4個の電極を置き，外側の一対の電極から20〜100 kHz，100〜200 μAの電流を通電し，内側一対の電極から電位を検出するか，同右側に示すように，内側に3個の電極を置いて，左右の電位を別々に計測する試みもある[122]。電極には，アルミ箔テープ状電極や心電図用のスポット電極などが用いられる。胸郭インピーダンスは肺気量が増すと増加するが，インピーダンス変化と肺気量変化は，電極装着部位，体形，胸郭内体液量などによって異なり，各個人で校正することが望ましい。この方法は，換気流量あるいは容積を直接計測する方法と比べれば，計測に影響する因子が多く問題点もあるが，長時間モニタや運動時の計測などにも利用できる簡便な方法として期待できる。

4 生体運動と力の計測

4.1 計測対象と計測条件

4.1.1 対象量の単位

生体の運動およびその原因となる力を表す主な量の単位は，長さ（変位，ひずみ）"メートル"（m），質量"キログラム"（kg），時間"秒"（s）の基本単位と，補助単位の角度"ラジアン"〔rad；1°（度）＝$\pi/180$ rad〕を用いて，**表 4.1**のような組立単位と固有の名称をもつ組立単位が用いられる。

表 4.1 運動と力を表す主な量の単位

	量	名 称	記 号
SI 組立単位	速度 加速度 運動量 慣性モーメント 角速度 角加速度 角運動量	メートル毎秒 メートル毎秒毎秒 キログラムメートル毎秒 キログラム平方メートル ラジアン毎秒 ラジアン毎秒毎秒 キログラム平方メートル毎秒	m/s m/s^2 kg・m/s kg・m^2 rad/s rad/s^2 kg・m^2/s
固有の名称をもつ SI 組立単位	振動数，周波数 力のモーメント，トルク 仕事，エネルギー 力，張力 力 積 仕事率	ヘルツ ニュートンメートル ジュール ニュートン ニュートン秒 ワット	Hz N・m J N N・s W

なお，重力加速度 $1g=9.80665$ m/s^2，1 kgf$=9.80665$ N，1 J$=1$ N・m，1 W$=1$ J/s である。

3章でも触れたが，生体組織は音波が伝わり，音も計測対象となり，音響に関連する単位が用いられる。SI 単位では，音圧はパスカル（Pa），音の強さはワット毎平方メートル（W/m^2），音圧レベルはデシベル（dB）で表し，音圧レベル＝$20\log_{10}(P/P_0)$〔dB〕とする。ただし，P は音圧，P_0 は $1\,000$ Hz において聞き得る最小の音圧を基準音圧とし，$P_0=2\times10^{-5}$ Pa とする。また，音響インピーダンスはパスカル秒毎立方メートル（Pa・s/m^3）である。

4.1.2 計 測 対 象

筋の収縮に由来する生体運動に関係する量，あるいは外部力による生体の受動的

運動に関する量などが計測対象となる。筋は**表 4.2**に示すように，骨格筋，心筋および平滑筋があり，機械的特性が若干異なる。骨格筋は収縮速度が速く，発生張力が大きい特徴があり，歩行や姿勢調節などの全身的活動を実現させている。心筋の収縮速度は骨格筋のそれより遅く，相対的変位，発生張力ともやや小さいが，周期的に収縮する自動能をもち，隣接する筋線維に興奮が伝播する性質がある。平滑筋は収縮速度はかなり遅いが，発生張力は骨格筋に近い。これらの筋の特性を反映して，骨格運動，呼吸運動，心拍動，血管収縮，消化管運動などの機械的活動が行われ，またそれらの活動に伴う振動や音の発生などが見られる。

表 4.2 各種筋の収縮特性（正常な筋の概略範囲）

	収縮速度 $[l_0/s]$	筋の長さの変域 [%]	張　力 $[kgf/cm^2]$
骨格筋	4〜24	−40〜+80	0.5〜5
心　筋	1〜2	0〜+50	0.4〜1
平滑筋	0.1〜0.3	−60〜+80	0.4〜2

（注）収縮速度は自然長 l_0 を単位として示し，長さの変域も自然長に対する比率で示した。

　個々の筋の収縮速度，変位，張力の大きさは，筋の大きさで異なるが，おおむね変位は筋の自然長に比例し，張力はほぼ断面積に比例すると考えられる。速度は，自然長に比例すると考えられるが，実際の運動では質量による慣性や外部負荷がかかるので速い収縮はできない。

　一方，音声や聴覚は生体が積極的に活用している振動現象であり，生理現象に伴って発生する心音，呼吸音などは診断に利用される。また，中枢性に起こる筋の律動的不随意収縮は振戦と呼ばれ，神経疾患の診断に利用される。これらの音や振動現象のおおよその周波数範囲を**図 4.1**に示す。

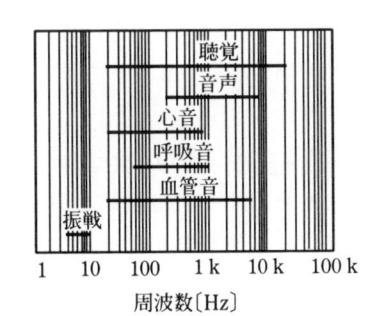

図 4.1 生体の振動の周波数成分

4.1.3 計測条件

　運動の計測は，ある座標系を基準にして対象量を決定することであり，基準となる座標系を明確にする必要がある。対象を台に固定して計測する場合には，固定台が基準となる。対象を固定しなくても，静止したセンサ，例えば床に置いたビデオカメラで運動を記録する場合，静止座標系から見た運動が記録される。力の計測に

おいて，例えば床に固定された床反力計で床反力を計測する場合，力の大きさと方向は，静止座標系に対して記録される。靴底に取り付けた力センサで床反力を計測する場合には，力の大きさは床からの反作用を測るから，床に置いたセンサで測った場合と同じである。

振動の計測では，センサが静止座標系に対して固定されている場合と，そうでない場合がある。心臓の血液駆出に伴う身体の微小振動あるいは体重の微小変動を測るバリストカーディオグラフィや重心動揺計などでは，低い周波数成分の信号の検出であり，固定されたセンサが必要である。しかし，心音や血管音のような高い周波数成分の信号に対しては，大きい慣性質量をもった重いマイクロホンはほぼ静止しているとみなすことができる。

加速度計は，しばしば身体に装着して利用される。重りにかかる力を計測する方式の通常のセンサは，静止系から見た加速度に比例した力が重りに作用するので，身体に装着していても運動座標系から見た加速度の記録とはならない。

身体運動の計測では，特にセンサの固定法が問題となる。骨格運動を計測したい場合，骨格に直接センサを固定することはできないので，実際には皮膚にテープやバンドで固定することが多く，皮膚の動きによる影響を受ける。ヘルメットや歯で嚙んで支える方法など，目的に応じて装具などにより装着法を工夫する必要がある。また，場合によっては，身体に固定点あるいは固定軸を設けて運動の自由度を減らして計測することも一方法となる。

4.2 運動の計測

運動の計測は，変位，回転の角度，速度，角速度，加速度，角加速度などである。特に，変位や角度の計測には，工業用の各種センサが市販されているが，生体計測用としては不便なものも多く，生体計測に適した様々な方法が考案されている。

これらの機械量の計測は，原理的には変位と角度の計測により，速度や加速度などを知ることができるが，計測精度および方法の簡便さから，速度，加速度などを直接計測することが有利な場合もある。また生体運動では，変位や角度の大きさは対象により大きく異なり，またこれらの計測範囲によりセンシング法も異なる。さらに，センサを計測対象に接触して測るか，非接触で測るかによっても方法が異なってくる。

4.2.1 接触形センサを用いた運動計測

一般に，変位や角度の計測には，図4.2に示すような各種のセンサが用いられている。(a)はポテンショメータと呼ばれ，直線形と回転形があり，巻線抵抗または皮膜抵抗の上をしゅう動子が動くことにより，しゅう動子の直線あるいは回転変位

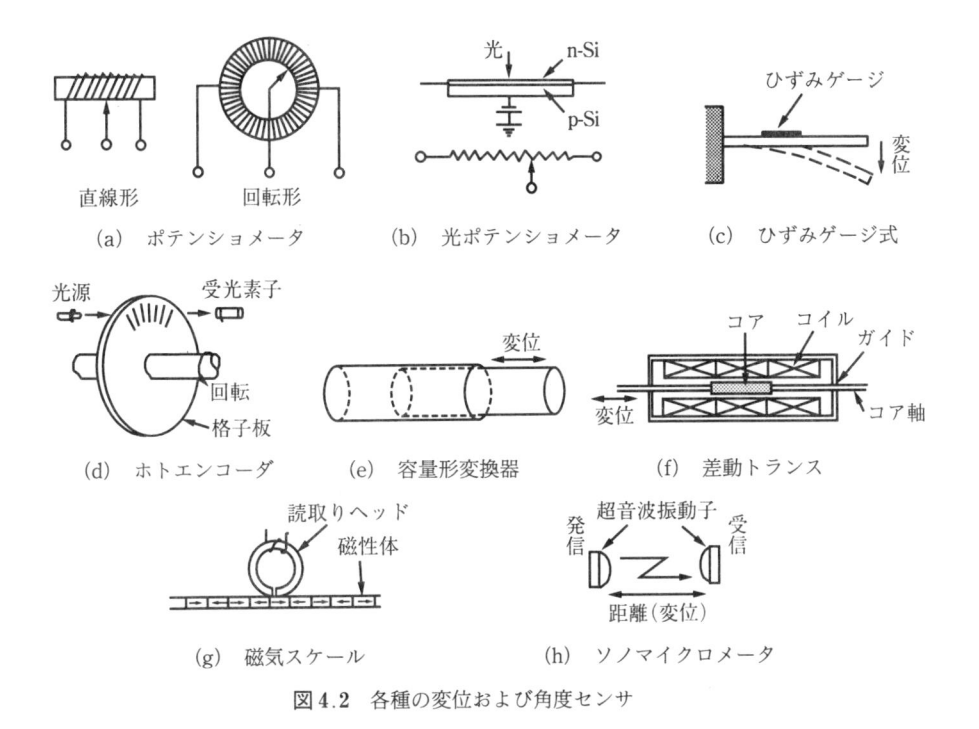

図4.2 各種の変位および角度センサ

(a) ポテンショメータ（直線形，回転形）
(b) 光ポテンショメータ
(c) ひずみゲージ式
(d) ホトエンコーダ
(e) 容量形変換器
(f) 差動トランス
(g) 磁気スケール
(h) ソノマイクロメータ

を抵抗変化として検出するものである。(b)は光ポテンショメータといい，光導電体のn形シリコンの基板の上に細長いp形層（抵抗体）を作り，光スポットの位置を抵抗の分割比として検出する。

また，(c)はひずみゲージを用いた変位センサで，微小な変位の計測に利用される。(d)はホトエンコーダで，回転形のほか直線形もあり，回転あるいは変位に応じてパルス出力またはコード化された出力が得られる。(e)は，円筒の移動を電気容量変化として検出するもので，250mm範囲で分解能0.5μmという高精度のものもあり，0.1％程度の精度は容易に製作できる[1]。(f)は差動トランスであり，小さな変位の計測には有効なセンサである。(g)は磁気スケールと呼ばれるもので，磁性体層に一定間隔ごとに違う方向の磁化を与えておき，読取りヘッドで変位を検出する。(h)は，2個の超音波振動子を対向させて設置し，超音波の伝播時間から距離（変位）を求めるもので，ソノマイクロメータと呼ばれている。

〔1〕 筋収縮時の変位の計測

図4.3は，pn接合形シリコンの長さ10cmの光ポテンショメータを用いて，骨格筋の収縮特性を計測する装置である[2]。中央部分の5cmの範囲で約2％の直線性が得られている[2]。図4.4は，インダクタンス形の簡便な変位センサの一例で，フラスコの中の筋標本につないだフェライトコアの変位を，フラスコの底部に設置したコイルのインダクタンス変化として検出するものである[3]。

一方，筋を摘出せずにin vivoで変位計測するセンサも種々試みられている。図4.5は，半導体ひずみゲージを用いた心筋収縮計測用のセンサ例で，約10mm離

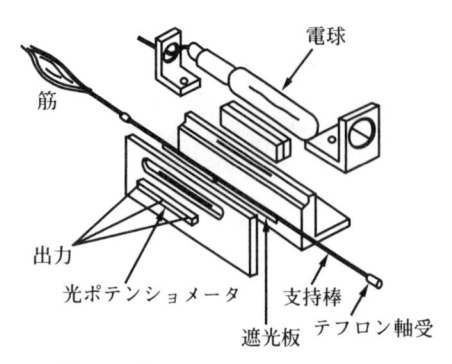

図4.3 光ポテンショメータを用いた
骨格筋収縮測定装置
〔文献2)の Fig.1 を改変〕

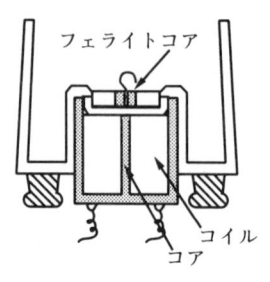

図4.4 心筋標本の収縮特性計測のため
のインダクタンス形変位センサ
〔文献3)の Fig.2 を改変〕

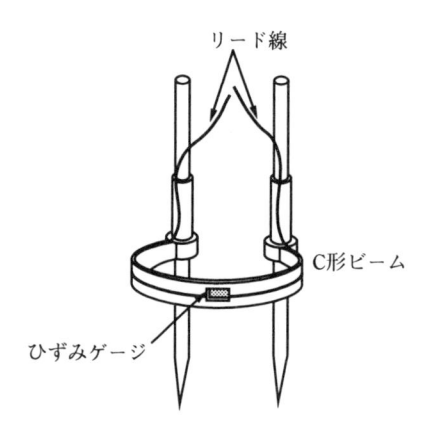

図4.5 心筋収縮計測用の変位センサ
（心筋に刺入して計測）
〔文献4)の Fig.4 を改変〕

れた2本の針にC形梁を取り付けて，梁のひずみを検出するものである[4]。針を心筋に刺入して計測するが，梁が十分軟らかければ心筋に負荷がかからず，変位を忠実に検出できる。負荷は最大 10 gf で，センサ部の重量 0.25 gf，周波数応答 30 Hz で，6時間程度連続使用できたという[5]。

〔2〕 **心室壁厚および心腔の変位の計測**

心室の収縮機能の解析には，心室壁厚や心腔変位の計測がしばしば要求される。**図4.6**は，ソノマイクロメータを利用した心室壁の運動計測の方法を示したものである。対向する振動子の位置を超音波ビームの軸に正確に合わせて固定することが困難なため，振動子の前面にレンズを付けてビームを広げ，受波を容易にしている[6]。心室の内径あるいは外径変化の計測では，振動子の間隔を 50 mm とすれば，音速はほぼ 1.5 mm/μs であるから，伝播時間は約 30 μs となる。受波信号の立上りが速ければ，正確な距離計測は可能であり，実際，振動子間隔 50 mm とし，37℃の水中で誤差2％以下，ドリフトは 0.2 mm/h であったという[7]。また，心室内径計測に用いたディジタルソノマイクロメータでは，分解能 0.15 mm であったという[8]。さらに，振動子とテレメータ装置を実験動物に慢性的に植え込んで使

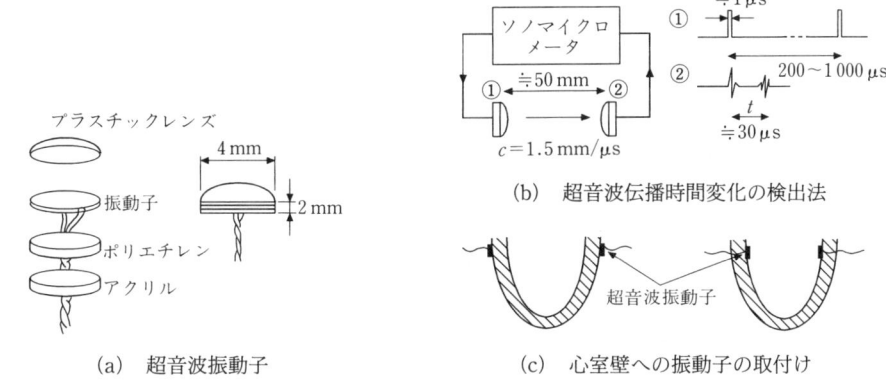

図4.6 ソノマイクロメータによる心室壁運動計測
〔(a)は文献6)のFig.1を改変，(b)と(c)は7)のFig.1とFig.4を参考にして作成〕

用した例では，5か月以上の心室径計測を行った試みもある[9]。

一方，振動子を直接心筋に固定せず，**図4.7**のように，体表に超音波探触子を当て，超音波パルスを発射してエコーを受信し，Mモード，すなわちオシロスコープの縦軸を深さ，横軸を時間として，受信信号強度により輝度変調を行い，反射点の変位を波形表示する方法がある。外科的手術を要せず無侵襲の方法であり，広く用いられている。多くの反射点からエコーが観察されるため，複雑な曲線群が描かれ，正確な距離計測は困難であるが，超音波をよく反射する心室壁や弁の運動は容易に識別できる。

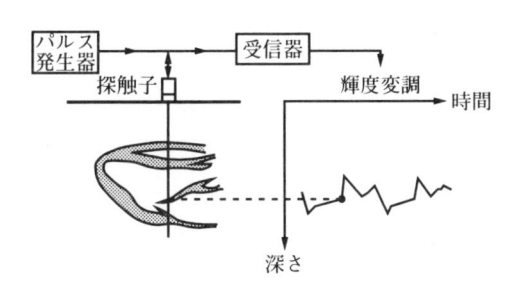

図4.7 超音波パルスエコー法による変位計測（Mモードによる僧帽弁エコー曲線の記録）

〔3〕 血管径変位の計測

血管内径およびその変化の計測は，血管の硬さ評価などに必要となる。直接血管内にセンサを挿入して計測する方法として，インダクタンス形センサを用いた試みがある。**図4.8**はカテーテル先端部に誘導コイルを設けたセンサ例で，(a)はスプリングの弾性により常に血管内壁に接するように保ち，その先端に固定されている磁性体ロッドが，1次および2次コイルが巻かれた部分に出入りする構造になっている[10]。内径範囲 3.5～10 mm で使用でき，分解能 0.005 mm とのことである。(b)は，ブレースの変位を誘導コイル外側のコアの変位により検出すると同時に，流速検出リングにかかる粘性力を利用してコアの変位に変換し，やはり誘導コイル

116   4. 生体運動と力の計測

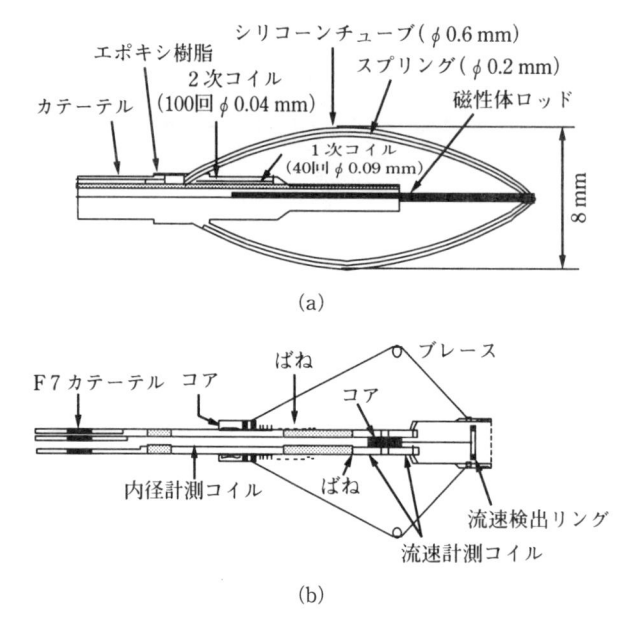

図 4.8 血管内径変化計測カテーテル(a)および
内径・血流速度同時計測カテーテル(b)
〔(a)は文献 10)の Fig.1, (b)は 11)の Fig.5 を改変〕

によって血流速度を同時に検出するものである[11]。

先述の超音波パルスエコーを用いて血管径変位の計測を行うことは可能であり，エコーの位相ロックループを用い，$2\mu m$ の径変化まで検出できたという報告もある[12]。しかし，超音波による変位計測は波長程度が限界である（3.2.1〔2〕項参照）。

〔4〕 関節角度および姿勢変化の計測

関節運動の計測には，関節角度計（goniometer）が汎用されている。基本的には，図 4.9(a)のように，回転形ポテンショメータに取り付けたアームを体節に固定する方法が採られている[13]。実際の関節運動は，1軸の回転運動ではないので，自由度の高い角度計測が要求される場合もあり，股関節や膝関節の回転運動を 3 個のポテンショメータにより，矢状面，額面および横断面で記録した例もある[14]。なお，この方法はポテンショメータの回転中心を関節運動のそれに正確に合わせることが重要となる。

アームを介してポテンショメータを固定した場合，前述の回転中心の問題や軟部組織の変形あるいは固定部の滑りによる角度計測の誤差を伴うことがある。これらを解消する方法として，図 4.9(b)に示すような回転中心をもたない長大ひずみゲージを用いたフレキシブル角度センサ[15]も開発されている。導電性線材をひずみゲージとして用い (b-4)，ひずみ検出部は一様断面の薄い梁で (b-1)，相対する両面に，長さ方向全体に細長いひずみゲージを貼り (b-2)，(b-3) に示すようなブリッジ回路により梁の 1 方向の曲げひずみのみを検出している。原理的に梁の途中のねじれなどの影響もなく，固定も簡単であり，また構造を工夫すれば 2 軸ある

(a) ポテンショメータを用いた
　　関節角度計

(b) 長大ひずみゲージを用いた
　　フレキシブル関節角度計

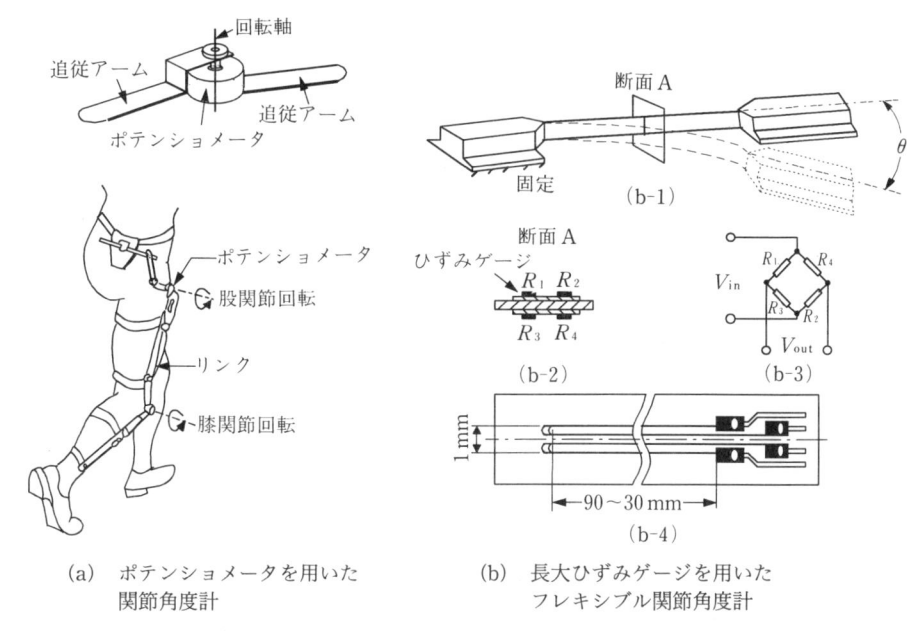

図 4.9 関節角度計〔(a)は文献 13)の Fig.3, (b)は 15)の第 1 図と第 5 図を改変〕

いは 3 軸形角度計も製作できる。

　指の関節運動を求めるには，ポテンショメータを超小形化すれば可能であるが，それでも複数の関節角度を同時計測することは困難である。**図 4.10** は，光ファイバを利用したデータグローブと呼ばれる関節角度計である[16)]。手元側から入射した光が関節部で反射して戻ってくる光量を検出することによって，関節角度を計測している。計測精度には問題があるが，手の自由な運動を妨げないので，人工感覚やコンピュータゲーム機などに利用されている。

　一方，リハビリテーションや人間工学などの分野で，体位あるいは姿勢の変化を

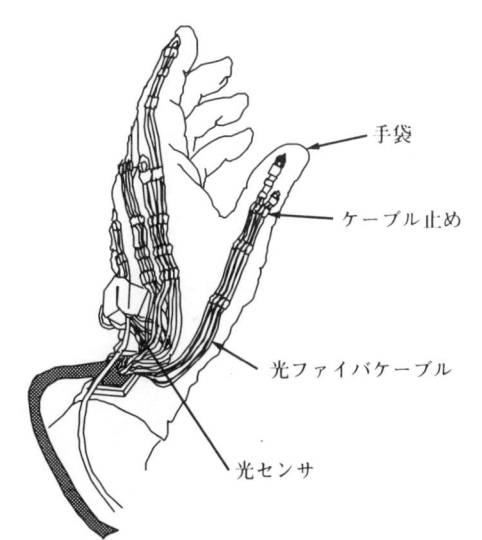

図 4.10 光ファイバを利用した手指関節角度計測のためのデータグローブ
〔文献 16)の図 12.94 を改変〕

計測したい場合がある。ビデオ撮影が最も簡単であるが，撮影後の処理に手間がかかったり，測定場所が限られ，また測定者は常に被測定者に伴う必要があるなどの問題点がある。体位変化を最も簡単に測る方法として，図 4.11 のような水銀スイッチを用いた体位センサがある[17]。3 個のスイッチを立体的に配置し，前胸部に取り付けると，体位に応じて各スイッチの on/off 状態が決まり，仰臥位，立位，腹臥位など七つの体位を区別することができる。

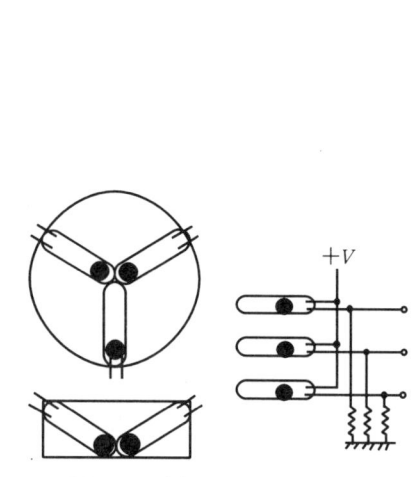

図 4.11 水銀スイッチを用いた簡易体位センサ
〔文献 17) の図 1 を改変〕

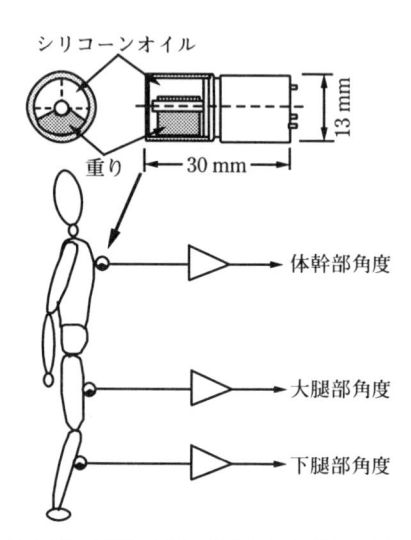

図 4.12 体幹-大腿-下腿の重力方向に対する角度検出による姿勢変化の計測
〔文献 18) の Fig.2 を改変〕

さらに詳細な姿勢変化の計測を簡便に行う方法として，図 4.12 に示す方法が考案されている[18]。身体を体幹-大腿-下腿の三つの体節リンクから構成されているとみなし，それぞれの体節の重力方向に対する角度を計測すれば，ヒトのとり得る姿勢のほとんどを識別できるという原理に基づいている。磁気抵抗素子形角度センサを各部位に装着し，長時間計測を試みた結果によれば，日常生活の行動が詳細に把握できたという[18]。

〔5〕 歩行速度の計測

歩行速度を計測するには，テレビカメラなどを用いる方法，歩行路に二つのマーカを置き，その 2 点間の通過時間を計測する方法，被験者が速度メータ付の台車を引っ張る方法などが考えられる。また，図 4.13 に示すように，被験者の腰のベルトにコードを取り付け，歩行による直線運動をプーリを介して回転運動に変換し，その回転を直流発電機と同様に起電力として検出する方法もある[19]。これらは，後処理や測定場所が限定されるという問題，装置が大がかりとなるなど，手軽な方法とはいえない。

歩行速度を簡便に計測する方法として，図 4.14(a) に示すように，大腿部にジャイロスコープを取り付けて角速度を検出し，踵接地から爪先離れまでの期間を積分

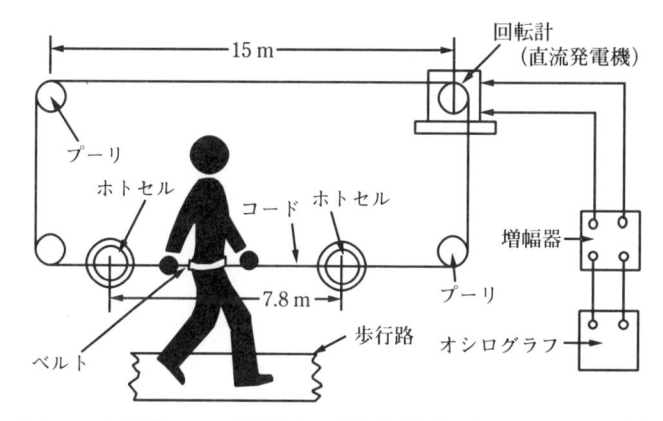

図 4.13 回転計による歩行速度の計測法〔文献 19)の Fig.16 を改変〕

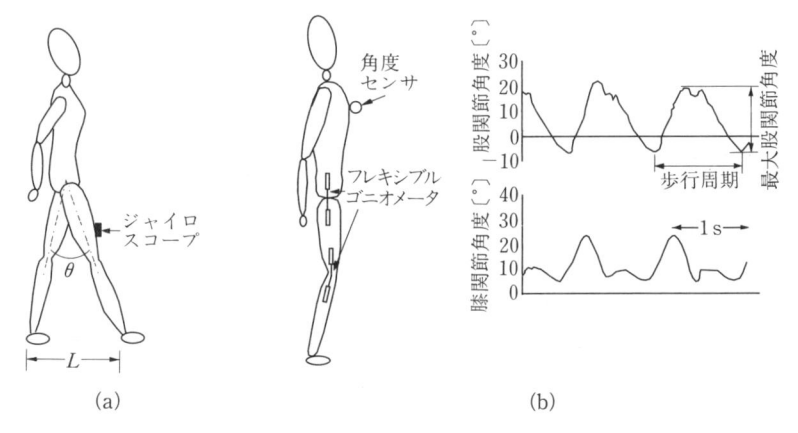

図 4.14 ジャイロスコープ(a)および角度センサ(b)を利用した歩行速度の計測。(b)では姿勢変化を同時計測するために体幹に角度センサも設けてある。〔(a)は文献 20)の Fig.4 を参考にして作成，(b)は 21)の Fig.5 を改変〕

して，大腿部の開き角度を求め，下肢長を与えて歩幅を求めれば，1歩ごとの速度を算出できる[20]。同図(b)は，前述の長大ひずみゲージを利用して，歩行に伴う股関節および膝関節角度を検出し，やはり下肢長を与えて両関節角度から幾何学的に歩幅を求めている[21]。この方法では，図 4.12 と同様に体幹に角度センサを装着し，歩行速度とともに姿勢変化も計測できるようにしている。また，靴の中敷に感圧導電性ゴムを用いた接地センサを踵と爪先部に置き，踵接地から爪先離れまでの時間を検出して，走行速度を計測する試みもある[22]。これらの方法は計測精度に多少問題はあるが，歩行速度を無拘束的に連続モニタできる利点がある。

〔6〕 **その他の運動計測**

このほか，臓器や器官，特に腸管の運動計測の試みもある。体肢の容積変化を記録する水銀封入ひずみゲージ（3.2.2〔1〕項参照）を腸管に巻き付けて，腸管運動に伴う周囲長変化を抵抗変化として検出するものである。センサをサルに植え込み，1〜3か月間慢性的に使用できたとのことである[23]。

4.2.2 非接触形センサを用いた運動計測

非接触形センサを用いて運動計測を行う場合には，光や磁気，超音波などを手段として用いている。主な対象量は歩行パターン，ヒトの行動または位置，眼球運動などである。

〔1〕 歩行パターンの計測

ヒトの運動情報，特に歩行や走行パターンの計測には，写真撮影法，テレビカメラ法，最近ではディジタルビデオカメラを利用する方法などがあるが，簡便な写真撮影の場合，通常のシネ撮影のほかに，1枚のフィルムに多重露光する方法，定速度で移動するフィルム上に多重露光する方法などがある。シネ撮影で身体上の特定部位の変位あるいは回転角度を決定するには，各コマの空間基準点を一致させた上で，各点の位置を読み取る必要があり，煩雑となり，また基準点の計測誤差が運動の計測誤差に加わる。

静止フィルムに回転シャッタやストロボスコープを用いて多重露光する方法は，身体に反射体または発光体の点または線を取り付けておけば，点軌跡または線群として運動が記録され，1枚のフィルムから変位や回転運動を観測できる。しかし，反復動作などでは軌跡が重なり合って判別しにくいため，フィルムを定速度で移動させて記録する方法が便利である。

テレビカメラとビデオ信号処理によれば，シネ撮影と多重露光に相当する運動記録が得られる。図4.15(a)は歩行解析システム[24]の例で，歩行運動を側方からテレビカメラで撮影し，被写体に取り付けた反射マーカの軌跡を抽出してコンピュータに取り込む。光源には近赤外LEDを用い，テレビカメラには近赤外に感度をもつビジコンを用い，赤外フィルタで室内照明光を遮断してマーカを検出している。同図(b)は，マーカを頸部，肩，肘，手首，腰，膝，足首，踵および足先に取り付けて，30 Hzのサンプリング間隔でマーカ位置を検出し，直線でマーカ位置を結んで得られた運動記録図である。なお，反射マーカの代わりにLEDを身体に装着し，

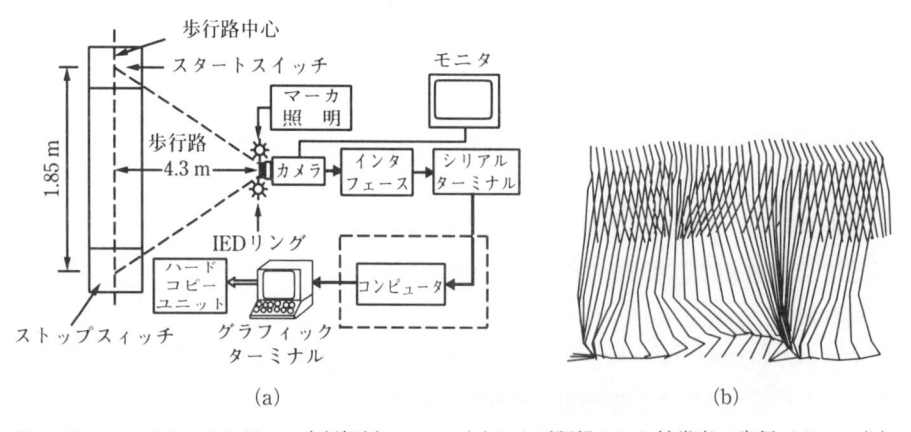

図4.15 テレビカメラを用いた歩行解析システム(a)および記録された健常者の歩行パターン(b)
〔(a)は文献24)のFig.2，(b)はFig.9を改変〕

半導体位置検出器[25]やCCD[26] (charge coupled device) を用いる試みもある。

3次元的な運動は，テレビカメラなどを2～3台用いることによってマーカ位置を算出して計測できる。複数個のセンサを使用する場合には，2次元の位置センサは必ずしも必要ではなく，1次元センサを3個用いれば，3次元の位置を決定して運動計測を行うことができる。**図4.16**は3個のCCD1次元センサを用いる方式で，円柱レンズによりそれぞれ一つの面を決定し，三つの面の交点としてマーカの位置を算出している[27]。

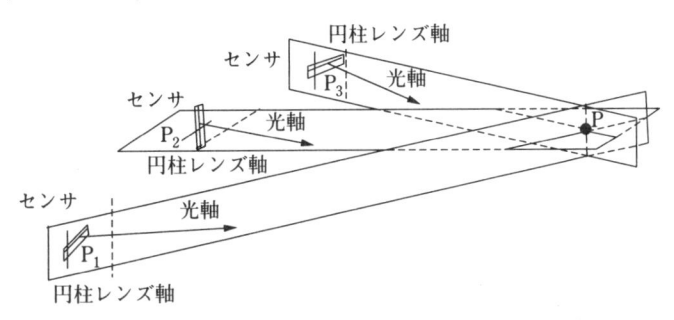

図4.16 3個の1次元位置センサを用いた3次元運動計測
〔文献27)のFig.1を改変〕

〔2〕 行動および位置の計測

比較的狭い空間の中で，ヒトの2次元的位置および行動を計測するには，前述の光を利用する方法以外に，超音波を利用することもできる。この場合，マーカの代わりに超音波発信器を装着することになるが，例えば**図4.17**のように，発信器を頭頂に付け，座標位置関係のわかっている3個の受信器に到達する信号の時間差から位置を算出できる[28]。テニスプレーヤの試合中の運動軌跡を求めるときなどに利用されている。

より広い空間でのヒトの位置を計測するには，電波を利用したり，自動車のナビゲーションシステムなどに用いられているGPS[†] (global positioning system) を利用することが考えられる。しかし，前者の方法は，最近の電波法の改正により，発信できる電波の強度が著しく制限されており，一般に用いることは困難である。この点，GPSを利用する方法は便利であり，実際に外出時の日常行動の記録[29]，あるいは徘徊者の定位計測[30]に試みられている。

一方，施設内あるいは在宅でのヒトの行動や居場所を，被測定者に煩わしさを与えず自然な状態で計測したいという要求もある。例えば老人ホームや特別養護施設などでは，施設内の適当な箇所にCCDカメラなどを設置して，被測定者の位置計

[†] 米国国防総省によって高度約21 000 kmに打ち上げられた人工衛星からの電波を受信して，地球上の現在地(緯度，経度，高度)を知ることのできるシステムで，民生利用にも開放されているが，国防上の理由から位置精度を低下させ，約30～200 m程度の誤差が加えられている。したがって，実際にGPSを位置計測に利用するには，地図上の位置で強制的に位置合せを行うマップマッチング法，または位置が既知な場所で定点計測を行って誤差情報を得，位置データを補正する方法 (differential GPS, D-GPS) が採られている。

122   4. 生体運動と力の計測

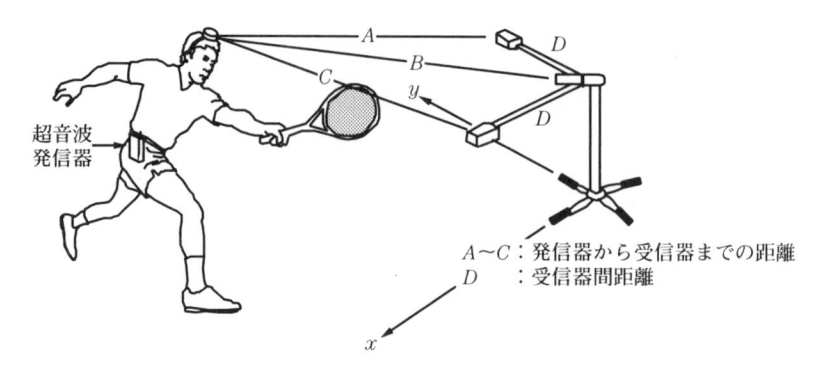

図4.17 超音波による位置計測〔文献28)の図1と図2を改変〕

測を行い，緊急事態の回避や徘徊保護モニタなどに利用されている．また，独居老人の安否確認などのためには，宅内での行動状態や居場所の確認などを計測することが有効である．簡便な方法として，焦電効果†（piroelectric effect）を利用した焦電形赤外線センサ（**図4.18**）を宅内の適当な箇所に設置すれば，人体からの赤外線放射を感知することによって居場所を確認することができる．実際，このような方法によって，在宅での生活行動パターンの計測が試みられている[31]．

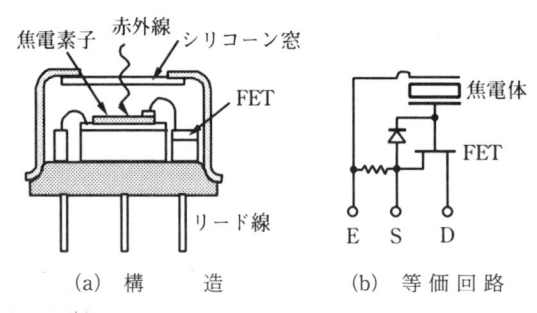

(a) 構　　造　　　(b) 等 価 回 路

図4.18　焦電形赤外線センサ

〔3〕　その他の運動計測

　生体内の運動を体外から検出する手段として，磁気的方法もよく利用される．永久磁石，鉄心あるいはコイルを対象に取り付けて，磁気センサとの結合状態の変化から，対象の変位または回転を検出する方法である．**図4.19**(a)は，マグネトメータ（magnetometer）と呼ばれる方法で，磁場発生コイルによって発生する磁界の強さを平行に置かれた検出コイルで検出するものである．磁界の強さはコイルからの距離の3乗に反比例するので，非線形であるが，距離変化が大きくなければ定量的な計測が可能であり，胸部や腹部の変位計測の試みがある[32]．また，未熟児の呼吸モニタの試みもあり，直径14 mm，厚さ10 mmのコイル2個を上腹部に左右対

---

† チタン酸バリウム，硫酸グリシンなどの圧電性を示す強誘電体は，電界を印加しない定常状態で自発分極して，その結晶表面は，通常，大気中の浮遊電荷をとらえて電気的に中性になっているが，これに温度測定対象から赤外線が照射されると，自発分極に変化が生じて電流が流れる現象．

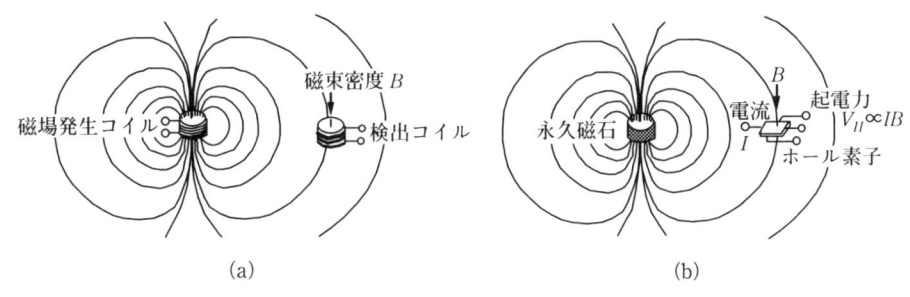

図 4.19 マグネトメータ(a)およびホール素子と永久磁石(b)による変位計測

称に装着し，一方に 3 kHz の交流を通電して他方で検出することにより，コイル間距離 15 cm のとき 1 mm 以下の変位まで検出できたという[33]。

図 4.19(b)は，検出コイルの代わりにホール効果†を利用したホール素子を用いる方法で，電界の強さに比例した起電力を得るものである。生体変位計測として，必ずしも非接触計測ではないが，膀胱収縮計測の試みがある。InAs ホール素子（大きさ $3.2×2.5×0.38$ mm）および直径 6.3 mm の円板状の永久磁石〔中心から 3.2 mm 側方で 10 G(10^{-3} T)〕を用い，実験動物の膀胱表面に近接して縫着使用したとき，変位 0.5〜3 mm の範囲で誤差 10 % であったという[34]。

このほか，上顎と下顎歯表面にホール素子と永久磁石を対向させて接着し，顎運動を記録した試み[35]，横隔膜の筋組織にホール素子と磁石を 15〜25 mm 離して縫着し，横隔膜運動を計測した試み[36]，また上瞼に永久磁石を取り付け，眼鏡にホール素子を固定して上瞼の変位を求めることにより，覚醒時と眠気発生時の瞬きの違いを評価した試み[37]もある。

眼球運動のような回転運動の計測にも磁気的方法が利用されている。**図 4.20**(a)は，一様な交流磁界中に置いたコイルに誘導される起電力が，磁界の方向に対するコイルの角度に依存することを利用し，コンタクトレンズ周辺に巻いたコイルによって回転角度信号を検出する方法である[38]。眼球運動は，垂直・水平回転と眼球軸のまわりの回転の三つの自由度があるため，外部磁界に位相の異なる 2 方向の磁界を用い，検出コイルは円環と 8 字形の二組のコイルを用いて，それぞれの信号の位相から三つの回転角度を弁別する。この方法は，検出コイルからの信号をリード線で導出しなければならないが，3 方向の角度が独立に得られ，角度分解能は約 15 秒であったという[37]。また，眼球にコイルを取り付け，コイルに誘導された電流によって発生する磁界を，外部検出コイルで非接触に検出する方法もある[39]。

図 4.20(b)は，眼球に環状鉄心を固定し，2 個の C 形コイルとの磁気的結合によるインダクタンス変化を利用し，眼球の回転に伴う鉄心の変位を非接触に検出する

---

† 電子の移動度の大きい半導体である InSb, InAs, GaAs などの材料（ホール素子）に電流 I を流し，電流と直角方向に磁界（磁束密度 B）を与えたとき，電流と磁界に直交する方向に起電力 V_H を発生する現象で，素子の厚さを d とすると，$V_H = R_H I B / d$ となる。R_H はホール係数と呼ばれ，半導体中のキャリヤ（電子）の密度を n，電荷を e とすると，$R_H = 1/(ne)$ であり，n 形半導体では負，p 形半導体では正の値となる。

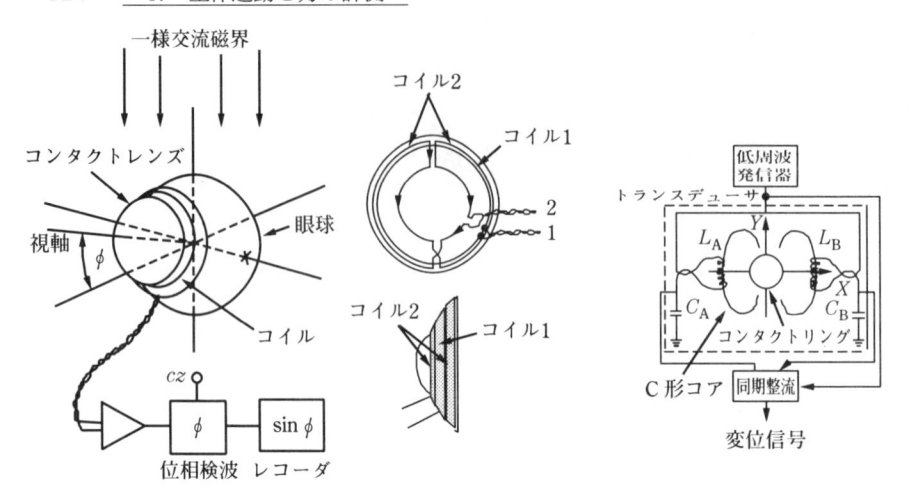

(a) 眼球コイルからの信号検出法　　　(b) 鉄心リングを用いた眼球運動計測法

図 4.20 磁気的方法による眼球運動計測
〔(a)は文献 38)の Fig.1 と Fig.8，(b)は 40)の Fig.2 を改変〕

ものである[40]。鉄心は直径 18 mm，厚さ 0.1〜0.25 mm，重さ約 0.1 gf であり，C形コイルに約 1 mH のコイルを用いて交流ブリッジを構成し，ブリッジを 3.5 kHz で駆動して，同期整流により変位信号を得ている。磁気回路の空隙約 4 mm のとき，角度分解能 0.01°であり，直線性は±40°の範囲で 4 % であったという[39]。この方法では回転方向の角度を検出しているが，検出コイルを追加設置すれば水平と垂直方向の回転に対応する出力を得ることができる[40]。

4.2.3　身体加速度の計測

加速度あるいは角加速度は，変位あるいは角度の 2 階微分，または速度あるいは角速度の 1 階微分として求めることはできるが，むしろ加速度は重りにかかる力，角加速度は慣性能率をもつ回転子にかかる力のモーメントとして直接検出する方が容易である場合が多い。

加速度センサは，移動体や構造物の振動や衝撃試験などに広く用いられ，最近では生体計測に適用できる小形軽量で高感度のものも市販されている。加速度計には，ひずみゲージ形と圧電形があり，前者は加速度の直流成分，すなわち重力加速度のような静的加速度成分の計測が可能であるが，ひずみ増幅器が必要となる。圧電形は直流成分の計測はできないが，出力が大きく，安価のものもあり，直流成分が不要の場合にはよく利用される。

〔1〕 **加速度センサの種類と原理**

図 4.21 は，加速度センサの構造例を示したものである。(a)，(b)はひずみゲージ形で，比較的高感度で低加速度計測用としては片持梁形の構造が用いられ，梁のたわみをひずみゲージで検出するものである。小形で高感度を得るには半導体ひずみゲージが用いられることが多い。(a)は単軸用で，センサの固有振動数による共

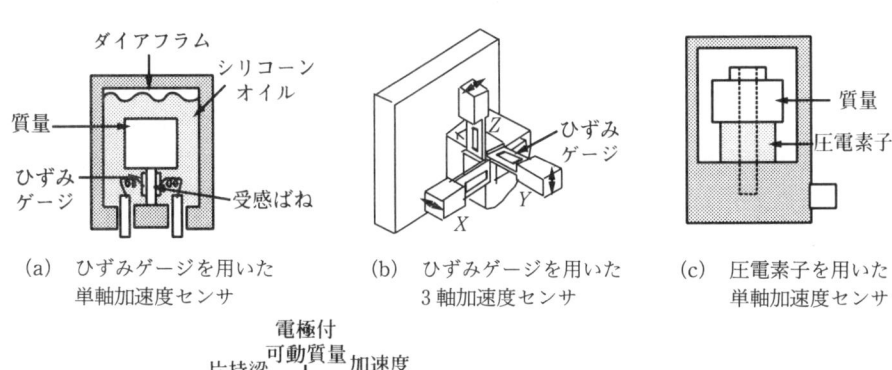

(a) ひずみゲージを用いた単軸加速度センサ
(b) ひずみゲージを用いた3軸加速度センサ
(c) 圧電素子を用いた単軸加速度センサ
(d) サーボ機構をもつ単軸加速度センサ 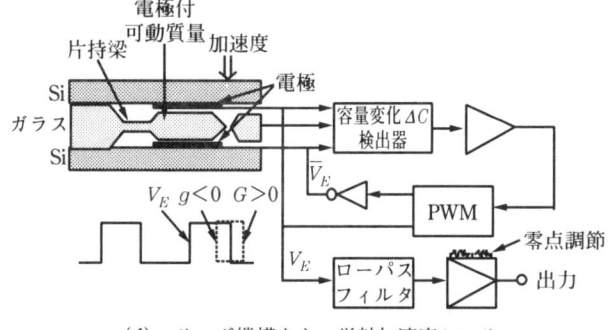

図 4.21　加速度センサの例〔(d)は文献 43)の Fig.1 を改変〕

振を防ぐため，シリコーンオイルを封入して制振するタイプのものを示した。2方向または3方向の加速度成分を同時計測したい場合には，単軸センサを2個または3個用いてもよいが，2軸または3軸加速度センサも製作されている。(b)は3軸加速度センサの一例で，計測範囲 0.005～50 g，大きさは1辺 13 mm の立方体，全重量 5 gf で，100 mg の重りを長さ 1 mm の片持梁で支持し，半導体ゲージでひずみを検出している[41]。

図 4.21(c)は圧電形のセンサで，重りにかかる力を直接圧電素子により起電力として検出するもので，圧電素子を片持梁として用いているものもある。片持梁方式では，梁の片面が伸び，他面が縮むことになるが，同方向の変形に対して互いに逆極性の起電力を発生する2枚の圧電素子を貼り合わせたものを用いると，起電力が同極性となって加算され，倍の感度が得られる。このような構造はバイモルフ (bimorph) と呼ばれる。市販の多くは共振周波数が 1 kHz 以上であり，生体計測に用いる場合にはローパスフィルタで共振を除くことができるので，機械的ダンパを用いる必要はない。しかし，低域の遮断周波数が比較的高いので，計測可能な周波数範囲を把握しておくことが重要である。

圧電素子の出力は，ひずみに比例して発生する電荷であり，その電荷が素子の電極間容量および付加回路の入力容量に蓄えられ，起電力として検出される。しかし圧電素子と入力回路のインピーダンスが低いと電荷が短時間に放電するので，周波数の低い成分の検出が困難となる。圧電形センサで 1 Hz あるいはそれ以下の低い周波数成分を検出したい場合には，容量フィードバックをもつ増幅器，いわゆるチ

ャージアンプを用いることが有効である。

ひずみゲージや圧電素子の代わりに，重りの変位を電気容量変化として検出する加速度センサもある[42),43)]。このセンサは，最近の微細加工と半導体技術により，超小形で高感度なセンサが製作できるようになり，大きさ $8.3 \times 5.9 \times 1.9$ mm，計測範囲 $\pm 0.1 g$ で，重り 14.7 mg，電極間隔 7μm，共振周波数 126 Hz のものもある[42)]。図 4.21(d) は電気容量形であるが，加速度による重りの変位を容量変化で検出し，この容量変化を打ち消すように重りに静電力を作用させて，重りが常に平衡位置となるのに要するサーボ制御信号の大きさから加速度を求めるものである[43)]。この方式のセンサは，重りの動きがないため梁部の破損などの問題もない。

角加速度は角速度を微分して得られる。直接計測するには複数個の直線加速度計を用いるか，角加速度を直接検出する方法があるが，生体計測ではあまり用いられていない。

〔2〕 加速度センサによる身体活動の計測

身体の上下動作による加速度は，身体の動きに伴うエネルギー代謝としての活動量（酸素消費量）と比較的よく相関することが知られており，したがって簡易な代謝モニタとして利用されている[44)]。また，直流成分が検出できる加速度センサを用い，身体活動とともに姿勢変化を同時計測する試みもある[29)]。

関節部の運動計測を正確に行う場合，回転運動も考慮する必要があり，前に述べた 3 軸加速度センサでも不十分なことがある。例えば，下肢の運動計測において，矢状面内の直線加速度および回転角加速度を計測するため，1 枚の基板上に 5 個の単軸加速度計を取り付けたものを脛骨に装着して用いたという報告がある[45)]。

加速度センサは，通常は 1 方向の加速度にのみ感度をもち，任意方向の加速度にはそれぞれの方向に対応した検出方法を採っている。しかし，ごく簡便な装置では任意方向に感度をもつセンサも用いられる。図 4.22 は手首の動きを計測するためのセンサで，セラミック圧電素子の一端にスプリング支持で金属の重りを偏心させて取り付けることにより，全方向の加速度に感度をもたせている[46)]。定量性は期待できないが，身体活動の定性的な評価には使用でき，また睡眠の判定に用いて脳波判定とよく対応する結果が得られたという[46),47)]。

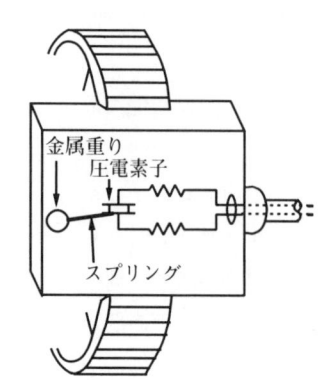

図 4.22 手首の動きの計測のための全方向加速度センサ
〔文献 46) の Fig.1 を改変〕

4.3 力の計測

 生体を対象とした力の計測には，筋の収縮力，骨格に発生する応力，床反力あるいは足底力，身体動揺による力の作用点の移動などがある。これらの計測には，一般のロードセルなどが使用されているが，筋収縮の実験などでは特殊なセンサが用いられ，またひずみゲージを生体組織に直接貼って，組織や骨格内の応力計測を行う方法もある。

4.3.1 筋収縮力の計測

 筋の長さを一定に保って収縮させる，いわゆる等尺性収縮のときの発生張力がしばしば計測量となる。このような張力の計測では，微小な変位は許されるので，弾性体の梁を用いて力を変位に変換して検出するのが一般的である。したがって，梁形力センサでは，計測しようとする張力に対して，許される範囲内で適当な変位が得られるものが必要となる。また，梁の材質は，塑性変形を起こさず，剛性が高く，熱膨張が小さいことなどが望ましいが，実際には，ステンレス鋼，リン青銅，ガラスなどが用いられている。

 いま筋標本の一端を固定し，他端を図 4.23 に示すような片持梁の自由端に取り付けたときのたわみは，梁の断面形状と材質で決まる。すなわち，自由端に力 F を作用させたときのたわみ δ は，梁の長さ l，弾性率（ヤング率）E，断面 2 次モーメント[†] I とすると

$$\delta = \frac{l^3 F}{3EI} \tag{4.1}$$

となり，断面形状と材質で決まる EI を曲げ剛性（flexural rigidity）という。すなわち，たわみは作用する力 F に比例し，梁の長さ l の 3 乗に比例し，曲げ剛性に反比例する。したがって，同じ材質の梁でも断面形状が変わればたわみは異な

$$\delta = \frac{4}{bh^3} \frac{l^3 F}{E} \qquad \delta = \frac{64}{\pi d^4} \frac{l^3 F}{E} \qquad \delta = \frac{64\, l^3 F}{\pi (d^4 - d_1^4) E}$$

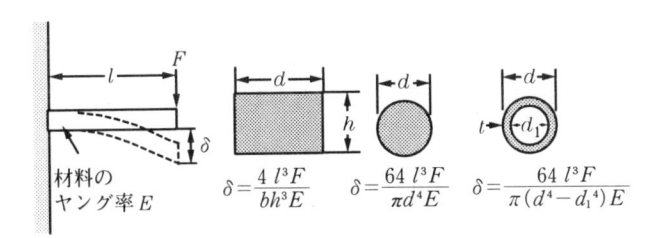

図 4.23 片持梁の断面形状とたわみ

[†] 梁のある断面内にとった任意の座標軸 O-y，O-z を考えるとき
 $I_y = \int z^2 dA$, $I_z = \int y^2 dA$ （積分は全断面にわたる）
 で定義される I_y，I_z を，それぞれこの断面形の y 軸および z 軸に関する断面 2 次モーメント（moment of inertia of area）と呼ぶ。

り，例えば図4.23に示したように，長方形断面では断面2次モーメントは $I = bh^3/12$，円断面では $I = \pi d^4/64$，円管断面では $I = \pi(d^4 - d_1^4)/64$ となる。ただし，$d_1 = d - 2t$ である。梁を設計・加工する場合，わずかな寸法の違いで大幅に感度の異なるセンサを製作できることがわかる。

〔1〕 筋標本の張力計測

筋生理学実験では筋標本が用いられる。大きい標本の作製が困難なこと，溶液中において拡散によって酸素供給を行うなどの理由から，長さ数mmの小さい筋標本について，数mgf程度の収縮力の計測が必要となる。したがって，力センサは高感度で変位の小さいこと，すなわち曲げ剛性が大きく，ドリフトが小さく，直線性がよく，また応答が速いことが要求される。梁のたわみの検出にはひずみゲージを用いる方法が多く，**図4.24**はその一例である。計測範囲は種々のものが用意されており，$0 \sim 5 \times 10^{-2}$ N($0 \sim 5$ gf)のものもある。ひずみゲージの代わりに電気容量変化を利用した試みもある[48]が，光を利用する方法[49],[50]が筋生理の実験にしばしば利用されている。

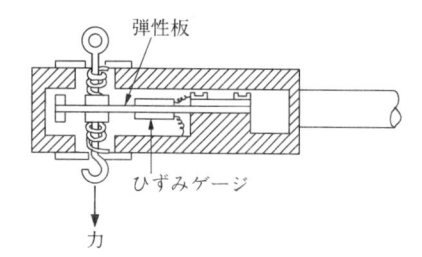

図4.24 ひずみゲージを用いた張力計
〔日本光電工業の資料より作成〕

図4.25は光を利用した張力センサで，(a)では片持梁にテーパを付けたガラス棒を用い，ガラス棒を通った光を2個のホトダイオードで感知して，その差動出力からたわみを検出するものである[49]。ガラス棒の長さとテーパの付け方で感度の異なったセンサを作製できるが，一例では計測範囲 $0 \sim 0.98$ N($0 \sim 100$ gf)，共振周波数6kHzとのことである[49]。(b)は，ばねで支えられたレバーの変位を遮光板により光ビームの光量変化として検出するもの[50]で，ばねの厚さにより感度の異なるものが得られる。例えば，厚さ0.08mmの黄銅ばねでは，計測範囲 $0 \sim 2.5 \times 10^{-4}$

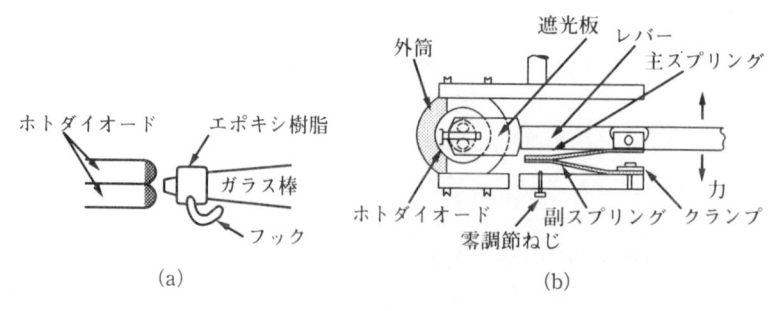

図4.25 光を利用した張力計
〔(a)は文献49)のFig.1，(b)は50)のFig.2を改変〕

N（0～2.55 mgf），共振周波数 21 Hz であったという[50]。

図 4.26 は，光源からの光が格子を介してばねで支持した反射鏡に入射され，反射鏡の微小な回転による光量変化が格子を介して光センサで検出される方式のもので，標本はばねに取り付けた棒の先に固定される[51]。ばねに長さ 10 mm，厚さ 0.102 mm の時計用ぜんまいを用い，棒の長さを 5 mm とした場合，0～$3×10^{-4}$ N（0～30 mgf）の範囲で，共振周波数 400 Hz であったという[51]。

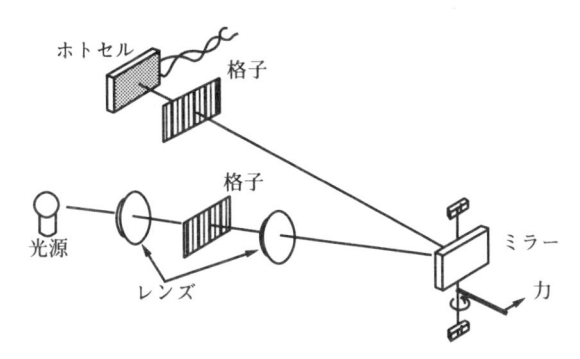

図 4.26　2 枚の格子を通過する光量を検出する方式のセンサ
〔文献 51) の Fig.1 を改変〕

〔2〕 生体内での筋収縮力の計測

心筋収縮力などを生体内で計測するために，張力センサを対象に固定する方法がある。図 4.27(a) は，U 形受感梁にひずみゲージを貼り，針を心筋に刺して心筋収縮力を計測するセンサである[4]。同図(b)は，心筋に縫着して使用する収縮力センサ[52]で，リン青銅板にひずみゲージを貼り，エポキシ樹脂でモールドされている。センサは薄く作られているので植込みに便利であり，2 N（200 gf）まで力検出できるという[52]。

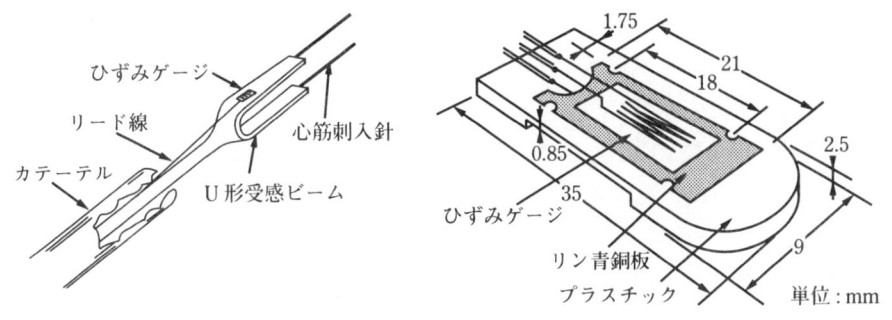

(a) 心筋刺入針を用いた心筋収縮力センサ　　(b) 樹脂にモールドされた心筋収縮力センサ

図 4.27　心筋収縮力センサ〔(a)は文献 4) の Fig.7，(b) は 52) の Fig.1 を改変〕

消化管運動の計測にも，張力センサを植え込んで長期間記録する方法が用いられる。図 4.28(a) に示すセンサは，厚さ 0.13～0.25 mm のベリリウム青銅板を 3×9 mm の帯状にしてひずみゲージを貼ったもので，これをシリコーンチューブに入れて絶縁し，腸管の管軸および周方向に縫着して使用された[53]。イヌを用いて

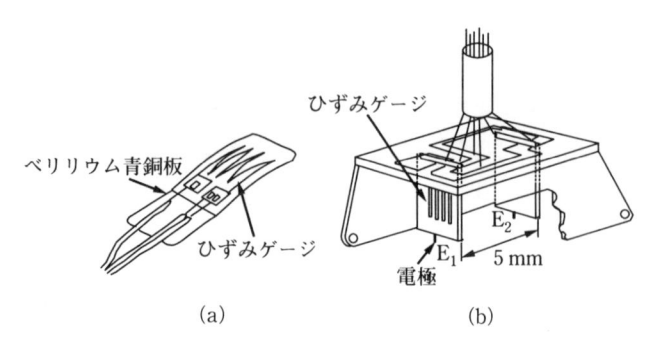

図 4.28 消化管運動計測用センサ
〔(a)は文献 53)の Fig.1, (b)は 54)の Fig.3 を改変〕

9〜24 日間使用でき，腸管運動時には 0.1〜0.3 N（10〜30 gf）の収縮力が記録されたという[53]。同図(b)も腸管運動の慢性的計測に用いられたセンサ[54]で，両面にひずみゲージを貼った 2 枚の薄い弾性板を腸管に垂直に装着して使用する。このセンサでは，腸管の活動電位も同時計測するため，薄板の下部に長さ 0.5 mm の Ag-AgCl 電極 E_1，E_2 を設置しており，腸管壁に刺入される。使用した弾性板の硬さは 7×10^{-2} N/mm であり，1 mm 程度の変位まで記録できるので，力として 7×10^{-2} N（7 gf）まで計測できる。しかし，この程度の力に対しては変位が大きく，むしろ等張性収縮に近い条件で計測していることになる。

4.3.2 骨表面応力の計測

体位変化や姿勢の保持，筋運動あるいは外力によって骨格に発生する応力を評価することは，生体力学の重要な課題であるが，骨内に発生する応力を直接に計測することは困難であり，骨にひずみゲージを貼って，ひずみから応力を求める方法が用いられる。ひずみから応力を求めるには，骨の弾性特性を知る必要があり，計測に用いたゲージ貼付の骨を摘出して試験機に固定し，応力-ひずみ線図を求め，計測されたひずみから応力を決定する[56),57]。

実験動物の脛骨，尺骨，脊椎などにひずみゲージを貼り，慢性的にひずみの記録を行った試みがある。ゲージには，温度補償形の箔ゲージを用い，まずポリイミドフィルムに挟んで防水用エポキシ樹脂で加熱硬化させる。次に，軟部組織を骨から剥離して骨表面を焼灼した後，クロロホルムメタノールにより脱脂し，滑らかな乾燥表面を作り，アンモニア水で中性化した後，イソブチル 2-シアノアクリレート接着剤をゲージと骨表面に塗り，約 1 分間指で圧迫して接着する[55]。この方法によって 3 週間以上のひずみ記録が可能であったという。

植え込まれたゲージの動作確認には，実験終了後に骨を摘出して，**図 4.29** のように，骨の一端を樹脂で固定し荷重を加えて特性を調べ，さらに植え込まれたゲージと同一部位に新たにゲージを貼って特性を比較している[55]。また，骨に貼ったゲージで骨のひずみが正確に計測されているか否かを調べるため，摘出した骨表面の

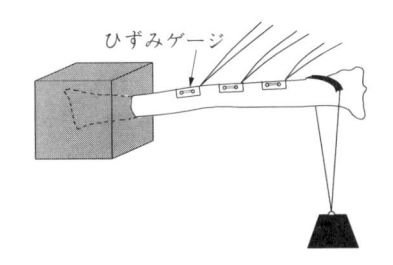

図 4.29 骨に貼ったひずみゲージの特性の評価法〔文献 55) の Fig.2 を改変〕

ゲージ長に相当する 2 点間の変位を光学的に計測した比較実験によれば，両者の差は平均 0.8 ％でよく一致したという[56]。

4.3.3 床反力および力の作用点の計測

床反力は，身体が床面に作用する力あるいはその反作用であり，作用と反作用は方向が反対で大きさは等しいことから，床側から床反力計（フォースプレート，force plate）を用いて計測する方法と，足底にセンサを装着して計測する方法がある。ただし，フォースプレートは静止座標系における力の成分が計測されるのに対し，足底力センサでは運動座標系から見ていることになり，床面と足底面との角度が変化する場合には，両者の力の成分は異なる。

一方，身体運動を伴わない，例えば平衡感覚機能の検査などでは，直立姿勢を保とうとしたときの身体の動揺を記録する方法が行われ，その装置を重心動揺計と呼んでいる。

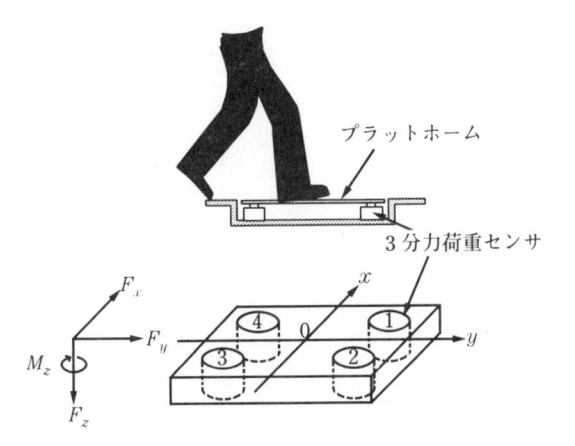

〔1〕 **フォースプレート**

フォースプラットフォーム（force platform）とも呼ばれ，当初は床面にかかる荷重を機械的な秤で計量する方法が用いられたが，最近では床の一部分に荷重センサ（load cell）を設置して，床面に作用する力を電気的に計測している。

フォースプレートは，**図 4.30** のように，床面の一部分を 3 分力成分が測れる 4 個の荷重センサで支え，それぞれのセンサ出力から，垂直と水平 2 方向分力，力の作用点，および垂直軸まわりのモーメントを求めるものである。

図 4.30 フォースプレート

いま，4個の荷重センサの位置を (x_i, y_i) $(i=1\sim4)$，それぞれのセンサで検出された力の x, y, z 成分をそれぞれ F_{xi}, F_{yi}, F_{zi} とすれば，x, y, z 方向の力の分力 F_x, F_y, F_z は

$$F_x = \sum F_{xi}, \quad F_y = \sum F_{yi}, \quad F_z = \sum F_{zi} \tag{4.2}$$

である。力の作用点の座標 $(\bar{x}, \bar{y})$ は，センサの検出点が床面より Δz だけ低いとすれば

$$\bar{x} = \frac{\sum F_{zi} x_i + F_x \Delta z}{F_z}, \quad \bar{y} = \frac{\sum F_{zi} y_i + F_y \Delta z}{F_z} \tag{4.3}$$

となる。Δz が十分小さければ（センサの検出点がほぼ床面と一致），右辺第2項を無視できる。また，垂直軸まわりのモーメント M_z は，力の作用点における x と y 方向の偶力の和から

$$M_z = \sum F_{yi}(x_i - \bar{x}) - \sum F_{xi}(y_i - \bar{y}) \tag{4.4}$$

となる。右辺2項目のマイナスは，y 座標がマイナスのとき，x 軸の正の方向の力がモーメントにプラスに作用するとしているためである。

このように，3分力荷重センサを4個設置することにより，力の3方向の成分，力の作用点の座標，および垂直軸まわりのモーメントを求めることができる。実際のフォースプレートに使用される荷重センサはひずみゲージ形が多いが，図4.31 に示すように，圧電形の3分力センサを用いたものもある。圧電形センサは純静的な荷重計測には使用できないが，チャージアンプを用いれば，運動計測に十分な時定数を得ることができる。

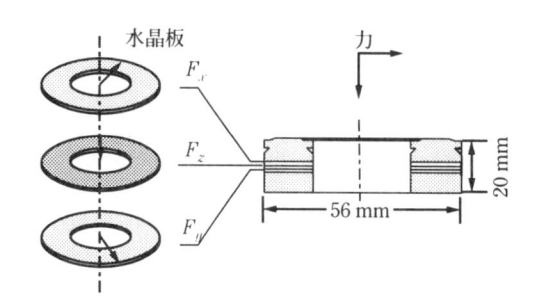

図4.31 圧電形3分力センサ〔Kistler 社の資料より作成〕

フォースプレートは，長さが 60 cm 程度であり，歩行解析では1ステップ分のデータしか記録できない。連続した歩行の計測を行うには，歩行路に複数個の床反力計を配置する必要があるが，計測が大がかりとなり，この場合には次に述べる足底力センサを用いる方法が便利である。

〔2〕 足底力センサ

足底にセンサを装着した靴(計装靴と呼ぶ)により，フォースプレートのように計測が特定の場所に限定されず，広い範囲で連続計測を行うことができる。最も簡単には，1方向の荷重センサを足底に1個あるいは2個取り付け，垂直荷重を計測する方法である。実際，靴底の前部と後部にひずみゲージ形荷重センサを取り付け，

4.3 力の計測

テレメータにより歩行時の足底力波形を記録した試みがある[57]。足底前部と後部の荷重が独立に得られ，その和が総荷重となり，フォースプレートで記録した垂直荷重波形とよく一致したという[57]。

足底力センサとしては，薄くて軽いものが望ましく，同様に垂直荷重成分のみの計測であるが，電気容量変化を利用したセンサの試みもある。図 4.32 に示すように，厚さ 3.8 mm で軟構造になっており，2枚の銅箔電極で挟んだ厚さ 2 mm のフォームラバーの容量変化から力を検出している[58]。センサは足底の前部と後部に設置され，電極面積はそれぞれ 80 および 65 cm^2 で，電気容量は無負荷～最大荷重（1 000 N）に対して，前部センサで 81.7～123.2 pF，後部センサで 61.3～106.5 pF に変化する。ただし，荷重が一部分に集中すると見かけ上感度が高くなり，荷重と容量変化は線形とならず，また誤差は 10 %/FS とのことである[58]。

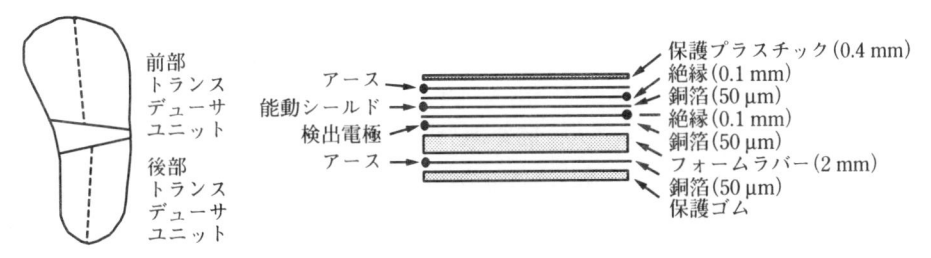

図 4.32 垂直荷重検出用容量形足底力センサ〔文献 58) の Fig.1 と Fig.2 を改変〕

床反力の3方向分力と回転モーメントを計測する足底力センサとして，図 4.33 (a)の方法が試みられた[59]。このセンサは，端で支持された十字形の弾性エレメントの中央に荷重が加わるようになっており，各梁の上下および側面に貼ったひずみ

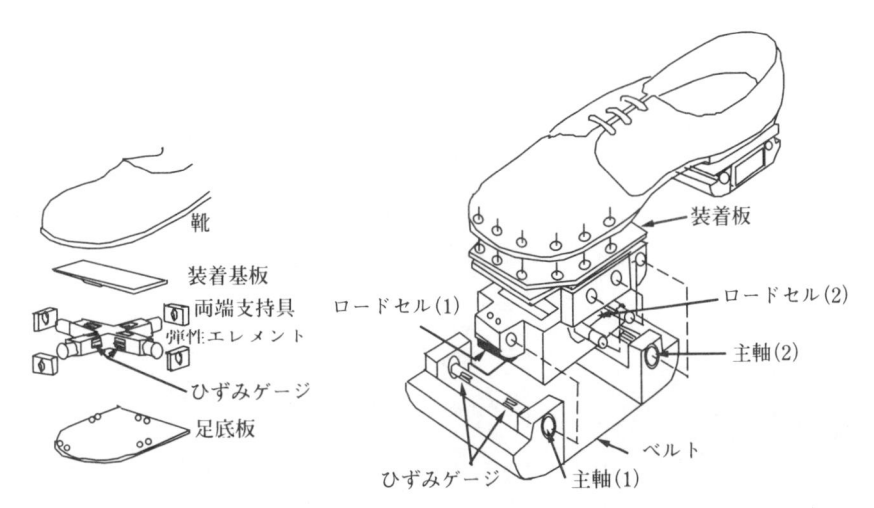

(a) 足底力の3方向分力および回転モーメントを検出するセンサ

(b) 床面を基準とした3次元床反力センサ

図 4.33 3次元計装靴〔(a)は文献 59) の Fig.3，(b)は 60) の第2図を改変〕

ゲージにより，垂直，前後，側方の各分力と各軸まわりのモーメントを同時に計測できるものである。また，ポテンショメータ形角度計により足関節の前後・側方角度および足底の2個のセンサとの相対角度の記録も同時に行っている。しかし，この計装靴システムでは，センサ軸と床を基準にした座標軸との相対角度を求めていないので，フォースプレートの記録とそのまま対応していない。

図4.33(b)は，床反力の床を基準にした座標系の成分を直接計測する3次元床反力計装靴である[60]。床に接する面にベルトで連結された2個の回転ブロックがあり，回転モーメントを荷重センサで検出することにより，踵接地から爪先離れまでの角度によらず前後方向の水平分力が計測できる。またブロックの回転主軸にひずみゲージを貼り，総荷重を検出している。さらに，側方分力は，センサ上部の2個のブロック間の側方荷重を荷重センサで検出するようになっている。足底と床面との角度が90°以内であれば，3%以内の誤差で3分力を計測でき，階段昇降や坂道歩行などの歩行解析に利用された[60]。

一方，足部の外科的矯正やその後のリハビリテーションなどでは，足底力分布を計測することが行われる。種々の試みがあるが，**図4.34**はその例で，(a)は小形高容量の荷重センサ〔直径10 mm，高さ6.7 mm，荷重範囲0〜2 000 N (200 kgf)〕を中敷の前・中・後部に計10個設置したもので，各センサからの出力を半導体記

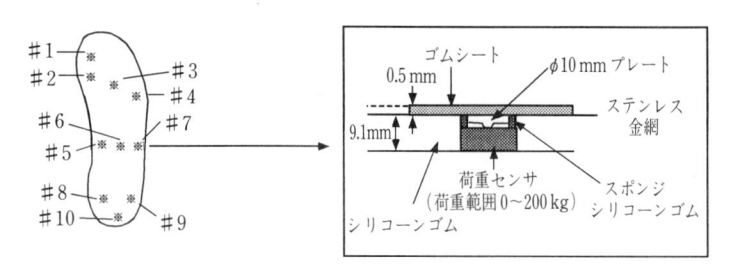

(a) 荷重センサを利用した足底力分布計測

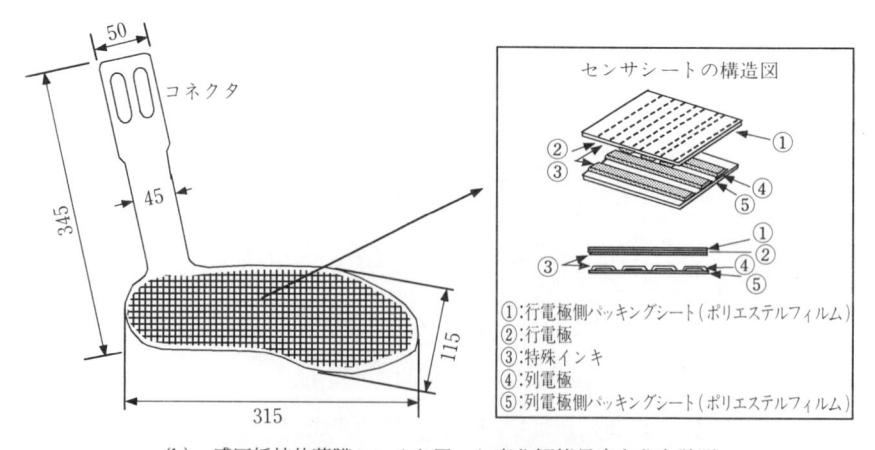

(b) 感圧抵抗体薄膜センサを用いた高分解能足底力分布計測

図4.34 足底力分布計測用中敷の例
〔(a)は文献61)のFig.1とFig.4を参考にして作成，(b)はニッタの資料より作成〕

録素子に収録する方式を採って，携帯形装置としている[61]。(b)は，さらに細かい足底圧分布を計測できる中敷センサで，感圧抵抗素子をマトリックス状に薄膜形成し，最大1260点（面分解能5mm）の圧検出が20〜480kPa（0.21〜4.9kgf/cm²）の範囲で可能であり，センサシートも薄く（約0.15mm）作られている[62]。

また，計装靴タイプではないが，野球やゴルフなどのスポーツ訓練などに利用する目的で，足底面に及ぼす圧力分布を計測するシステムも開発されている。図4.35はその一例で，プレート（320×320mm）面上に電気容量形の感圧マトリックスセンサ（検出点数64×64＝4096点）を形成し，足底面圧力分布を計測するものである。圧力計測範囲は最大で4900kPa（50kgf/cm²）のものがあり，動作に伴う足圧分布変化を動画像表示している。

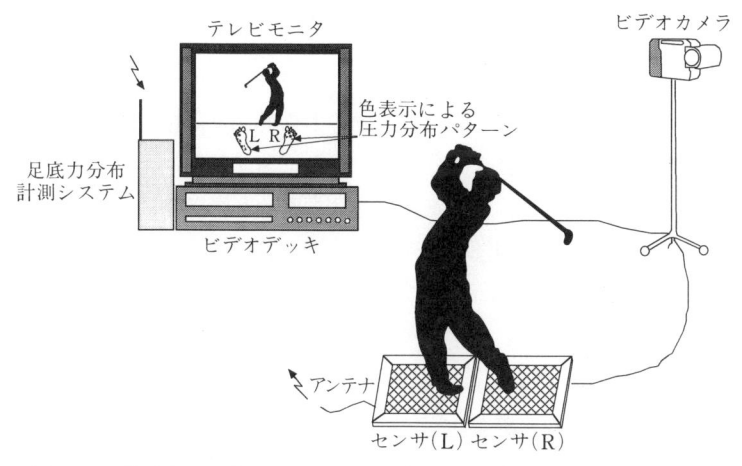

図4.35 静電容量形感圧マトリックスセンサを用いた圧力分布計測システム
〔横浜システム研究所の技術資料より作成〕

〔3〕 重心動揺計

身体動揺の計測には，重心動揺計（stabilometer or posturograph）が用いられ，前述のフォースプレートや足底面圧力分布装置を利用することができる。しかし，身体動揺の記録だけを行うには，図4.36に示すように，3個の荷重センサを用いて，力の作用点の座標を求め，X-Yレコーダにその軌跡を記録する方法が汎用されている。

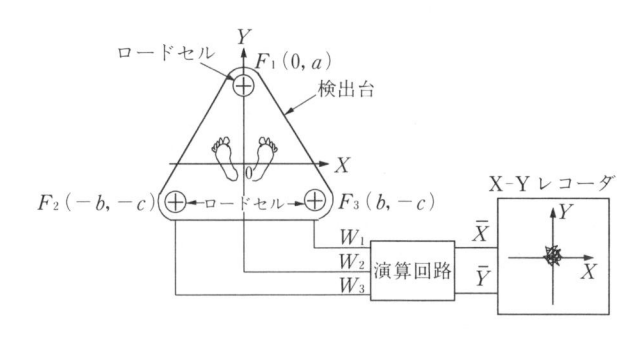

図4.36 重心動揺計

力の作用点の座標 $(\bar{x}, \bar{y})$ は，式(4.3)よりまとめられる。すなわち，センサの検出点を足底面と同じと考え，センサ位置を図4.36のように Y 軸に対して対称な配置をとれば

$$\bar{x} = \frac{b(F_3 - F_2)}{F}, \quad \bar{y} = \frac{aF_1 - c(F_2 + F_3)}{F} \tag{4.5}$$

となる。ただし，$F = F_1 + F_2 + F_3$ である。この座標位置は，静的には重心位置，すなわち重心直下の座標と一致する。したがって，緩慢な身体動揺に対しては，重心位置の変動軌跡と考えられ，この軌跡を計測する装置は一般に重心動揺計と呼ばれている。しかし，身体が加速度を伴って運動する場合には，重心位置と力の作用点は一致しないことに注意する必要がある。

4.4 生体振動および音の計測

生体から発生する振動および音の計測は，原理的には運動や力の計測と同様であるが，微弱な信号のため，体外から雑音の影響を受けたり，またセンサ装着により生体の機械的特性に変化を及ぼす場合もある。このため，生体振動や音の計測には小形，軽量のセンサと雑音対策を考慮した計測技術が使われている。

4.4.1 振戦の計測

振戦（tremor）あるいは心拍動に伴う振動は，可聴周波数以下の振動現象であり，その計測には，加速度センサを用いる方法と，磁気的または光学的に非接触で行う方法がある。小形，高感度で，低周波特性のよい加速度計として，ひずみゲージ形や圧電形のものがあるが，バリアブルレラクタンス形がよく利用されている[63),64)]。このセンサは，図4.37に示すように，ばねで支持された重りに作用する力を変位に変換して，2個の磁気回路の磁気抵抗変化から加速度を検出している。振戦計測用センサとしては，重さ2.5gfで，0～100Hzまで平坦な周波数特性をもち，雑音レベルは 4×10^{-3} g という[64)]。センサは，手指，手首，膝などに直接粘着

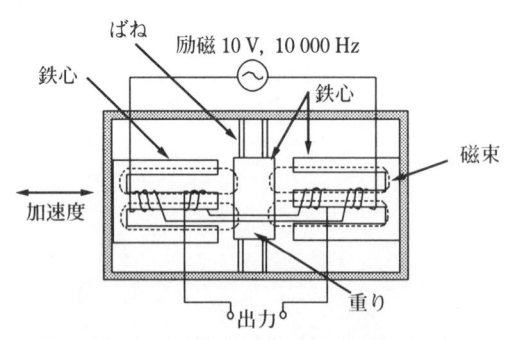

図4.37 バリアブルレラクタンス形加速度センサ
〔文献63)の Fig.4.23を改変〕

テープなどで固定するのが通常である。

センサの校正は，直流成分まで計測できるものでは，鉛直および水平に置いたときとの差を$1g$とすればよいが，周波数特性が平坦でない場合や圧電形のものでは，直線書きペンレコーダのペンにセンサを取り付けて定振幅振動を与え，出力との関係から校正する[65]。

非接触で振動を検出するには，**図4.38**(a)のように，生体に小形の磁石を装着しておき，磁石の動きによって検出コイルに誘導される起電力を計測する方法がある[66]。磁石の重さは150 mgfで，コイルは直径17.8 cm，巻数16 000回のものを用い，感度は$32.5\mu V \cdot mm^{-1} \cdot s^{-1}$であったという[66]。ケージに入れたラットの振戦計測，手指に磁石を取り付けたパーキンソン病患者の振戦の計測に用いられた。また同図(b)は，光を用いて胸壁の振動を検出する方法で，送光ファイバによる照射範囲Aと受光範囲Cの重なる有効面積Bが，対象面との距離により変化することを利用し，変位を光量変化として検出している[67]。ファイバ間隔1.5 mm，対象との距離4〜6 mmでほぼ直線的出力が得られたという。

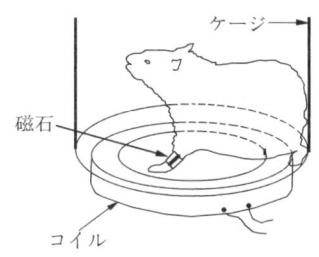

(a) 小動物の振戦の計測のための磁石とコイルを用いた方法

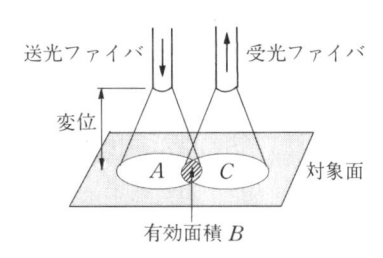

(b) 胸壁振動の光学的検出法

図4.38 生体の振動計測の例〔(a)は文献66)の Fig.1，(b)は67)の第1図を改変〕

このほか，マイクロ波を生体に照射し，その反射波の位相が体表の動きによって変化することを利用する方法も試みられた[68]。50 cm離れた位置での計測では，3μm〜4 mmまでの変位量を検出でき，保育器内の新生児の呼吸や心拍動による振動を良好に計測できたという[68]。

4.4.2 心音および呼吸音の計測

心音や呼吸音などの可聴周波数帯域の振動は，聴診器を用いて音として聞くことができるが，マイクロホンなどを用いることにより，信号処理や客観的な表示なども可能となる。

心音は，心腔内の急激な圧変化によって弁が開閉するときに発生する持続時間の短い音（狭義の心音）と，血流によって発生する持続性の音（心雑音）とを含む。心音の検出には心音マイクロホンが用いられるが，その特性として心音の周波数範囲（図4.1参照）をカバーするように20〜800 Hzの範囲で±10 dBの応答をもつことが望ましいとされている[69]。マイクロホンには，**図4.39**に示すように，直接

138   4. 生体運動と力の計測

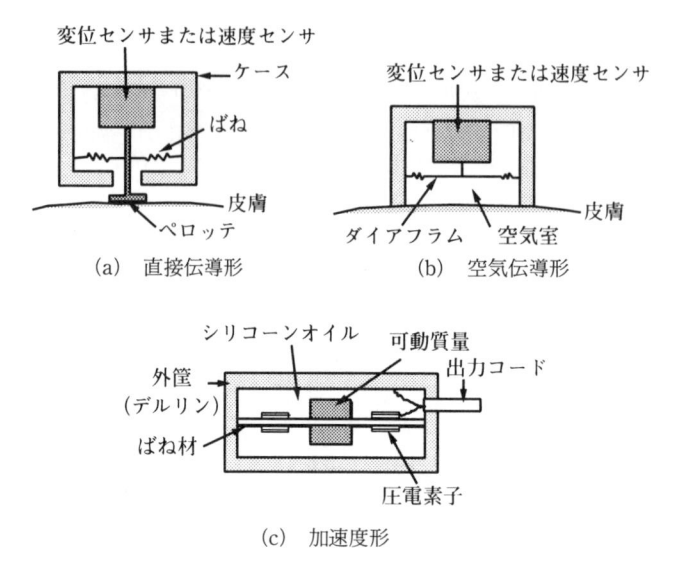

図4.39 心音マイクロホンの基本構造

伝導形，空気伝導形および加速度形がある。

　直接伝導形は，図4.39(a)のように，体表に接触させるペロッテと呼ばれる部分と，その変位または速度を検出するセンサ（前者は圧電形，後者は可動コイル形が多い）からなっており，50～500 gfの力で体表に押し当てた状態で使用する。本体の固有振動数が心音の計測範囲よりもかなり低くなるように，本体の重量は100～1 000 gfと重くしている。

　空気伝導形は，図4.39(b)のように，組織の振動を空気室内の空気の振動として検出するもので，押し当て方が特性に影響を与えることはなく，取扱いが容易であるが，外部雑音の影響を受けやすい。雑音の影響を防ぐには，空気室の体積をできる限り小さくするのがよい[70]。

　加速度形は，図4.39(c)のような構造で，小形で高感度の加速度計であり，粘着テープなどで体表に固着して使用する。ひずみの検出には，圧電素子のほかに半導体ひずみゲージを用いたものもあり，重量2 gf，固有振動数2～3 kHzのものがある[71]。

　一方，呼吸音は，気道内の空気の流れによって発生する音で，喘息のように気道狭窄を伴う呼吸器疾患の診断には有用な情報である。呼吸音の周波数成分は，健常者では140 Hz前後に鋭いピークをもち，400 Hz以上の成分はないが，喘息患者では800 Hz程度までの周波数成分をもつ[72]。呼吸音の検出には心音マイクロホンを使用することができるが，振幅の小さい信号まで検出する必要があることから，ダイナミックレンジの広いことが要求される。

　呼吸音計測用として特別な仕様のマイクロホンを製作することは少ないが，一例として，図4.40のような空気伝導形のプローブが製作された[72]。マイクロホンは

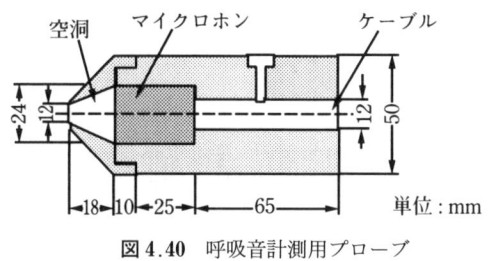

図 4.40 呼吸音計測用プローブ
〔文献 72)の Fig.2 を改変〕

無指向性のコンデンサマイクロホンを使用している。その特性は，2.6 Hz～8 kHz の範囲で±2 dB 以内，ダイナミックレンジは 133 dB であり，マイクロホンを手で保持して呼吸音を計測している。なお，呼吸音は雑音様の波形であり，そのまま波形表示してもわかりにくいため，周波数分析した結果を表示する方法も採られている。

5 体温および熱流の計測

5.1 計測対象と計測条件

5.1.1 熱的諸量の単位

温度の単位は，SIではケルビン（K）および度（℃）で，0℃＝273.15 K であり，温度差の表示は K でも ℃ でもよく，数値は等しい。また，温度係数を表すのに K^{-1}（毎ケルビン）または $℃^{-1}$（毎度）のどちらでもよい。熱量の単位は，従来はカロリー（cal）またはキロカロリー（kcal）が用いられていたが，SIではジュール（J）であり，両者の換算は計量法では，1 cal＝4.186 05 J である。その他の熱的諸量の主なものは，表5.1のような固有の名称をもつ組立単位が用いられる。

表5.1 熱的諸量の単位

量	名　称	記　号
熱　流	ワット	W（＝1 J/s）
熱流密度	ワット毎平方メートル	W/m²
熱容量	ジュール毎ケルビン	J/K
	ジュール毎度	J/℃
熱伝導率	ワット毎メートル毎ケルビン	W/(m·K)
	ワット毎メートル毎度	W/(m·℃)
熱伝達係数	ワット毎平方メートル毎ケルビン	W/(m²·K)
	ワット毎平方メートル毎度	W/(m²·℃)
比　熱	ジュール毎キログラム毎ケルビン	J/(kg·K)
	ジュール毎キログラム毎度	J/(kg·℃)

5.1.2 計測の対象と条件

発熱に関する情報，患者監視，温熱療法，悪性腫瘍による局所熱的異常などのために，いろいろな部位での臨床体温計測が行われる。また，体温調節機構の解析，温熱や寒冷刺激に対する応答と適応，生体リズムなどの生理学研究においても体温計測が必要となる。計測対象は，体内深部の温度，皮膚温，組織温，体表からの熱流などである。

〔1〕体　　温

ヒトおよび他の恒温動物の体内深部の温度は，部位により若干の差はあるが，体温調節機構によってほぼ一定に保たれ，その温度を核心温（core temperature）と呼んでいる。臨床において体温（body temperature）というと核心温を指すが，

中枢温と呼ぶこともある。

核心温の変動は，体温調節が正常の場合には小さく，発熱時でも核心温が高いレベルでほぼ一定に保たれる。したがって，体温計測は狭い温度範囲で高分解能が要求される。核心温の温度範囲は，35〜40℃であり，体温の最も低下する早朝安静時から，体温の最も上昇する発熱時あるいは激しい運動時まで，ほぼこの範囲に入る[1]。分解能は，一般検温用で0.1℃，基礎体温計測の目的のいわゆる婦人体温計測で0.05℃とされている。また，計測値の絶対精度は，0.1℃以内の誤差であることが望ましいとされている[2]。なお，低体温手術時や高体温治療時，あるいは事故性低体温などの場合，体温調節機能が抑制あるいは能力の限界を超えるため，核心温は大幅に変化することがある。このような場合には，通常の体温計測範囲では不十分であり，計測範囲の広い体温計が必要となる。

体温計測の応答性については，体温センサ自身の応答特性と，連続的な体温計測における体温の変動に対する指示値の応答を考える必要がある。通常は，対象組織の熱容量がかなり大きく，組織温度が平衡に達するまでの時間がはるかに長い場合が多く，センサの性能よりむしろ計測部位あるいは計測条件によって応答性が決まると考えられる。

〔2〕 皮 膚 温

皮膚温は部位による違いが大きく，また環境条件によっても左右される。生理学では体表の温度を代表する量として，平均皮膚温（mean skin temperature）が用いられる。すなわち，体表を多くの領域に分け，各領域内では一様な温度 T_i であるとし，各領域の面積を A_i，体表全面積を A_b としたとき，平均皮膚温 $\bar{T}_s$ は

$$\bar{T}_s = \frac{\sum_i A_i T_i}{A_b} \tag{5.1}$$

と定義する[3]。実際には，体表全体にわたって皮膚温を細かく計測するのは困難なので，3〜15点の皮膚温に重み W_i をかけて加えた値を平均皮膚温としている。すなわち

$$\bar{T}_s = \sum W_i T_i \tag{5.2}$$

とする。代表点の選び方や重みのとり方について異なった方法が提案されているが，環境温などの条件の広い範囲で比較した報告によれば，85％以上の計測例において，1℃以内の誤差で平均皮膚温の値が一致したとのことである[4]。

皮膚温は，少なくとも核心温と環境温の間で変動することが考えられるが，発汗時には皮膚温は環境温より低くなることがあり，原理的には露点付近まで低下することも考えられる。また，温熱負荷や寒冷負荷によりさらに広い範囲で変動することもあるので，その計測範囲は，例えば0〜50℃という広い温度範囲の計測器が必要となることがある。

体表の温度分布は，皮膚血流の異常や産熱異常などを反映することがあり，診断に有用な情報である。特に，体表温度分布を視覚的に表示するサーモグラフィは，

これらの異常を診断する簡便な方法として広く用いられている。例えば，乳癌スクリーニングでは，熱的異常として認められる温度差は1℃[5]あるいは2.5℃[6]程度である。

〔3〕 組 織 温

組織内の局所温度計測も，ハイパサーミアなどによる温熱治療の臨床や生理学研究に必要となる。組織局所の熱的定常状態の温度は，局所の産熱と周辺組織および血液との間の熱輸送によって決まると考えられる。したがって，熱産生の多い組織では，周辺の組織および血液温より高い温度となる可能性がある。この場合，血流によって熱が奪われるし，また産熱を増すには酸素の供給を増す必要があるので，それには多くの血流が必要となり，この血流による冷却効果が加わり，無制限に組織温が上昇することはない。

動脈血中の酸素は容積百分率で約20％であり，1 l の酸素による産熱は約21 kJ (5 kcal) なので，動脈血中の酸素を全部代謝に利用しても，血液の温度は1℃しか上昇できない。したがって，代謝の盛んな臓器でも温度差は高々1℃以内と推測される。実際に，自転車エルゴメータ負荷時の四頭筋の温度上昇は最大0.95℃であったという報告がある[7]。しかし，悪性腫瘍の組織温が動脈血温より1～2℃高いという報告もある[8]。

ハイパサーミアによる癌治療では，組織温の計測が重要である。効果的な治療には，組織温を約43℃に保つ必要があり，この温度は正常細胞が破壊されない臨界温度とされ，またこの温度より若干低い温度では癌細胞に対する熱効果がないので，温度計測における0.5℃の誤差は重大な問題となる。Christensen[9]によれば，ハイパサーミアにおける温度計測範囲は20～55℃で，誤差0.1℃以内，空間分解能1 cmが要求されるという。

〔4〕 熱　　流

体表からの熱放散の検出には熱流計が用いられる。熱放散は，皮膚温，環境温，湿度，体表周辺の風速や体表の被覆状態などによって大幅に異なる。モデル実験では，室温22℃において，35.7～37.6℃の物体表面からの熱流密度は，無風状態において乾燥した布で覆った場合，約3.7 W/m^2 であるのに対し，濡れた布で覆って風を送った場合には47 W/m^2 であったという[10]。外気温が低い場合にはさらに大きな熱流密度が生じることがあり，熱流計としては数～数百 W/m^2 の計測範囲が要求されると考えられる。

5.2　生体の温度計測

図5.1は臨床で行われる体温，すなわち核心温の計測部位を示す。体内深部においても部位差があり，また同一部位でも計測法によって異なった値が得られる場合もある。そこで，各種の検温法の比較評価を行うことが重要であるが，対象や計測

図5.1 臨床に用いられる核心温の計測法

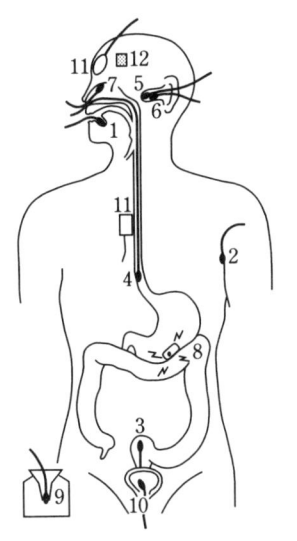

1：口内温
2：腋窩温
3：直腸温
4：食道温
5：鼓膜温
6：外耳温
7：鼻腔温
8：消化管内温
　　（ラジオカプセルによる計測）
9：尿　温
10：膀胱温
11：前額あるいは胸部深部温
　　（熱流補償プローブによる計測）
12：前額皮膚温

条件によって評価が異なり，どの程度の精度で核心温とみなしてよいかを示すことは難しい。したがって，少なくとも同一の計測法で得た体温について比較することが望ましい。体温計測に用いられる主な接触形センサと核心温計測法などの概要について以下に記す。

5.2.1　接触形温度センサ

〔1〕　サーミスタ

サーミスタ（thermistor）は thermally sensitive resistor の略であり，ニッケル，マンガン，コバルトなどの遷移金属酸化物の複合焼結体で構成された半導体温度センサで，大きな負の温度係数（negative temperature coefficient, NTC）をもつ[†]。絶対温度 T_0，例えば 0 °C における半導体の抵抗を R_0 とすれば，温度 T における抵抗 $R(T)$ は次式で表される。すなわち

$$R(T) = R_0 \exp\left[B\left(\frac{1}{T} - \frac{1}{T_0}\right)\right] \tag{5.3}$$

ここで，B は材料によって決まる定数で，サーミスタ定数と呼ばれ，通常のサーミスタでは 1 500〜6 000 K の値である。また，サーミスタの温度係数 α は，$\alpha = (dR/dT)/R = -B/T^2$ と定義され，例えば，$B = 4\,000\,\text{K}$，$T = 300\,\text{K}$（$= 27$ °C）では，$\alpha = -0.044/$°C となる。

サーミスタの形状は，ビード形，ディスク形，チップ形などがあり，0 °C の抵抗

[†] チタン酸バリウムに微量のランタンやセリウムを入れた焼結体は著しい正の温度特性をもち，NTC サーミスタに対し PTC（positive temperature coefficient）サーミスタあるいはポジスタと呼ぶ。また，バナジウム酸系の焼結体の CTR（critical temperature resistor）は負の温度係数をもち，温度変化に対する抵抗変化はより急峻となる。これらは温度センサとしてはあまり用いられず，温度スイッチとして用いられることが多い。

値6～60kΩ（37°Cで15～150Ω）のものがあり，高温計測用のものでは常温で1MΩのものもある。図5.2(a)は，直径0.8～3mmのビード形サーミスタをガラスに封入させたもの，(b)は絶縁のよいリード線をセンサ部につなぎ，リードの接合部を接着剤で絶縁し，さらに保護管に入れたもので，各種寸法の計測用プローブが市販されている。応答特性は，センサ形状および周囲の媒質で異なり，(a)のものでは空気中で3～7秒，水中で0.1～0.2秒，(b)のものでは，例えば直径1mmのカテーテル形では空気中で3～4秒，水中で0.7～0.8秒である。

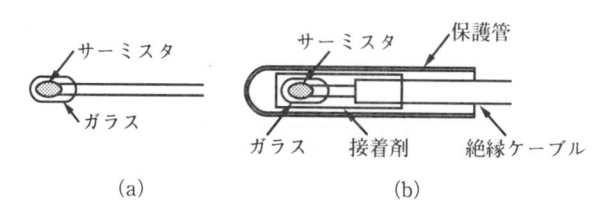

図5.2 サーミスタ温度センサの構造

〔2〕 熱 電 対

熱電対（thermocouple）は，温度差に応じて生じる起電力によって温度計測を行う素子である。図5.3(a)のように，2種の金属導線A，Bの両端を接合して環状回路を作り，接合点を異なった温度T_1，T_2にしたとき，回路に起電力を生じ電流が流れることを利用したものである。この現象はゼーベック効果（Zeebeck effect）と呼ばれ，ペルチエ効果[†1]（Peltier effect）とトムソン効果[†2]（Thomson effect）の複合で生じる現象である。例えば，金属Aには負，Bには正に帯電する金属をとり，接点温T_1を高温（測温側），T_2を低温（基準温）とすれば，接触電位差は高温側で高くなる。各導線内は電気良導体であるため電界は同一であり，したがってこの電位差により，高温接点ではBからAに，低温接点ではAからBに，導線A内では高温から低温側に，導線Bでは低温から高温側に電流が流れる。

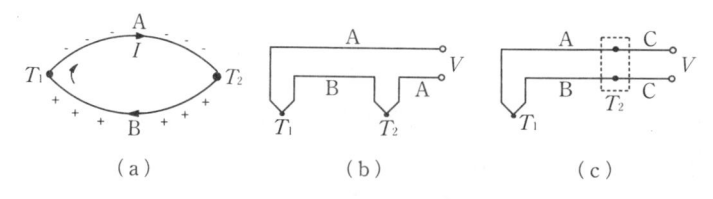

図5.3 熱電対温度計の原理(a)と接続法(b)，(c)

実際の温度計測は，通常は図5.3(b)あるいは(c)のように接続し，熱起電力を電圧計で計測する。この場合，高温接点T_1を測温用とし，低温接点T_2は基準温度，例えば0°Cに保つ。熱起電力の大きさは，接点の温度と2種金属の材質で決まる。

[†1] 異種金属の接点を通し通電すると，接点で熱の吸収，発生が起こる現象。これは自由電子が運ぶ熱流と電流の比（ペルチエ係数という）が両導体で異なるために起こる。
[†2] 導線各部に温度勾配があるとき，電流を流すと熱の吸収，発生が起こる現象。単位時間に発生する熱量は電流と温度差の積に比例し，その比例係数をトムソン係数または電気比熱という。

(c)の回路では，T_2 側の二つの接点が等温であれば，金属 C の材質にはよらず，金属 A，B のみで起電力が決まる。

一般に，測温接点の温度と熱起電力の関係は線形でなく，また同じ温度差でも基準接点の温度が違うと起電力は異なる。しかし，基準接点を一定温度に保った条件下で，狭い温度範囲ではほぼ線形とみなすことができる。熱電対の感度は，20～40 °C において銅-コンスタンタンで約 41 μV/°C，クロメル-アルメルで約 40 μV/°C，白金ロジウム（Pt 87 %，Rh 13 %）-白金で約 6.05 μV/°C である。基準温度を 0 °C としたときの各温度における起電力値は，起電力表として与えられている（例えば丸善の理科年表や朝倉書店の物理定数表など）。

基準接点を定温に保つのに氷水や特殊な装置を用いることは煩雑で好ましくない場合，計測器内部で補償を行うことが可能である。すなわち，図 5.3(c) の回路で，T_2 の温度を検出して，T_2 と起電力 V から T_1 を算出する。温度計測範囲が狭いときには，熱電対の感度は一定とみなせるので，T_2 をサーミスタなどで検出し，起電力 V に対する温度差 ΔT を加えた温度を T_1 とすればよい（$T_1 = T_2 + \Delta T$）。このような方法で，基準接点温度の補償回路を内蔵している IC 素子も市販されている（例えば Analog Device 社の AD 594/595）。

熱電対素線は，各種の線径のものが市販されており，25 μm 程度のものもある。リード線との接合は，溶接やはんだ付けによって接点を製作して使用する。**図 5.4** は微小熱電対の例で，(a) は，電解研磨によって先端径 1 μm の円錐状にした白金線をガラスマイクロピペットに挿入し，先端のみ露出させて側面は薄くガラスコーティングされた状態にし，テルル蒸着を施して先端に接点を作り，ネガティブホトレジストによる絶縁と金蒸着によるシールドを施したもので，応答も水中で 50 ms（時定数）とのことである[11]。(b) は，薄膜によって熱電対を形成したもので，先端径 10～30 μm の石英プローブの片面にニッケル，他面に銅を約 0.2 μm の厚さに蒸着し，先端部で両方の金属薄膜が接するようにしたものである。これを組織に挿入し，レーザ照射を行った場合の応答は 1～10 ms であったとのことである[12]。

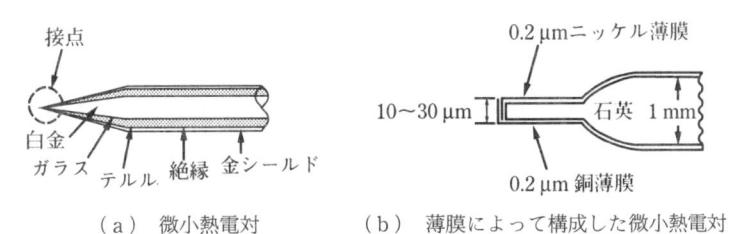

(a) 微小熱電対　　　(b) 薄膜によって構成した微小熱電対

図 5.4　熱電対の例〔(a) は文献 11) の Fig.1，(b) は 12) の Fig.1 を改変〕

〔3〕 抵抗形温度センサ

金属の電気抵抗の温度係数を利用した温度センサ（測温抵抗体，resistance bulb という）は，純金属を用いれば一定の温度係数が得られ，線材の長さを決めれば一定の電気抵抗が得られるので，互換性をもつプローブが作りやすく，広い温度範囲

で直線性もよく，さらに経時変化が小さいなどの利点から，工業的に広く用いられてきた。しかし，狭い温度範囲で高い分解能を得たい場合には，温度係数が小さいためにサーミスタに比べて不利であり，微小なプローブが作りにくいなどから，体温計測に用いられることは少ない。

抵抗体としては，主に白金，ニッケル，銅が用いられ，抵抗温度係数は，それぞれ $0.0039/°C$，$0.0067/°C$，$0.0043/°C$ であり，体温付近ではサーミスタの約1/10である。高安定，温度係数一定など諸条件を満たすのは白金であり，1章で述べた国際実用温度目盛 IPTS-68 においては，$-259.3\sim+630.7\,°C$ の標準温度計として用いられている。線材径 $0.03\sim0.1\,mm$ の素線を加熱焼鈍して無ひずみとして用い，$0\,°C$ の抵抗は $50\sim100\,\Omega$ が普通である。

〔4〕 **半導体温度センサ**

半導体 pn 接合において，順方向に一定電流を流したとき，接合部の電圧降下が温度に対してほぼ直線的に変化するので，温度センサとして用いることができる。したがって，ダイオードではその端子電圧，トランジスタではベース-エミッタ間電圧によって温度を検出できる。実際には，図 5.5 のような基本回路が用いられ，(a)はダイオード温度センサの例で，例えば $1\,mA$ 程度の電流を順方向に流したとき，常温でシリコンダイオードでは約 $600\,mV$，ゲルマニウムダイオードでは $300\,mV$ の電圧降下が生じ，感度は約 $2\,mV/°C$ である。温度が高くなると感度が低下するが，感度補償すれば，$-50\sim+100\,°C$ の範囲で誤差 $0.05\,°C$ 以下にできるという[13]。(b)はトランジスタ温度センサで，トランジスタ自身によって増幅も行う回路例である。この例では電圧利得 25，$0\sim100\,°C$ に対して $0\sim5\,V$ の出力が得られたという[14]。

(a) pn 接合ダイオード温度センサの回路例

(b) トランジスタ温度センサの回路例

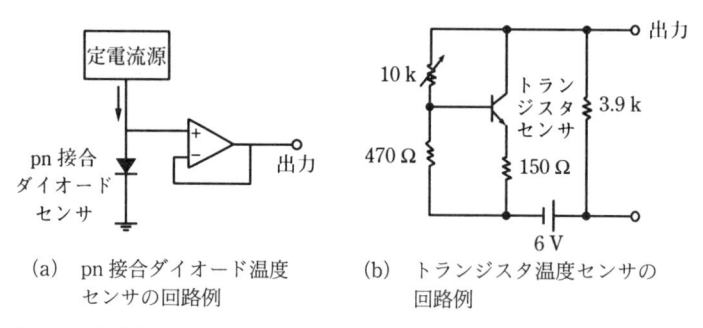

図 5.5 半導体温度センサの基本回路〔(b)は文献 14)の Fig.5(b)を改変〕

半導体温度センサは，IC 技術により，センサと増幅器などを小形の同一チップに製作することができ，最近のものでは $200\,°C$ まで $0.3\,°C$ 以内の直線性をもつものが市販されている。

〔5〕 **水晶振動子温度センサ**

水晶の結晶は異方性を有し，切断角度を選択することにより，温度係数の異なった振動子が得られ，温度センサとして利用できる。例えば，$Y+0°$ カットの

1 MHz の振動子はほぼ 100 Hz/°C の温度係数をもち，1 Hz まで計測すれば 0.01 °C の分解能が得られる。実際には，温度係数の小さい振動子を基準周波数の発振に用い，温度係数の大きい振動子をセンサに用いることにより，温度信号が二つの振動子の周波数のビートとして得られる[15]。生体温度計測では，計測範囲が狭いので大きな利点とはならないが，振動子の温度係数は広い温度範囲でほぼ一定なものが得られることが特長である。

5.2.2 核心温の計測
〔1〕 口内および腋窩温の計測

口内温の計測は，欧米では最も一般的な臨床検温法となっているが，センサを口に入れるために不潔になるおそれがあり，また院内感染の原因となるおそれもあるので，日本では腋窩温の検温の方が臨床で行われることが多い。口内温は，通常は水銀体温計[†]あるいは電子体温計の感温部を舌下に置き，口を閉じて温度指示が安定した状態の温度を読む。臨床では，一般に約 3 分経過後の温度指示値をもって口内温としている。

口内温は，体幹の深部温度より若干低いといわれる。熱電対を用いた直腸温との比較実験によれば，室温 19〜24 °C において，舌下温は直腸温より 0.35±0.01 °C 低かったという[16]。また，熱希釈用カテーテルによって計測した肺動脈血温より 0.4 °C 低いという報告もある[17]。

口内温の計測は容易であり，臨床的にも核心温のよい指標とされているが，外気温の影響が若干あり，体幹部の深部温度を正確に反映しているとはいえない。また，口内にセンサを留置するため，長時間モニタとして使用することも適さない。

腋窩温は，腋窩に温度センサを挿入して上腕を胸部側壁に密着させ，約 10 分後の温度指示値として求める。乳児では，頸部あるいは鼠径部において同様な計測を行うことがある。検温時間が比較的長く，その違いにより温度指示値が異なる場合がある。これは，体表に近い組織の温度が深部からの熱輸送によって平衡に達するのに時間がかかるためであり，熱容量の小さいセンサを用いても計測時間の短縮は期待できない。

腋窩温は，通常の検温法による限り口内温より若干低い場合が多く，比較した結果によれば，平熱の場合，腋窩温は口内温より 0.2〜0.3 °C 低く，発熱患者ではその差が 0.5〜0.6 °C に拡大したという[17]。しかし，検温時間を長くした場合，腋窩検温の 30 分値と口内検温の 15 分値との差は 0.1 °C であったという[18]。したがって，検温時間を十分長くすれば，口内温とほぼ等しい値が得られると考えられるが，実際に施行することは困難である。

〔2〕 直腸温の計測

直腸温は，サーミスタなどを用いたプローブを肛門から 8 cm 程度挿入して計測

[†] 現在，水銀の使用が禁止されており，水銀体温計は市販されていない。

する。感温部が体表から深く挿入されるので,外気の影響はほぼ完全に遮断され,核心温の指標として信頼でき,またプローブを比較的長時間留置して使用できるので,体温モニタとしても用いられてきている。しかし,プローブを深く挿入すれば安定な測定値が得られるとは限らず,部位により0.8℃程度の差が認められたという報告もある[19]。

一般に直腸温は他の部位に比べ高値を示すといわれる。比較結果によると,舌下温より0.35 ± 0.01℃[16],肺動脈血液温より0.23 ± 0.14℃[17]高値を示したという。その理由として,腸内細菌による熱産生が考えられるという指摘がある[20]。すなわち,腸内の嫌気性菌による代謝産熱は,血流による酸素供給で行われる代謝の場合と異なり,血流による熱輸送を伴わないため,熱の蓄積が起こり,温度が上昇する可能性がある。しかし,抗生物質などで腸内滅菌を行っても直腸温が変化しないという報告もあり,直腸温が高値を示す理由は不明である[21]。

また,直腸温の変動も他の部位の核心温の変動に比べて遅れがあるという。低体温手術時の観測によれば,冷却時における直腸温下降速度は,鼓膜温下降速度の約47%であり,直腸温は鼓膜温に比べ約2倍の熱的慣性があると考えられている[22]。直腸温は体温の速い変化に対しては,正確な核心温の指標としては適当とはいえないと考えられる。

〔3〕 **食道温の計測**

食道温は,麻酔中の体温の指標として,必要な場合に経鼻的あるいは経口的にプローブを挿入し,その先端が角状軟骨から24〜28 cmの深さ,あるいは心臓のレベルに置いて計測される。食道温は,口内温と直腸温の間の値をとるのが普通であるが,動脈血温とはよく一致するといわれる。体外循環を用いた低体温手術中における観測によると,食道温は大動脈表面温の温度によく追従し,温度差は0.25℃以下であり,直腸温では大動脈表面温の変動に対して遅れを示し,両者の温度差は0.65℃以上を示したという[23]。

〔4〕 **鼓膜温および外耳道温の計測**

鼓膜温は,熱電対またはサーミスタプローブ感温部を鼓膜に接触させて計測する。最近では,後述の赤外放射温度プローブを外耳道に挿入して,鼓膜との直接接触を避けて計測する装置もある。鼓膜温は,脳を灌流する動脈血温とよく一致することなどから,核心温のよい指標となることが示されている[24],[25]。

図5.6は,鼓膜温計測用センサの例であり,(a)は熱電対細線を用いたもので,直径0.1 mmの銅線とコンスタンタン線の先端を接合する。これをポリエチレン細管で被覆して絶縁し,固定のためにブラシ状の耳栓が取り付けられている[25]。また,(b)および(c)に示すように,鼓膜に直接センサを接触せずに鼓膜温を計測する方法もある。(b)では,プローブ先端に2個のサーミスタを置き,プローブ先端から軸方向の熱流によって2個のサーミスタに温度差が生じたとき,その差を検出して軸側をヒータで加熱することにより熱流を打ち消す,いわゆる熱流補償法を利

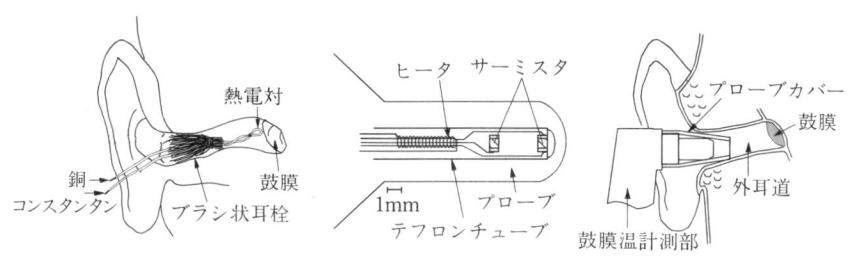

(a) 熱電対を用いた接触式　　(b) 熱流補償法を利用した非接触式　　(c) 赤外放射を利用した非接触式

図 5.6　鼓膜温計測用センサ〔(a)は文献 25)の Fig.4, (b)は 26)の Fig.6 を改変〕

用している[26]。(c)は，鼓膜からの熱放射を利用した赤外線放射温度センサ（5.2.4項参照）で，最近では臨床で広く用いられるようになり，市販品も多い。

術中および術前後に鼓膜温，食道温，直腸温の同時計測を行った報告によれば，鼓膜温は食道温より約 0.2 ℃ 低いが，その差は低体温手術の導入時でもほぼ一定であったという[27]。それに対し，直腸温は異なった変化を示し，麻酔中の体温モニタには適当でないとしている。このように，鼓膜温は食道温と同様に核心温のよい指標となるが，取扱いやすさから考えれば，鼓膜温計測の方が容易と思われる。しかし，接触形センサによる鼓膜温の計測にあたっては，鼓膜の穿孔がないようプローブの挿入および固定の方法に十分な注意が必要である。

外耳道温は，小形サーミスタなどを耳栓，スポンジラバー，綿球などに取り付けて外耳道に挿入することにより容易に計測できる。外耳道温は外気温の影響を受けるため舌下温より若干低い温度を示す場合が多く，個人ごとに外耳道に合わせた耳栓を用いても，舌下温に比べ 0.55 ± 0.2 ℃ 低値を示したという報告がある[28]。また，外耳道には温度勾配があり，感温部の位置による温度差もある。しかし，体温変化に対してよく追従し，温熱あるいは寒冷負荷による体温変動に対して，外耳道温の反応の大きさは舌下温の反応の 97 % という報告もあり[29]，体温の絶対値というより相対的変化を追跡する目的には有効な方法といえる。

外耳道温計測において，外気の影響を防ぐ方法として，耳カバーを用いる方法も期待できるが，さらに耳カバーにヒータを取り付けて，耳カバー温を外耳道内の温度に等しくなるように制御する方法が確実である。実際，ヘッドホン形のヒータ付耳カバーを用い，温度制御することにより，室温 18〜45 ℃ の範囲で食道温と 0.35 ℃ 以内の差で一致したという[30]。

〔5〕 **鼻腔温の計測**

鼻腔温は，鼻孔からサーミスタプローブなどを挿入して計測でき，体温調節中枢に近く，また内頸動脈に近接する部位にプローブを接触させることができるため，核心温のよい指標とみなされ，麻酔中の体温モニタに用いられることがある。プローブ挿入には不快感が伴うので，局所麻酔を施すか全身麻酔中でなければ使用できない。

〔6〕 消化管内温度の計測

飲み込んで消化管内の計測を行うテレメータ装置は，ラジオカプセル，ラジオピル，あるいはエンドラジオゾンデなどと呼ばれ，圧力，pH，温度などの計測用のものが開発された[31]。**図5.7**(a)は，トランジスタ温度センサを利用した無電池式の温度計測用カプセルの回路[32]で，体外からの高周波パルスによってコンデンサ C_c が充電され，そのエネルギーによってブロッキング発振を行い，間欠的高周波パルスを発生する。発振周波数は，コンデンサ C_b とトランジスタのベース-エミッタ間の逆バイアス電流で決まり，ベース-コレクタ間の電流の温度特性によって，発振周期が温度によって変わる。定電圧ダイオードは，発振周期が C_c の電圧に依存しないように付加されている。試作されたものは，高周波の同調周波数700 kHz，34～40°Cの温度変化に対し発振周期は7～4msで，大きさは長さ23mm，直径8mm，重さ1.9gであった[32]。

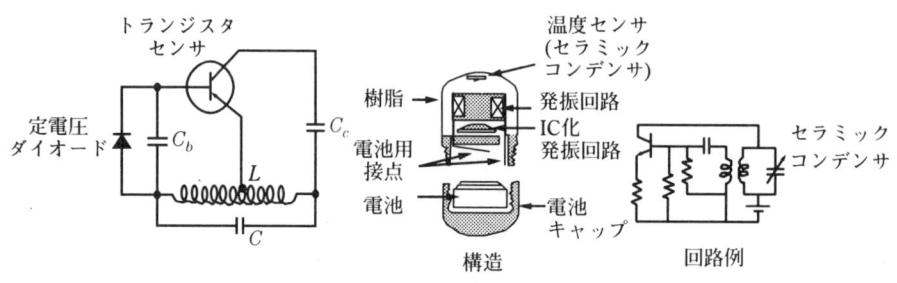

(a) 温度計測用無電池式カプセル
　　（エコーカプセル）の回路

(b) セラミックコンデンサを温度センサとして用いた電池式カプセル

図5.7 消化管内温度計測用センサ
〔(a)は文献32)のFig.3を改変，(b)は31)の図3.29と表3.8を参考に改変〕

図5.7(b)は，電池内蔵のラジオカプセルの構造と回路である[31]。この方式では，発振回路の同調容量に温度係数の大きいセラミックコンデンサを用い，中心周波数1.9MHz，感度20kHz/°Cで，30～40°Cの範囲で非直線性は2%以内，温度変化に対する応答は約1分である。大きさは長さ14mm，直径7mmで，動作時間は15時間とのことである[31]。

カプセルを飲み込んでしまった後は不快感はなく，長時間計測ができることが特長であるが，回収が容易でなく，ディスポーザブル化が望ましい。また，消化管内でカプセルが移動し，その位置が容易に決定できないため，同一条件でのモニタを行う目的には問題が残る。

〔7〕 尿温および膀胱温の計測

排泄直後の尿の温度は，体内の温度を反映していると考えられ，体温計測に利用する試みがある。漏斗中に置いた水銀体温計で行われた報告によれば，尿量50～100 ml あれば，外気温20°Cにおいて0.2°Cの精度で計測できるとのことである[33]。尿を採取せずに放尿中でも温度計測が可能と考えられる。直腸温との比較によれば，外気温18および25°Cにおいて，尿温はそれぞれ0.33±1.17および

0.40±0.17 ℃低値を示したという[34]。

膀胱温は，導尿カテーテルを使用する場合には，カテーテル先端に温度センサを取り付けておけば計測できる。**図 5.8** は，16 F 3 ルーメンシリコーンカテーテルの先端にサーミスタが封入されたものである。膀胱温は肺動脈血温とほぼ等しい温度変化を示し[35]，また肺動脈血温より 0.27±0.18 ℃高値であったという報告がある[17]。これらのことから，膀胱温は核心温のよい指標であり，導尿カテーテルを留置している患者に対しては，体温計測のための特別な操作を必要としないので，体温モニタとして有効な方法であると考えられる。

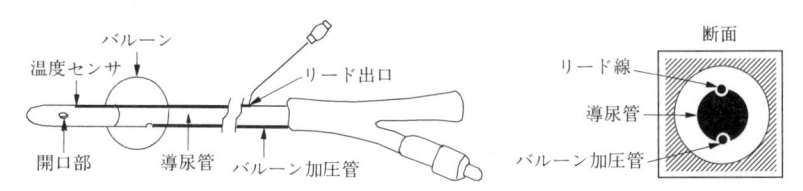

図 5.8 膀胱温計測用の温度センサ付導尿カテーテル〔文献 35) の Fig. 1 を改変〕

5.2.3 熱流補償法による深部体温の計測

体表から体内深部の温度を計測する方法に熱流補償法がある。その原理は，体表を断熱材で覆うことによって，体表が外気で冷却されるのを防ぎ，体表の温度が深部の温度と平衡するようにして，深部体温を体表温として検出するものである。これを実現させるには，普通の断熱材を用いたのでは完全な断熱は困難であり，熱流補償法，すなわち熱流を検出して，この熱流を打ち消すように発熱体の制御を行う方法がある[36),37]。

熱流補償法による深部体温計測プローブは，**図 5.9**(a)に示すように，2 個のサーミスタとヒータからなっており，2 個の温度センサの温度差としてプローブを通る熱流を検出し，これがゼロ，すなわち 2 個のセンサが等温となるようにヒータ電流が制御される[37]。熱流が常にゼロであれば理想的な断熱材と等価であり，体表温は深部組織の温度を表すと考えられる。

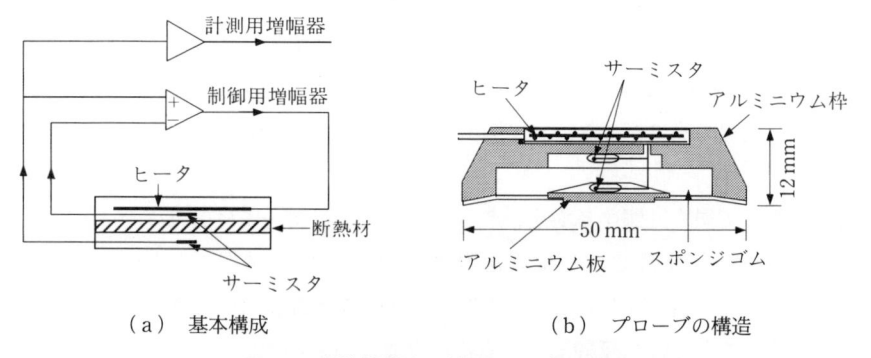

（a）基本構成　　　　（b）プローブの構造

図 5.9 熱流補償法を利用した深部温計測
〔(a)は文献 37) の Figure 2，(b)は 39) の Fig. 1 を改変〕

この方法による深部体温と外耳道温，直腸温およびラジオカプセルによる消化管内温度との比較実験によれば，外気温 15～35℃，および歩行 1 時間後において，皮膚の温度勾配が極端に大きくなければ，各温度計測値はよく一致し，また追従性も良好であったという[38]。

深部体温プローブを，図 5.9(b) に示すように，熱伝導性のよい金属枠で囲むことにより，プローブを貫通する熱流だけでなく，プローブ中心から周辺方向への熱流も有効に遮断することができ，精度が向上することも示されている[39]。このタイプのプローブは，小児用から大人用まで各サイズのものが市販されており，麻酔中や術中の体温モニタ，新生児の体温管理，循環状態指標の簡易モニタなど多方面の臨床に応用されている。

5.2.4 皮膚温の計測

皮膚には，体内部から血流によって輸送され体外に放散される熱流があるため，組織内に温度勾配が生じる。また，体表に近い空気層にも温度勾配が生じるので，体表の温度は組織内の温度と外気温の間の値をとり，皮膚血流，血液温，外気温湿度，気流などで影響を受ける。また，皮膚に温度センサを装着することによっても熱的条件が変化することがある。したがって，皮膚温を体表面の温度，あるいは体表から特定の深さの組織温度として厳密に規定して計測することは困難である。しかし，特定の計測法で測った値を皮膚温の指標とみなせば，生体の熱的状態を示す量として扱うことができ，臨床的にも有用な情報となる。このような意味での皮膚温の計測法には，接触形センサによる計測と，放射温度計による非接触計測があり，また皮膚温の温度分布を 2 次元表示する方法はサーモグラフィと呼ばれる。

〔1〕 接触形温度センサによる計測

皮膚温は，細い熱電対または小形のサーミスタを皮膚に接触あるいは接着固定して計測される。熱電対接点を皮膚に接触させて計測する場合，28 ゲージ（約 ϕ 0.3 mm）の熱電対を用いたとき，2.2 gf/mm² 程度の圧力で押し付けた状態で計測すれば，外気温 17～36℃ において放射温度計の指示値と比べ 0.6℃ 以内の誤差で一致したという。しかし，40 ゲージ（約 ϕ 0.08 mm）の熱電対では，良好な接触状態を保ち難く，誤差がむしろ大きかったという[40]。熱電対を皮膚に接着して固定する場合，接着固定する部分の長さが誤差に影響する。ガラス面での実験によると，接着表面から測った熱電対の高さが 0.2 mm では長さ約 1 cm，0.7 mm では約 3 cm が適当であるという[41]。

サーミスタを皮膚に接触して温度計測する場合，やはり接触圧の影響を受けるため[42]，図 5.10 のような接触圧を調節できる皮膚温計測用プローブが試作された[43]。ϕ 0.35 mm のサーミスタを柔らかいスプリングで支持する機構を用いており，0.4～0.7 gf/mm² の範囲では比較的接触圧による指示温度への影響は小さいという[43]。感温部形状寸法を含め，接触圧と皮膚温との関係は必ずしも明確ではない

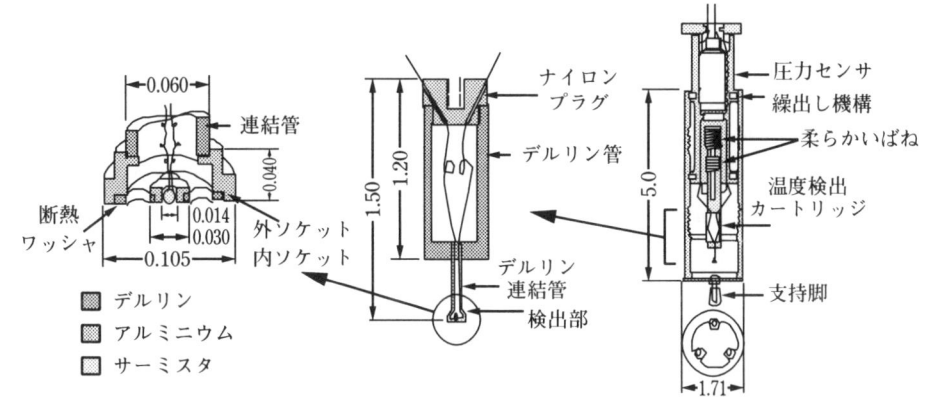

図 5.10 接触部の圧を調節できるサーミスタ皮膚温計測プローブ（単位：インチ）
〔左図は文献 43)の Figure 2，中央は Figure 3，右図は Figure 4 を改変〕

が，接触圧の条件に十分な注意を払う必要があることは明らかである．なお，応答については，90％応答時間は 15〜35s とのことである[43]．

接触方式の問題点は，プローブに皮膚からの熱が流れ込むことによって，体表の温度が変化する可能性があること，またプローブの接触によって皮膚血流などが変化し，熱輸送の条件が変わることである．熱が流れ込むことを防ぐ方法として，プローブにヒータを取り付けて加温する方法がある．**図 5.11**(a)のように，プローブをヒータで適当な温度にした状態で皮膚に接触させると，もしもプローブ先端温度と皮膚温に差があれば熱電対出力が変化する．その変化が生じないようにヒータ電流を制御すれば，プローブ先端温度は皮膚温と等しいはずである[44]．また，同図(b)のように，プローブ先端部 A と，先端から少し離れた B に接点をもつ二組の熱電対を用いれば，AB 間の温度差が変化しない条件を見いだすことにより，すなわちヒータ電流を AB 間の温度差で制御すれば，自動的に AB 間を等温に保つこ

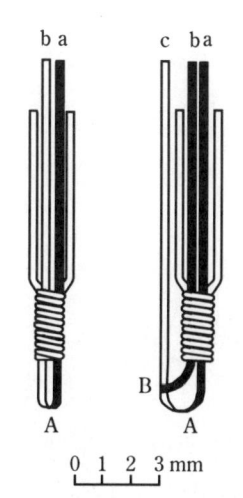

図 5.11 予熱のためのヒータを付加した熱電対プローブ
〔文献 44)の Fig. 4 を改変〕

(a) 1 接点　(b) 2 接点

とが可能であり，点Aの温度から皮膚温を求めることができる．

さらに，1回の接触で瞬時に表面温を計測するには，異なった温度に予熱された多数の熱電対を同時に接触させたとき，温度変化の生じない接点の温度が表面温と等しいとする方法がある[45]．表面温と一致する温度の接点がなくても，各接点が同一の熱的性質のものであれば，接触時の指示値の変化の大きさから，表面温に近い温度の二つの接点の温度変化を求め，表面温を内挿によって推定できると考えられる[45]．

臨床においては，末梢循環の指標として足趾，手母指，膝蓋骨上などの皮膚温をモニタすることがあるが，このような目的には，正確な皮膚温を知ることよりむしろ，簡便で長時間使用できる方法が望ましく，通常はサーミスタなどのセンサを粘着テープで固定する．

〔2〕 **非接触方式による計測**

物体は，絶対温度0Kでない限り常に電磁波を放出している．この現象は熱放射（thermal radiation）と呼ばれ，温度計測に利用されている．生体を対象とする場合，熱放射エネルギーの大部分は遠赤外領域であり，この領域の放射エネルギーをセンサにより検出して，非接触的に体表面温度が計測できる．より長波長側のマイクロ波帯域の放射エネルギーを検出して温度計測を行うこともできるが，取扱いやすさなどから赤外放射形が広く利用されている．ここでは，特に赤外放射温度計測の原理と方法について述べる．

（a）**赤外放射温度計** 一般に，黒体の熱放射は，Plankの熱放射法則に従い，絶対温度 T の黒体から放射されるエネルギー W_λ は，波長 λ の関数として

$$W_\lambda = \frac{c_1 \lambda^{-5}}{\exp\{c_2/(\lambda T)\} - 1} \tag{5.4}$$

である．ここで c_1, c_2 は定数で，$c_1 = 3.74 \times 10^{-16}$ W·m², $c_2 = 1.44 \times 10^{-2}$ m·K である．体温付近では，式(5.4)は**図5.12**のような形になり，37℃（310K）においては，波長 9.35μm で放射エネルギーが最大となる．

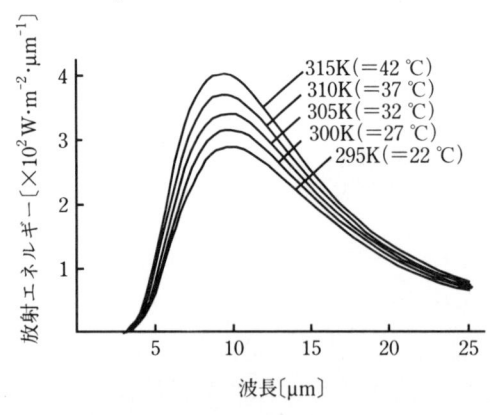

図5.12 熱放射エネルギーの波長スペクトル

黒体でない物体では，放射エネルギーは小さくなり，同一温度の黒体からの放射エネルギーと黒体でない物体からのそれとの比を放射率（emissivity）と呼ぶ．これは波長，放射の方向，偏光成分などによって異なるが，波長をパラメータとした

放射率を分光放射率(spectral emissivity)といい $\varepsilon(\lambda)$ で表す。したがって，黒体でない場合の熱放射は式(5.4)に $\varepsilon(\lambda)$ を乗じた量となる。生体温度計測の場合，対象物体からの熱放射のほかに，周囲の放射が表面で反射されて計測器に入ることを考慮する必要がある。表面で反射される放射エネルギーは，反射率 r に比例し，放射率 ε との間に，$r = 1 - \varepsilon$ の関係がある。黒体では $\varepsilon = 1$，$r = 0$ であるが，実際の物体表面では $\varepsilon < 1$，$r > 0$ である。

黒体でない物体から放射される全エネルギー W_T は，式(5.4)に $\varepsilon(\lambda)$ を乗じた量を λ についてゼロから無限大まで積分した，いわゆる Stefan-Boltzmann の式から求められる。すなわち

$$W_T = \varepsilon \sigma T^4 \tag{5.5}$$

となる。ここで，σ は Stefan-Boltzmann 定数で，$\sigma = 5.7 \times 10^{-8}$ W/(m²·K⁴) である。特に狭い波長範囲においては，熱放射エネルギー W_λ は近似的に

$$W_\lambda \fallingdotseq kT^n \tag{5.6}$$

と表すことができる[46),47)]。ここで k は定数であり，$n = \gamma e^\gamma/(e^\gamma - 1)$，$\gamma = c_2/(\lambda T)$ である。例えば，$T = 300$ K，$\lambda = 5 \mu$m とすれば $n \fallingdotseq 10$ となる。すなわち，計測の観点からいえば，放射率 ε が既知の場合，全波長に感度をもつセンサに対しては式(5.5)，特定の狭い波長域に対して感度をもつセンサに対しては式(5.6)によって，対象の温度を推定することができる。

赤外センサの感度を表すには，検出感度(detectivity) D^*〔cm·Hz$^{1/2}$/W〕が用いられ，センサの有効面積 A〔cm²〕，信号周波数帯域 Δf〔Hz〕，雑音出力と等しい信号出力が得られる光入力 P_N〔W〕とすると

$$D^* = \frac{(A\Delta f)^{1/2}}{P_N}$$

である。高感度センサでは，雑音は主に熱的な擾乱で発生するので，センサを低温で用いれば雑音は減少し，感度は高くなる。

放射温度計測用センサには，**図 5.13** に示すような各種のものがあり，原理的には，放射エネルギーを物質に吸収させたときの物質の温度上昇を利用する熱形センサと，固体内の電子の光励起現象を利用した光量子形センサに分けられる。前者には，サーモパイル，サーミスタボロメータ，ゴレイセル，焦電形センサがあり，後者には，光導電形と光起電力形センサがある。熱形センサの感度は波長によらず一定であるが，光量子形センサでは光励起に必要なエネルギーに対応する波長よりも短波長にしか感度をもたず，特定波長に感度のピークをもつ。なお，これらのセンサの主な性能を図中に示した[48)]。

（b）局所皮膚温の計測　放射温度計で皮膚温を計測する場合，主に問題となるのは，皮膚の放射率と皮膚組織内の温度勾配である。いま，狭い波長帯域を考えることとし，式(5.6)が成り立つとする。対象とする皮膚温を T_s，放射率を ε，周囲の放射が温度 T_a の黒体放射と等価であるとすれば，黒体で校正された放射温度

156　5. 体温および熱流の計測

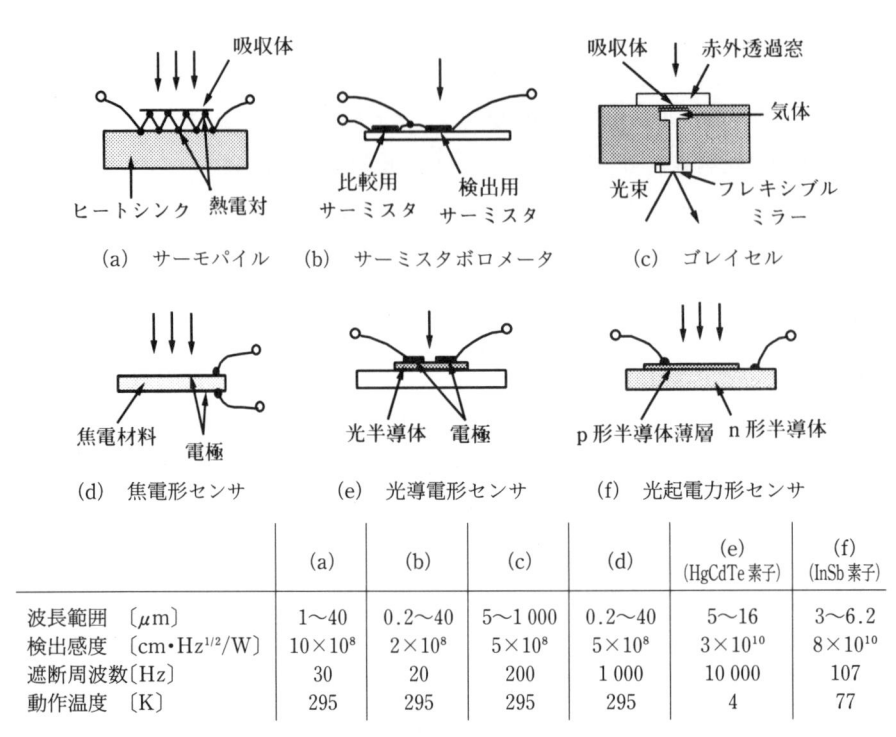

	(a)	(b)	(c)	(d)	(e) (HgCdTe素子)	(f) (InSb素子)
波長範囲　〔μm〕	1〜40	0.2〜40	5〜1000	0.2〜40	5〜16	3〜6.2
検出感度　〔cm・Hz$^{1/2}$/W〕	10×10^8	2×10^8	5×10^8	5×10^8	3×10^{10}	8×10^{10}
遮断周波数〔Hz〕	30	20	200	1000	10000	107
動作温度　〔K〕	295	295	295	295	4	77

図 5.13　赤外センサの種類と主な性能

計の読み T_r との関係は

$$k\{\varepsilon T_s^n + (1-\varepsilon) T_a^n\} = kT_r^n$$

となる。ここで，$(T_s - T_r)$ および $(T_s - T_a)$ が T_s に比べて小さいとして高次の項を無視すれば

$$T_s - T_r \fallingdotseq (1-\varepsilon)(T_s - T_a) \tag{5.7}$$

となる。これは，真の皮膚温 T_s と放射温度計の読み T_r との差が，皮膚温 T_s と周囲温 T_a との差および反射率 $(1-\varepsilon)$ に比例することを表している。例えば，$\varepsilon=0.95$，$T_s - T_a = 10°C$ とすれば，$T_s - T_r = 0.5°C$ となり，皮膚表面を黒体とみなした場合，約 0.5°C の誤差を生じることを示す。

人体皮膚の放射率については多くの研究があるが，その値は 0.95〜0.99 の範囲であり，結果は統一していない。その原因の一つに考えられることは，放射率計測の条件として，皮膚を定常な状態として扱っており，この状態では皮膚から外界への熱の流れが存在し，したがって皮膚組織内に大きな温度勾配が生ずることが挙げられる。このような条件下では皮膚温を正確に決定することが困難であり，放射率計測の誤差要因となっていると考えられる。

そこで，組織内の温度勾配をなくすために，5.2.3項で述べた深部温プローブを体表に当てておき，一定温度で平衡した状態においてプローブを瞬時に取り除き，その直後の皮膚温から放射率を決定する方法が試みられた[49]。その結果によると，放射率は前額部では男 0.955±0.009，女 0.954±0.010，前腕内側部では男

0.963±0.007，女 0.970±0.008 とのことである[49]。

Aschoff ら[50]によれば，定常状態で皮膚に 4 ℃/cm 程度の温度勾配が生じていることが示されており，したがって，1 mm の深さで 0.4 ℃ 程度の温度差があることになる。このように，放射温度計による皮膚温の計測は，0.5 ℃ 程度の誤差が許容される場合には，皮膚を黒体とみなすことができるが，さらに高精度な計測が要求される場合，皮膚の放射率さらには透過率の正確な値を知る必要がある。

　(c)　**サーモグラフィ**　　温度分布を計測して，画像として表示する方法をサーモグラフィ (thermography) といい，医学領域はもとより一般工業計測にも広く用いられている。この方法には，液晶プレートを対象に接触させて温度分布を色の階調として観察するコンタクトサーモグラフィ，赤外放射温度計に機械的走査機構を付加した，いわゆる非接触形サーモグラフィ，および遠赤外に感度をもつ撮像管を用いた赤外線テレビジョンなどがある。

　機械的走査には，図 5.14 に示すような，振動ミラー，回転プリズム，回転ミラー，あるいはそれらを組み合わせた機構が用いられる。赤外センサは主に HgCdTe(77 K) または InSb(77 K) が用いられ，16〜25 画面/秒のものもあるが，臨床使用には必ずしも高速な画像表示は必要でなく，むしろ温度分解能（現状で 0.05〜0.1 ℃），空間分解能（現状で水平 300 本，垂直 200 本程度）の高いことが望まれることが多い。図 5.15 にサーモグラフの構成概要を示す。

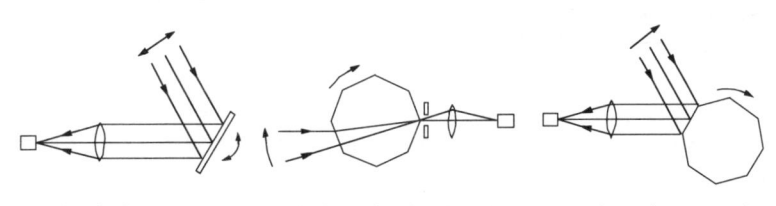

　　（a）振動ミラー形　　　（b）回転プリズム形　　　（c）回転ミラー形

図 5.14　サーモグラフィ装置における機械的走査の方法

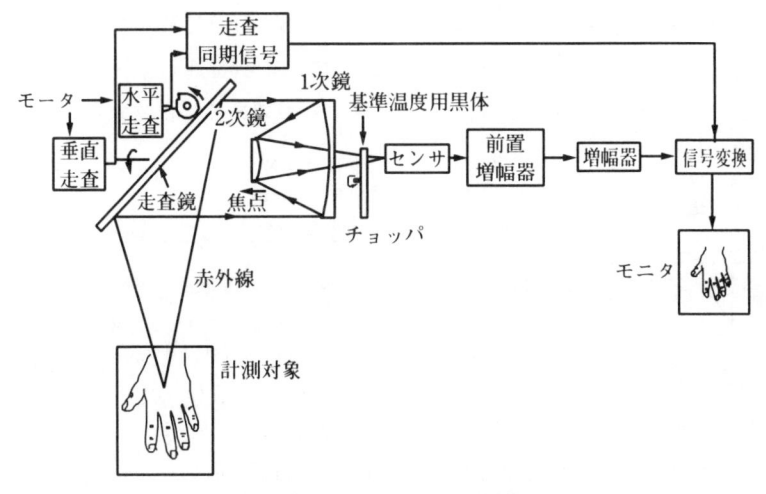

図 5.15　サーモグラフの構成概要

5.2.5 臓器，組織温の計測

生体組織内の局所温度を計測することは一般に困難であり，正確な温度計測を行うには，針形またはカテーテル形の温度センサを刺入するという侵襲的方法によらざるをえない。非(無)侵襲的体内温度計測には，マイクロ波や核磁気共鳴(NMR)を利用する方法，超音波の音速を用いる方法など多くの試みがあるが，現状では正確な温度計測は期待できない。

〔1〕 直接計測

組織内温度の直接計測には，細線熱電対や針状サーミスタを用いるのが一般的である。また，皮下針を通して細い熱電対を組織内に挿入し，皮下針を抜去して熱電対を組織内に留置することも可能である。多点の組織内温度を計測するため，多数の接点をもつ熱電対プローブを使用する方法もあり，例えば，直径1.4 mmのカテーテルに封入された2～3接点の熱電対プローブを四頭筋内に5～7 cm刺入して温度変化を計測した報告がある[7]。

また，カテーテルを組織中に留置し，図5.16に示すように，カテーテル内に温度計測用プローブを挿入して，プローブを移動させて温度分布を計測する方法も試みられた[51]。

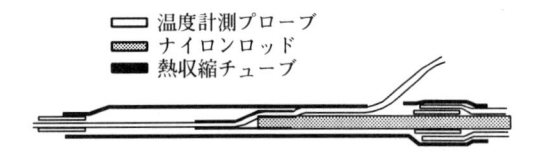

図5.16 組織内温度分布計測のためのプローブ移動機構
〔文献51)のFig.2を改変〕

一方，癌治療のため温熱療法，いわゆるハイパサーミアにマイクロ波加温を用いる場合，通常の温度センサはセンサ自体がマイクロ波を吸収して熱を発生するため，組織温計測には使用できない。この目的のため，センサおよびリード線に抵抗値の高い材料を用いる方法[52]，$50\,\mu m$程度の細い熱電対を用いて電磁場の影響を減らす方法[53]などが試みられた。

また，光ファイバを用いて電磁場の干渉を防ぐ試みもある。図5.17(a)は液晶を用いたもので，発光ダイオード（670 nm）を光源に用い，光ファイバを通して先端に導き，液晶で散乱した光を同じファイバで光センサに導くものである[54]。温度

(a) 液晶を用いた光ファイバ温度センサ

(b) 紫外励起による蛍光を利用した光ファイバ温度センサ

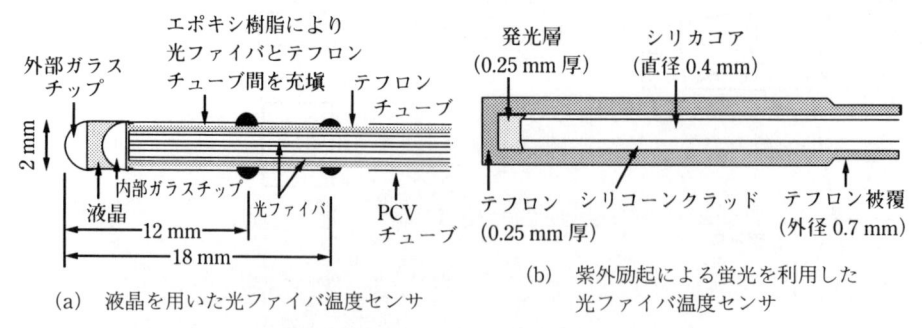

図5.17 強電磁場中で使用するための光ファイバを用いた温度センサ
〔(a)は文献54)のFig.1, (b)は55)のFig.4を改変〕

分解能は0.1℃であるが，温度サイクルによって液晶が劣化しやすい欠点があるという。リン光あるいは蛍光の強度および波長が温度によって変化することを利用した光ファイバ温度センサも開発されている。同図(b)は，紫外透過光ファイバを用いて紫外線による励起を行い，可視の蛍光を検出するもので，絶対精度0.1℃が得られている[55]。

〔2〕 間接計測

体表の温度分布から体内の熱的異常を推定することはある程度可能であり，実際サーモグラフィによる腫瘍や組織病変の診断に応用されている。しかし，体内温度を定量的に推定することは一般に困難である。

間接的に体内温度を計測する方法として，マイクロ波放射計を用いた試みがある[56]。マイクロ波は波長が長いほど組織の吸収が小さく，したがって深部の温度情報が得られる反面，波長が長いと空間分解能が低下する。例えば，3GHzのマイクロ波（$\lambda=10$cm）の透過深度は，脂肪中で約5cm，筋肉中で約0.8cmといわれ，10GHz（$\lambda=3$cm）では数mm程度であり，浅いところの情報しか得られない。マイクロ波放射計を組織温度計測に用いるには，**図5.18**のように，プローブを体表に接触する方法(a)と，リフレクタを用いて遠方から計測する方法(b)が試みられている。接触形プローブを用いる場合は，比較的長波長のマイクロ波を利用できるが，深部の温度を良好な空間分解能で定量計測することは困難である。リフレクタを使用する方式では，計測領域はリフレクタの焦点であり，比較的高い空間分解能が得られるという。しかし，深さ方向の情報は得られず，また深さ2cmに置いた直径2cm，温度差1.5℃の高温領域に対して，検出される放射温度変化は0.1℃であったという[57]。

(a) 接触形プローブを用いる方法

(b) リフレクタを用いる非接触遠隔計測

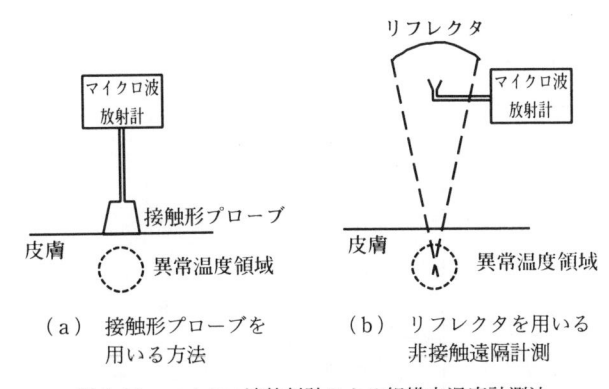

図5.18 マイクロ波放射計による組織内温度計測法

超音波の音速の温度依存性を利用した試みもある。すなわち組織中の超音波の音速は10^{-2}/℃程度の温度係数をもっており，超音波パルス伝播時間の計測により0.5～1.5℃の温度分解能が期待できる[58]。さらに超音波のビーム方向を変えて伝播時間を測り，画像再構成で音速分布を求めることができる[59]。したがって，差分画像で温度の変化した部位の識別も可能と考えられる。

X線CTを用い，水の密度の温度係数により，X線吸収が温度によって変化することを利用して体内温度分布を知る方法も検討されている[60]。水の密度は常温で$-3.6\times10^{-4}/℃$の温度係数をもち，これは約-0.4HU (Hounsfield unit; 1 HUは水の密度の約0.1%の変化に対応) のCTナンバの変化に相当する。第4世代のCTを用い，10分間隔のスキャンで0.1HUの分解能が得られるので，約0.25℃の精度の温度計測が期待できる。しかし，実際の組織では，形態が複雑であり，組織によるCTナンバの差が大きいので，そのままでは温度の推定は困難となる。温度変化がある場合には，差分画像により温度の変化した部位を識別できると考えられる。

NMRにおける緩和時間が温度依存性をもつことを利用した温度計測の試みもある[61],[62]。生体組織では，縦緩和時間T_1が横緩和時間T_2より長く，正確に計測しやすく，また温度依存性をもつことから，T_1を用いる方法が期待されている。T_1の温度係数は，脾，心，肺，筋で約0.8%/℃で[61]，血液では約1.4%/℃という[62]。したがって，1℃の分解能を得るには，T_1を1%程度の精度で計測する必要がある。実際の組織のT_1は1s以下であり，繰返し計測，例えば1分間に60回の計測で約1℃の分解能が得られることが期待されている。また，T_1の2次元分布の計測も可能であり，T_1の映像から温度分布を観測できる可能性もある。

また，より簡便な方法として，5.2.3項で述べた深部温プローブも，組織温の間接計測に利用することができる。図5.19(a)に示すように，上腕二頭筋の上に直径50mmの深部温プローブを置き，二頭筋内に熱電対細線を約10mm刺入して，筋内温度T_mと深部温プローブによる計測温T_dを比較した結果，安静時には両者はよく一致し，また鉄あれいによる運動負荷を与えた場合にも，同図(b)に示すように，0.2℃以内の誤差で計測できることが示された[39]。プローブの体表への装着により，体表からの熱放散が遮断されるので，体表が外気に露出しているときの組織内温度と若干異なることが考えられるが，手軽な方法として有効である。

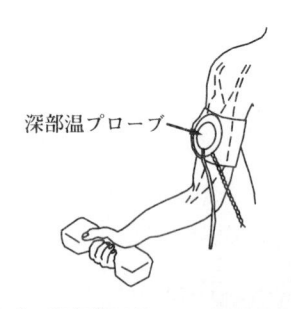

(a) 深部体温計による筋温の計測
 (比較のため熱電対細線を筋内に挿入して筋温を計測)

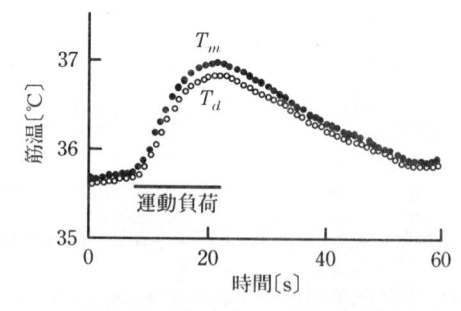

(b) 深部温プローブ(T_d)および熱電対(T_m)による筋温計測結果の一例

図5.19 深部体温計を用いた筋肉温度計測
〔(a)は文献39)のFig.4，(b)はFig.6を改変〕

5.3 熱流の計測

5.3.1 熱流計の原理と基本構造

熱流計は，物体の表面あるいは媒質中に置いて使用する板状のセンサで，板を貫通する熱流 Q があるとき，板の熱伝導率 k，板厚 d，温度差 ΔT とすると

$$Q = \frac{k}{d}\Delta T \tag{5.8}$$

となることから，温度差を計測して熱流を知るものである。熱流計を置くことによって熱流の分布が変わることは好ましくないので，センサは薄くて熱伝導性のよいものが望ましい。

実用的な熱流計は，図 5.20 に示すように，熱電対を用いて，熱流で生じた温度差を熱起電力として計測するもので，(a) は異種金属を重ねて二つの接点を構成した単純な構造のもので，(b) は多数の接点を直列に接続して，大きな起電力が得られるようにしたものである[63]。

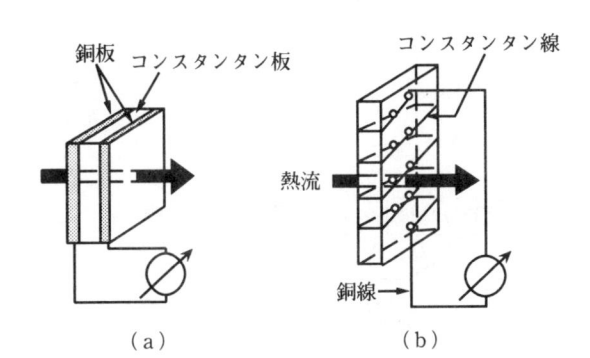

図 5.20 熱流計の基本構造
〔文献 63) の第 3 図を改変〕

図 5.20(a) のセンサは，厚さ約 5mm のコンスタンタン円板の両面に銅コーティングを施したもので，感度は $0.083\mu V \cdot W^{-1} \cdot m^{-2}$ と小さい。感度を増すには起電力の大きい金属を組み合わせればよく，厚さ約 1.3mm，直径 12.7mm のテルル-銀合金の板に銅をコーティングしたものでは，約 $2\mu V \cdot W^{-1} \cdot m^{-2}$ が得られたという[64]。また，同図 (b) の構造のものは起電力を増すことができ，熱流に対応した温度差を得るための板の材質に熱電対の素材と別の材料を用いることができるため，熱伝導のよい材料を用いれば同じ熱抵抗で薄く作ることができる。熱抵抗板に有機多孔体を用いたもので感度約 $2.6\mu V \cdot W^{-1} \cdot m^{-2}$，より高感度のものでは大きさ $28 \times 28 \times 1.6$mm で感度約 $50\mu V \cdot W^{-1} \cdot m^{-2}$ のものが市販されている。

5.3.2 体表からの熱流計測

体表からの熱流を計測する目的で，体表に熱流計を装着する方法が用いられる。熱流計の装着には，皮膚表面とよく密着することが必要なので，熱伝導性のよいペーストを用いたり，動物実験では皮下に植え込んで使用された例もある[65]。体表か

162   5. 体温および熱流の計測

らの放熱は，体表面の温度だけではなく，皮膚の熱的性質にも依存すると考えられる。したがって，皮膚に装着した熱流計の外面から外界への放熱は，熱流計を装着していない皮膚からの放熱とは異なっていることが考えられる。放熱の条件が異なれば，その部位の表面温が異なると考えられるので，逆に熱流計を置いても体表温が変化しなければ，放熱の条件は等しいと考えられる。

　この原理を利用して，熱流計の体表に接する部分の温度を検出して，露出した皮膚温と一致させるように熱流計接触部分の温度を制御することによって，熱流計装着による影響を補償する試みがある[66]。図 5.21(a)に示すように，底面にサーミスタの付いた熱流計の上に電子冷却素子を設置し，その外側に放熱板を置く。また，熱流計を装着した近傍の皮膚温を別のサーミスタで計測し，同図(b)のような回路で，二つのサーミスタ温が一致するように電子冷却素子の電流を制御する。この方法によれば，汗の蒸散などによる皮膚温の変化も熱流計装着部位に反映させることができる。また，この方式による熱流計と，補償を行わない熱流計との比較実験によれば，室温 20 ℃ と 30 ℃，湿度 60 ％ において，補償付熱流計による熱流計測値が，無補償熱流計のそれの 2 倍にも達する場合があることが示されている[66]。

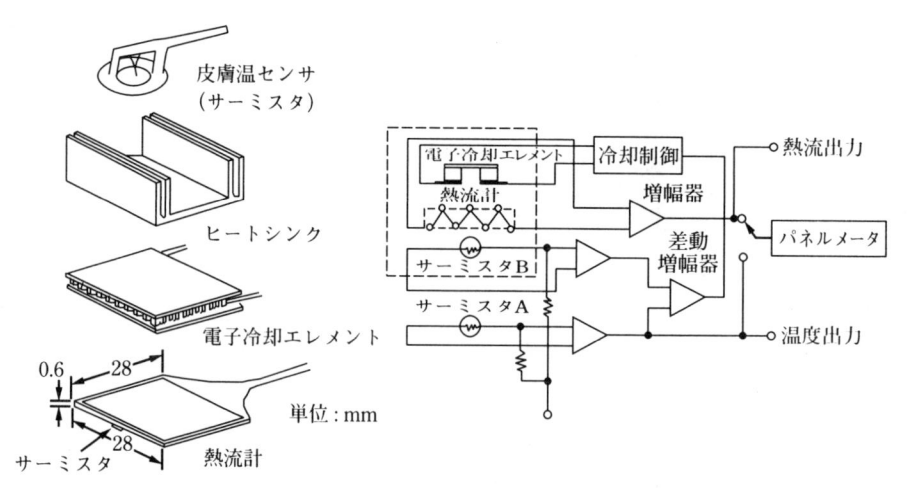

（a）皮膚温計と電子冷却エレメントを取り付けた熱流計　（b）熱流計装着部位の皮膚温を露出した部分の皮膚温と等しく保つ方式の熱流計のブロック図

図 5.21　局所皮膚熱流測定のための熱流計のセンサ部(a)と装置のブロック図(b)
〔(a)は文献 66)の Fig.3，(b)は Fig.4 を改変〕

6

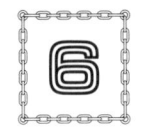

生体電磁気量の計測

6.1 計測対象と計測条件

6.1.1 電磁気に関する単位

　生体から発生する電気現象の計測では,基本量として起電力(電位,電位差)あるいは電流が用いられる。ただし,生体電気現象はすべて電解質中のイオンの動きによるため,電子機器で計測するには,イオンの動きを電子の動きに変換する必要がある。また,生体磁気現象の計測では,基本量として磁束密度が用いられる。**表 6.1** に生体電磁気計測で用いられる主な電磁気に関する固有の名称をもつSI組立単位とその説明をまとめて示す。

　なお,生体電気現象を検出する電極や生体組織を,電気抵抗やコンデンサなどにより等価な電気回路(あるいは回路素子)で表すことがある。このような場合を含め,一般に2端子の回路網の端子間電圧 E,電流 I がそれぞれ複素数表示の正弦関数

$$E = E_0 \exp\{j(\omega t + \phi)\}, \quad I = I_0 \exp(j\omega t)$$

で表されるとき,その比

$$Z = \frac{E}{I} = \frac{E_0}{I_0}\exp(j\phi) = Z_0 \exp(j\phi)$$

をインピーダンス(impedance;単位は Ω)という。ここで,ω は角周波数〔rad/s〕,ϕ は位相または位相差〔rad〕である。一般に,$Z = R + jX$ と表したとき,実数部 R を抵抗,虚数部 X をリアクタンスと呼ぶ。

6.1.2 計測の対象と条件

　生体電磁気現象の計測には,生体自身から発生する電磁気量を検出する受動計測と,生体に電気的あるいは磁気的エネルギーを作用させて,対象からの反応を検出して対象量を計測する,いわゆる能動計測がある。能動計測には,例えば,高周波微小電流を生体に加えて,生体組織の電気的性質の違いを利用し,血液量変化や肺気量変化などを計測する電気的インピーダンス法(3.2.2項,3.3.3項参照),あるいは生体に直流磁場を加えて,特に水素原子の核磁気共鳴を利用して血流情報や生体の断層像を得るMRI(magnetic resonance imaging)などがある。本章では特

表 6.1 電磁気に関する単位と説明

量	SI単位 名称	記号	説明
電流	アンペア	A	1A=真空中に1m間隔で平行に置かれた無限に小さい円形断面を有する，無限に長い直線状導体のそれぞれを流れ，これらの導体の長さ1mごとに2×10^{-7}Nの力を及ぼし合う一定電流の大きさ
電荷，電気量	クーロン	C	1C=1Aの電流が1秒間に運ぶ電気量（電荷の量）=1A・s。1個の電子あるいは1価のイオンのもつ電荷は1.6022×10^{-19}C。なお，1molの電子またはイオンのもつ電荷をファラデー定数Fといい，$F=9.6853104$C/mol
起電力，電位，電位差	ボルト	V	1V=1Aの定常電流が流れている1本の導線の2点間において消費される仕事が毎秒1Jに等しいときの2点間の電位差=1W/A=1J/C=1N・m/(s・A)
電界の強さ	ボルト毎メートル	V/m	1V/m=1m当り1Vの電位差のある電位勾配
電気抵抗	オーム	Ω	1Ω=2点間の導体に1Vの定電位差を加えたときに1Aの電流を生じさせる2点間の電気抵抗の大きさ=1V/A
コンダクタンス	ジーメンス	S	電気抵抗の逆数。$1S=1Ω^{-1}=1$A/V
導電率	ジーメンス毎メートル	S/m	液体や固体中の任意の点における電流密度は，多くの場合，電場の強さに比例し，その比例定数
静電容量	ファラド	F	1F=コンデンサが1Cの電気量を負荷されたとき，その電極間に1Vの電位差が現れるコンデンサの容量=1C/V
誘電率	ファラド毎メートル	F/m	誘電体中の任意の点の電束密度は，多くの場合は電場の強さに比例し，その比例定数
電気分極	クーロン毎平方メートル	C/m²	誘電分極の方向に垂直な面を通して移動した単位面積当りの電荷の量
電束	クーロン	C	電場を流れのベクトル場に対応させ，空間のある部分を通って流れる流体の量に相当
電束密度	クーロン毎平方メートル	C/m²	単位面積当りの電束数
磁束密度，磁気誘導	テスラ	T	磁気学の基本量 1T=1Wb/m²=10^4G（ガウス）
磁束	ウェーバ	Wb	磁束密度の面積積分。その時間微分が境界に沿う起電力の大きさとなる。1Wb=1V・s
磁界の強さ	アンペア毎メートル	A/m	アンペールの法則によって定義される量で，磁界の強さHと磁束密度Bとは，$B=\mu H$の関係があり，μを透磁率という。1A/m=$4\pi\times10^{-3}$Oe（エルステッド），μの単位はWb/(A・m)
インダクタンス	ヘンリー	H	十分細い導線の閉回路による磁気誘導の巨視的性質は，その回路を貫く磁束Φと閉路電流Iによって$\Phi=LI$と表され，その比例定数L。1H=1Wb/A

に受動計測，すなわち生体から発生する電磁気現象の計測について述べる。

〔1〕 **生体電気量**

　生体電気の起源は，神経や筋細胞などの興奮性細胞が発生する膜電位であり，その発生は細胞膜のイオンに対する透過性の変化に起因している。臨床では，これらの細胞が発生した電位変化を目的に合った方法で記録している。対象量は，心電図 (electrocardiogram, ECG)，脳波 (electroencephalogram, EEG)，直接導出脳波として皮質脳波 (electrocorticogram, ECoG) および深部脳波 (depth EEG)，胃電図 (electrogastrogram, EGG)，筋電図 (electromyogram, EMG)，眼球電図 (electrooculogram, EOG)，網膜電図 (electroretinogram, ERG) などがあり，これらは皮膚表面あるいは生体内に複数の電極を装着し，電気信号として体外に導出する。生体電気信号の大きさは，一般に mV オーダから数 μV と微弱であり，用途に適した各種の導出電極がある（**表 6.2**）。

表 6.2 主な生体電気信号の大きさと周波数範囲および導出電極と誘導部位

生体電気量	電位の大きさ〔mV〕	周波数範囲〔Hz〕	導出電極	誘導部位
心電図	0.5〜4	0.01〜250	表面電極	四肢および胸部
脳　波	0.001〜0.1	DC〜150		頭皮上
（表面）筋電図	—	DC〜10 000		体表(筋肉上)
眼球電図	0.005〜0.2	DC〜50		内外両眼角部
網膜電図	〜0.6	DC〜50		眼球の前極と後極
筋活動電位	0.01〜10	5〜5.000	皮下電極	筋肉内
皮質脳波，深部脳波	0.1〜5	DC〜150	微小電極	脳内，細胞外
神経細胞膜電位	10〜100	DC〜10 000	ガラス微小電極	細胞内

〔2〕 **生体磁気量**

　生体の電気活動に伴うイオン電流は，体表面に電位を生成すると同時に，体表周囲に磁場を誘起する。例えば，脳の電気現象に対応して脳磁図 (magnetoencephalogram, MEG)，心臓の電気現象に対応して心磁図 (magnetocardiogram, MCG) が得られる。その他，網膜磁界図 (magnetoretinogram, MRG)，筋磁界図 (magnetomyogram, MMG)，母体内の胎児の心磁図や脳磁図，あるいは視覚や聴覚刺激などに対する誘発脳磁図などが計測対象となる。

　これらの磁気信号の大きさは極めて微弱であり，例えば地磁気が 10^{-4}〜10^{-5} T，都市の磁気ノイズが 10^{-6} T のオーダであるのに対し，最も強い生体磁気信号である磁性粉塵吸入者の肺の静磁界は 10^{-9} T，心磁図は 10^{-10} T，アルファ波脳磁図は 10^{-12} T，誘発脳磁図では 10^{-13} T のオーダである。このような微弱な磁束密度の計測にはフラックスゲート形磁束計（計測限界 10^{-10} T 程度），またはさらに高感度の超伝導量子干渉計 (superconducting quantum interference device, SQUID；計測限界 10^{-14} T 程度) が用いられ，磁気ノイズを遮断するため磁気シールドルーム内で計測される。**図 6.1** に，主な生体磁気信号のおおよその磁場強度と周波数範囲を示す[1]。

166   6. 生体電磁気量の計測

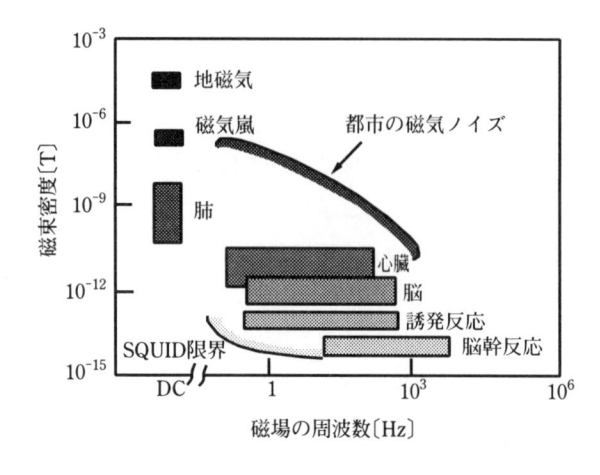

図6.1 生体磁気現象と磁場強度および周波数範囲
〔文献1)の図12.73を改変〕

6.2 生体用電極による電気現象の計測

6.2.1 生体電気信号の誘導法

電解質溶液で満たされた生体（容積導体）から発生する電気信号を体外に導出するには電極（electrode）が使用される。電極は，生体内の電気現象のイオンによる電荷の移動を，電子回路内の電子による電荷の移動に変換する一種のトランスデューサである。特に生体電気の導出に関しては，この電極を導出（誘導）電極，電極を生体に当てた部分を誘導部位と呼ぶ。

一般に生体電気の導出には，二つの誘導部位が必要であり，この2点間の電位差を検出することが目的となる。二つの電極の一方を対象とする誘導部位から離れた位置に，他方を対象部位の近傍に置いて計測する方法を単極誘導（unipolar lead）と呼ぶ。対象とする誘導部位から離れた位置として，例えば脳波計測では耳朶のように，対象器官の電気活動の影響をあまり受けない部位が選ばれ，その電極を不関電極（indifferent electrode）と呼ぶ。複数組の単極誘導の際には，図6.2 (a)に示すように，一つの不関電極が共通に使用される場合が多い[2)]。一方，計測対象とする器官を中心に，近い距離に二つの電極を置き，2点間の電位差を計測する方法を双極誘導（bipolar lead）と呼ぶ〔同図(b)〕。通常，単極誘導は深部から

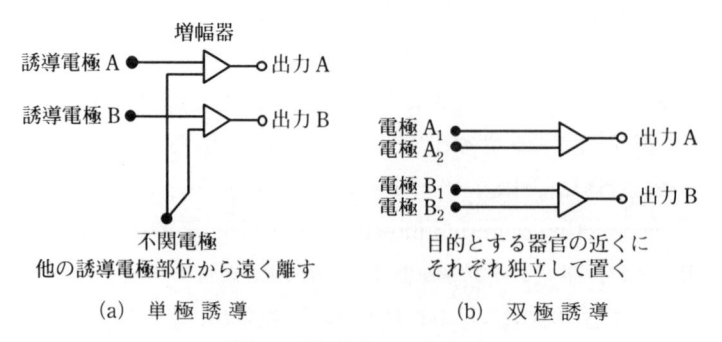

図6.2 単極誘導と双曲誘導

体表にわたる活動電位の絶対的な電位が検出されるが，双極誘導では体表近傍の2点間の電位差が検出される。

6.2.2 電極の基礎

電極は導電性の物質ならば何でもよいというわけではない。特に，生体電気現象のような微弱な信号を導出する場合，電極と生体の境界層で起こる電気化学的な反応による電位が信号の中に電気雑音として重畳してくる。すなわち，電極となる金属が，汗，血液，リンパ液などの体液，あるいは電極ペースト[†1]などの電解質溶液と接したとき，この境界層では正負の電荷が分布した層（電気二重層という）が形成され，電位差が発生する[†2]。このような電気二重層が形成されて電位差が発生する現象を分極または分極現象といい，発生した電位差を分極電圧と呼ぶ。このとき，金属側の電荷は金属表面近傍に集中するが，溶液側の電荷はある範囲に広がりをもつ。したがって，分極電圧の小さい物質で作られた電極，すなわち不分極電極が生体用電極として望ましいといえる。

〔1〕 電極−電解液面における電気化学的現象[3)]

電解液とみなされる生体組織内のイオンの移動から，電極で電子による電荷の移動に変換する界面では複雑な電気化学現象が起こる。

イオン導電体[†3]である電解液の中に，電子導電体[†4]である金属，例えば銀（Ag）と基準となる電極（参照電極，基準電極などという）を浸すと，ある一定の電位（Agの場合は+0.799 V）が発生する。これは，電極（Ag）-電解液境界において，Agが電子 e^- を奪われて銀イオン（Ag^+）となろうとする反応（$Ag \longrightarrow Ag^+ + e^-$；酸化反応）と，逆に溶液中の Ag^+ は電子を受け取って Ag となろうとする反応（$Ag^+ + e^- \longrightarrow Ag$；還元反応）が起こり，平衡状態では，$Ag^+ + e^- \rightleftarrows Ag$ が成立する。このような化学反応の結果，電極と溶液の境界層に電荷の傾斜が生じ，空間的配列は電気二重層を形成して電位が発生する[†5]。この場合，金属イオンの濃度によって定まるある電位で平衡に達する。このような電子のやり取りの反応（酸化還元反応）で平衡した電極の電位は，一般に酸化還元電位（redox poten-

---

[†1] 塩化ナトリウム（NaCl）を含んだのり状のもので，皮膚-電極間の接触インピーダンスを下げたり，皮膚自体のインピーダンスを下げる目的に使用される。

[†2] このような状態は，一つの電極が電解液に接している系であり，半電池（half cell）とも呼ばれている。

[†3] 電荷の運び手（担体，キャリヤ）として電子は動けないが，イオンは動ける物質で，通常は電解質と呼ぶ。

[†4] 電子によって電荷が運ばれる物質。電子もイオンも動ける物質があり，これは混合導電体と呼ばれ，例えば二酸化マンガン（MnO_2），硫化チタン（$TiSO_2$）などがある。

[†5] 金属と電解質の境界面に，正味の電荷移動がない電極は完全に分極化され，不可逆電極という。これに対し，電荷の移動が何ら妨害されない状態にある電極は完全に不分極化され，可逆電極という。なお，電気二重層はさらにヘルムホルツ層とグイ-チャップマン層（拡散二重層）に分かれ，その電位分布や層の厚さはそれほど単純ではなく，また電解液中に荷電粒子が懸濁している場合はさらに複雑となり，電極反応へのかかわりも大きい。このような電気二重層を説明するモデルとして，Stern-Graham のモデルがあるが，ここでは詳細は成書に譲ることにし[3)]，電極を扱う上での電気化学現象の主要な点のみを記した。

tial）と呼ばれ，金属とその金属イオンによる酸化還元電位は，それらの金属のイオン化傾向と密接な関係がある。**図 6.3** は，各種金属イオン/金属の酸化還元電位とイオン化傾向との関係を示し，この序列は電気化学序列ともいわれる。

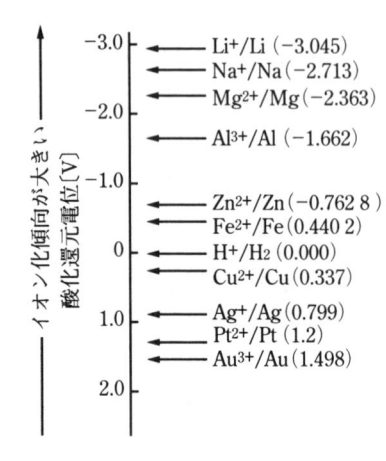

図 6.3 酸化還元電位（電極電位）とイオン化傾向
〔文献3）の図-2.3 を利用して作成〕

一般に酸化還元電位 E は，ただ一つの可逆な電極反応が進み，しかも電気化学的平衡が成立しているときに，溶液側を基準として表した電極の電位であり，電気化学平衡系のエネルギーバランスによって導出された Nernst（ネルンスト）の式で与えられる。すなわち，酸化体（Ox）と還元体（Red）が平衡状態にあるとき，それぞれの活量†を a_O，a_R とすると

$$\text{Ox} + ne \rightleftarrows \text{Red} \tag{6.1}$$

$$E = E^0 + \frac{RT}{nF} \ln \frac{a_O}{a_R} \tag{6.2}$$

となる。ここで，E^0 は標準酸化還元電位（standard redox potential），R は気体定数，T は絶対温度，n は反応種1個当りに交換される電子数，F はファラデー定数である。

〔2〕 **電荷の移動**

電解液中に一組の電極を置き，**図 6.4**(a)に示すように，この電極を外部電気回路に接続した系を考える。これはちょうど，(b)のように，生体組織を電解液とみなし，二つの電極を生体組織に装着して電気回路に接続した系と対応している。このとき，溶液側から電子が流れ込む電極をアノード（陽極），一方溶液側に電子を移行する電極をカソード（陰極）と呼ぶ。電極と外部電気回路では電子が動き，電解液中ではイオンが動く。つまり電極と電解液の界面は，電子導電性からイオン導電性に変わるところであり，またこの界面で電気化学反応が進むところでもある。すなわち，外部回路からカソードに電子が流れ込み，電極表面の電子は，溶液中のイオンに電荷が受け渡され，電荷の移動（電荷移動反応）が起こる。イオンは電子

---

† 活量の定義は7章を参照。

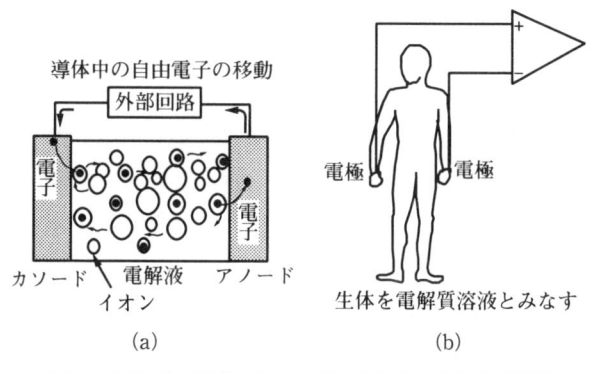

図 6.4 電解系の電荷の流れの模式図(a)と生体を電解質
溶液とみなしたときの電解系との対応図(b)
〔(b)は文献 3)の図-2.16 を参考にして作成〕

を受け取り，還元される．界面のイオンが少なくなれば，電極表面から十分離れた溶液相から，拡散や対流などによって新たなイオンが補給（輸送）される．アノードでは，逆方向の電子のやり取りが行われる．このようにして，電荷の流れによって回路が作られる．

電解液中では，正負のイオンが解離しており，これらのイオンは互いに静電的な力を及ぼし合っているが，生体組織のような希薄溶液では，イオン間の距離の平均値が大きくなり，相互作用は小さく，自由に動き回ると考えてよい．なお，一対の電極間に電位差をかけると，溶液中のイオンは電位勾配によって加速されて動く．この場合，陽イオンと陰イオンは反対方向に動くが，どちらも電流としては同じ方向となる．なお，陽イオンと陰イオンの移動速度は通常異なっているが，生体電気現象を扱う場合には特に問題にしなくてもよい．

〔3〕 参照電極

前述したように，ある電極の電極電位を知るには，電位の基準になる参照電極（reference electrode；基準電極または照合電極ともいう）が必要となる．理想的な参照電極の要件としては，①電極表面での電極反応が可逆であり，電解液中のある化学種と Nernst の平衡電位式に従って応答すること，②その電位は時間的に安定であること，③微小電流を流しても，すぐに最初の電位に戻ること，④温度変化に対し，電位がヒステリシス特性をもたないことなどである．参照電極として，標準水素電極（normal hydrogen electrode, NHE），銀-塩化銀電極（Ag-AgCl），飽和カロメル電極（saturated calomel electrode, SCE）などが用いられている．これらのうち，Ag-AgCl 電極は生体電気信号の検出電極として最も広く利用されている．以下，水素電極と Ag-AgCl 電極について簡単にまとめておく．

（a） 水素電極　電極電位の基準として最もよく用いられ，各種電極の酸化還元電位もこの電極の電位を基準としている．その理由は，反応が $H^+ + e^- \rightleftarrows H_2/2$ で示され，最も基本的な反応であり，上述の要件項目のほとんどが満たされ

ているためである．実際の水素電極セルの例を図 6.5 に示すが，高濃度の H^+ を含む電解液中，白金黒電極[†] 上に水素ガスをバブルするときの電位は

$$E = E^0 + \frac{RT}{F} \ln \frac{a_{H^+}}{a_{H_2}}$$

となる．特に，$a_{H^+}=1$，$a_{H_2}=1$ の条件のとき，すなわち水素ガスを電解液中に十分飽和させ，pH＝0（強酸の溶液で活量が 1）の溶液を電解液に用いたときの水素電極では，$E=E^0$ となり，電位の基準をゼロとする場合が多く，標準水素電極と呼ばれている．

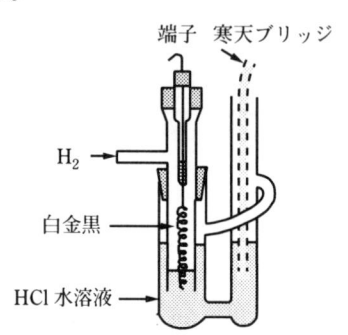

図 6.5 水素電極セルの一例
〔文献 3)の図-4.15 を改変〕

（b） Ag-AgCl 電極　　この電極は，塩化銀の薄膜で表面を覆った銀電極よりなっており，塩化銀の一部は銀イオン（Ag^+）と塩素イオン（Cl^-）に電離し，溶液中の Cl^- 濃度が Ag^+ の濃度に比べて十分に高いとき，解離平衡（7.1.1 項参照）で起こる電流によって生ずる Ag^+ あるいは Cl^- の増減を吸収するように作用する．この電極の作り方の一例としては，銀線上に塩化銀を被覆すればよい．まず銀線を 3 M 硝酸につけ，水洗後 0.1 M 塩酸中で銀をアノードとして，例えば $0.4\,mA/cm^2$ の電流密度で 30 分間電気分解させれば生成できる〔文献 3)参照〕．白金線や白金板を基板にする場合には，前述の処置の前段として基板を銀めっきすればよい．

なお，参照電極を基準として他の一つの電極（対極または作用電極という）の特性を調べる場合，両電極セルを連絡する必要がある．通常，塩化カリウムを含む寒天溶液で作られる塩橋（salt bridge）が用いられる．この場合，水溶液のための参照電極と，対極として非水溶液系の電解質からなる電極とを連絡すると，その間に電位差（液間電位差，liquid junction potential）が生じることに注意する必要がある．この電位差を無視できるように小さくする非水溶液のための参照電極も作られている〔文献 3)参照〕．

〔4〕 金属電極の電気的特性と電極インピーダンス

電解液と電気的な接触をする部分は，絶縁物を介して容量的に結合させる場合を除けば，ほとんどは金属が用いられる．この金属表面での電子移行の速さ，すなわ

[†] 白金上にさらに白金をめっきすると，凹凸の多い白金層が電析する．そのため入射してくる光が吸収され，表面の色は黒くなる．このため白金黒と呼ばれるが，平滑な白金表面に比べ，白金黒では表面の凹凸によって 1000 倍程度の表面積になるといわれ，白金上での電気化学反応がスムーズに起こるようになる．

ち電極反応の速度に比例して電流が流れる。電極に電流が流れていない状態，言い換えれば平衡状態での電位は酸化還元電位（静止電位ともいう）である。電極に電流を流すと，ある電流で電極電位は静止電位から変化し分極が生じる。電流が流れ始める電位は，電極側から溶液側の酸化体へ電子移行が起こる場合（カソード側）を還元電位，還元体から電極に電子移行が起こる場合（アノード側）を酸化電位と呼んでいる。このように，電極の電流と電位の関係（電流-電位曲線という）は金属種で詳しく調べられている。

図6.6は，代表的な2種類の電流-電位曲線の例を示しており，参照電極として飽和カロメル電極を用い，(a)は白金電極（分極性電極），(b)は銀-塩化銀電極（不分極性電極）の特性曲線である[4]。図中には，これら特性曲線とほぼ等価な電気回路が示されており，電極部の電気化学反応を電気回路として扱うことができる。E_r が静止電位，R_p が電極抵抗，C_p が電気二重層容量である。多くの金属電極は基本的にはこのような等価回路で表され，その回路のインピーダンスを電極インピーダンスという。白金電極を生理食塩水中で使用すると，液との界面で電気化学反応が生じ難く，電荷の移動が少ないため，強い分極特性を示し電極抵抗が大きい。一方，Ag-AgCl電極では，前述したように電荷の移動が容易であり，電極抵抗が小さくなる。また，静止電位は液中の塩素イオン濃度で決まるため，その濃度が変わらない限り静止電位は一定に保たれ，直流電位の誘導にも利用できる。いずれの電極も電気二重層による容量が存在するため，電極インピーダンスは信号周波数の増加とともに低下し，したがって白金などの分極性電極でもこの容量のために交流信号を検出できる。また，白金のような不活性な電極は，生体との反応がないため植込電極としても利用されている。なお，白金黒電極（170ページの脚注参照）では実効表面積を大きくできるため低周波でも電極インピーダンスは小さい。

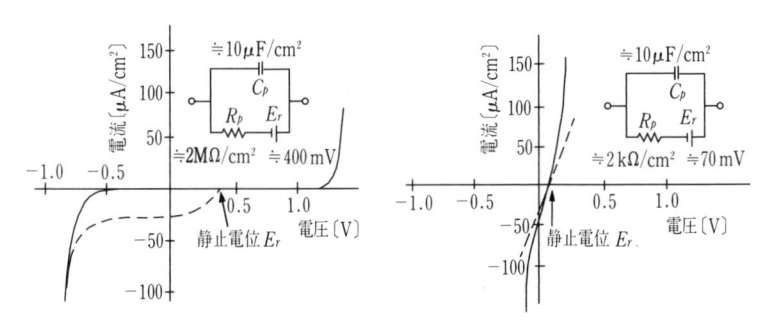

(a) 白金電極（分極性電極）　　(b) 銀-塩化銀電極（不分極性電極）

実線：N_2 ガス飽和生理食塩水中，破線：O_2 を含む生理食塩水中

図6.6 金属電極の分極特性と等価回路（生理食塩水中，飽和カロメル電極基準）
〔文献4)の図4.2.1を改変〕

体表面から生体電気信号を計測する場合，皮膚でのインピーダンスが介在し，これは電極インピーダンスに比べて非常に大きく計測に際して問題となる。皮膚イン

ピーダンスは，生体組織のインピーダンスと同様に，抵抗と電気容量との並列回路で近似されることが知られている[5),6)]。この皮膚インピーダンスを小さくするには，電極を装着する前処理として粘着テープの着脱により表皮角質層の剥離を行ったり[6)]，やすり状のもので皮膚をこすったりする方法[7)]が有効で，インピーダンスが1/5～1/10程度に減少する[7)]。

6.2.3 体表面電極
〔1〕 心電図電極

心電図の発生機序やその誘導法，心電図波形の解読などについては成書も多いので〔例えば文献8),9)〕，ここでは体表面から心電図を誘導する電極について述べる。

四肢誘導による心電図計測では，図6.7(a)に示すようなステンレス板などの金属電極を用いた板形はさみ電極が広く利用されている。電極表面には電極ペーストを塗って使用する。胸部誘導では，同様に金属電極を用い，皮膚に吸いつけて装着する吸着形電極〔同図(b)〕，あるいは粘着テープで皮膚に固定する電極ペースト付使い捨て電極〔同図(c)〕が汎用されている。

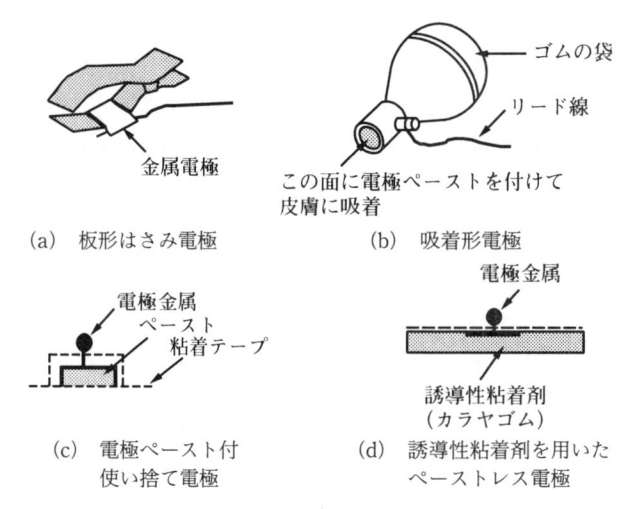

図6.7 心電図電極

しかし，心電図モニタのように長時間使用が目的の場合には，身体の動きなどで電解液が動いて電極電位が変化し雑音（アーチファクト）が発生しないように，不分極電極であるAg-AgCl電極を用い，皮膚と電極間にペーストを封入した電極が用いられる。この場合でも，図6.7(c)のような構造ではペーストが乾燥し，塩分が濃くなりすぎて皮膚に炎症などを起こすことがある。そのためペーストを使わず，導電性と吸湿性をもつ導電性粘着剤（カラヤゴム）を用いたペーストレス電極〔同図(d)〕も市販されている。

また，ペーストを用いないで金属を直接皮膚に接触させる，いわゆる乾燥電極

(dry electrode)による方法[10]もあるが，皮膚との接触部のインピーダンスが大きくなるので，高入力インピーダンスの増幅器を電極に組み込んで使用する[10]。なお，金属電極でなくセラミック，酸化タンタル，酸化シリコーンなどの高誘電率高抵抗体（絶縁物）を用いて，容量結合で心電図などを検出する試みもある[11),12]。この電極（絶縁電極と呼ぶ）は皮膚との直接接触はせず，ペーストも使用されないが，電極インピーダンスは非常に大きい。このため，乾燥電極と同様に，入力インピーダンスの高い電界効果トランジスタ（field effect transistor, FET）で信号を受けインピーダンス変換させてから，通常の増幅器に電気信号として送られる。

〔2〕 筋電図電極

筋電図計測には，皮膚に電極を装着して導出する方法と，次項で述べる針状の電極を穿刺して筋に接する電極から導出する方法がある。前者で得られる筋電図を表面筋電図，後者の場合は対象とする筋を特定できるため筋活動電位あるいは針筋電図とも呼んでいる。対象とする筋が比較的大きければ，表面筋電図は数cm離れた2個の電極間から導出でき，広い範囲の筋の活動電位が得られる。

表面筋電図の導出に利用される皮膚電極は，Ag-AgClを用いた使い捨ての皿電極が多く，心電図電極と比べて小形，軽量に作られている。皮膚と電極間に電極ペーストを塗って使用される。なお，ペーストを使わず前述した乾燥電極あるいは絶縁電極を用いて導出する場合もあるが，やはり皿電極と比べ雑音レベルも大きい。また，長時間の使用では発汗などが電極部の特性に影響を及ぼし，安定した筋電図計測は難しく，あまり使用されていない[13]。

〔3〕 脳 波 電 極

直径7～10mmの白金や銀，あるいはAg-AgClを用いた皿電極が多く利用されている。ペーストを塗った電極を頭皮上に置き，コロジオンなどの接着剤を用いて固定する方法が採られている。脳波は他の電気信号と比べかなり小さく（表6.2参照），電極の固定には特に注意が必要となる。場合によっては，頭皮にねじ込む電極が用いられることもある。

6.2.4 体内挿入電極

〔1〕 針電極およびワイヤ電極

筋活動電位や神経インパルスなどを誘導するため，体内に刺入する針電極（needle electrode）あるいはワイヤ電極（wire electrode）が用いられる。針電極で最も簡単なものはステンレス鋼の皮下注射針である。通常は同心針電極が利用され[13]，図6.8に示すように，皮下針の先端部分以外を絶縁したもの(a)，皮下針の中に細い絶縁被覆した銀線や白金線などの導体線（先端部分は被覆を除去）を通したもの(b)，2本の導体線を通したもの(c)，複数の導体線を通して針の側面に電極面を露出させたもの(d)などがある。筋内に刺入することにより，電極近傍のごく一部の筋線維の活動電位を導出できる。これらの針電極で単極誘導による電位検出

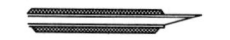

(a) 絶縁した皮下注射針

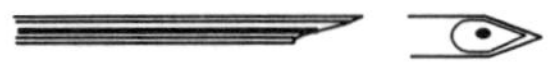

(b) 同心針電極（中心に1本の導体線を通した皮下注射針）

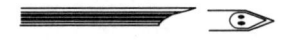

(c) 双極同心針電極（2本の導体線を通した皮下注射針）

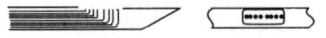

(d) 複数本の導体線を埋設した多極針電極

図6.8 同心針電極の構造〔文献13）を参考にして作成〕

も可能であるが，(b)のものでは，内側導体線と外側同心針との間，(c)では2本の電極間，(d)では近接した一対の電極により，間隔1mm程度で双極誘導による活動電位を記録することができる．

また，先端1～2mmを電極部として絶縁被覆した2本の導体線を細い導管に入れ，これを対象部位まで刺入してから，導管を抜き取って導体線を留置するワイヤ電極もある[13]．針電極と異なりワイヤ電極は柔らかいため，筋肉などの誘導部の動きに追随して動けることが特長である．導体線として30μm程度のファインワイヤ電極もあり，実験動物を用いた脳内脳波解析の生理学研究などにも利用されている．なお，神経束の活動電位の直接導出にもワイヤ電極が用いられるが，特に長期間にわたる計測では，電極による神経束の損傷を保護するために，ポリエチレンやシリコーンチューブなどで神経束を覆う工夫も行われている[14),15)]．

〔2〕 微小電極

神経や筋の細胞内あるいは細胞外電位の導出には微小電極（microelectrode）が用いられる．微小電極には表6.3に示すように，金属微小電極とガラス微小電極（ガラスマイクロピペット）があり，前者は細い金属線の先端以外を絶縁したもので，細胞外の活動電位の誘導に用いられる．この電極の製作や電気特性などの詳細は文献16）を参照されたい．

表6.3 微小電極の主な特性

項　目		金属微小電極	ガラス微小電極
材　料		ステンレス，タングステン，白金-イリジウムなど	ガラス管
構　造		電解研磨などで先端を細くし，先端以外を絶縁，先端径は5μm以上	細いガラス管内に3M KCl溶液を満たし，Ag-AgCl電極で電位を導出，先端径は0.5μm程度まで加工可能
電気的特性	電極電位	不安定	先端電位が問題となる場合があるが，安定
	電極インピーダンス	容量性(高周波でインピーダンスは小)	抵抗性(周波数に関係なくインピーダンスは大)
	雑音	小	大
計測対象		細胞外活動電位(静止電位の計測は困難)	細胞内電位(膜電位；静止電位および活動電位)

一方，ガラス微小電極は細いガラス管を熱して引き伸ばし，細くなった部分を使用する．先端径は数～0.5μm程度まで細くすることができ，主に細胞内電位の誘

導に用いられる．図6.9に示すように，ガラス管内部には高濃度の塩溶液（3 M 塩化カリウムなど）を満たし，Ag-AgCl電極で電位を検出する．この電極抵抗は数～100 MΩにもなり，ガラス壁が薄いので容量成分も大きく，さらに増幅器の入力容量とあいまって高い周波数成分の信号は減衰する．このため正帰還を用いた負性容量増幅器で入力容量を打ち消す方法などが用いられている．この電極の諸特性などについては文献17),18)に詳しく述べられている．なお，細胞膜電位に関する研究手段として，ガラス微小電極を細胞内に刺入しないで，細胞膜に接触させて軽く吸引して密着させ，膜パッチ（細胞膜の微小な領域のこと）を電気的に隔絶して，イオンチャネルを流れる電流を電圧固定法（voltage-clamp method）で記録するパッチクランプ法[19]（patch-clamp method）がよく用いられている．

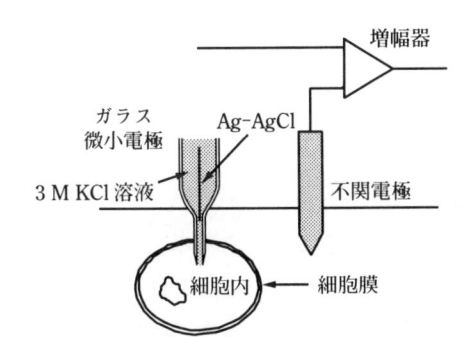

図6.9 ガラス微小電極による細胞内電位の計測

6.3 生体磁気の計測

　生体で計測される磁界は，神経細胞，筋細胞などの興奮性細胞の活動電位による磁界と，鉄などの磁性体を外部から体内に取り込むことによって生じる磁界の二つに分類される．生体磁気に関する研究対象の多くは脳であり，てんかん性発作や脳機能疾患など，脳波のみでは得られない診断情報が脳磁図の無侵襲計測によって得られるため，臨床応用研究が盛んに行われている．また，心磁図による心機能の新しい診断手段としても注目されている．生体から発生する磁界は，6.1節で述べたように極めて微弱であり，高感度の磁束計と磁気雑音除去の工夫が必要である．

6.3.1 SQUID磁束計

　SQUID磁束計は，超伝導現象[†1]の一つであるジョセフソン効果[†2]を利用して，

[†1] 鉛（Pb），ニオブ（Nb），ニオブゲルマニウム合金（Nb_3Ge）などの金属，化合物の温度を下げていくと，ある温度（転移温度 T_c という）において急激に電気抵抗がゼロとなり，永久電流が流れる現象．T_c 以上では常伝導状態，T_c 未満では超伝導状態という．転移温度は，Pbで7.2 K，Nbで9.2 K，Nb_3Geで23 Kである．

[†2] 超伝導状態では，多数の電子対が一つの波動関数で記述できるコヒーレントな状態になっているが，この超伝導体を二つに分割し，接近させてもコヒーレントが維持できるという現象．電流と電圧との関係でいえば，二つの超伝導体の間に薄い絶縁層を挟んで電流を流すとき，ある電流（臨界電流）を超えると電圧が発生する現象．

微小な磁場を計測する装置である。構成は，SQUID 素子，磁束検出用コイル，検出した磁束を SQUID ループに導く入力コイル，フィードバック動作用の変調コイルからなっている[20]。SQUID 素子には，超伝導リング内にジョセフソン接合[†1] を二つもつ dc-SQUID（図 6.10）と，一つしかもたない rf-SQUID があり，前者の感度は後者のそれより一桁高い。生体磁気計測の当初は素子の製作が容易な後者を用いていたが，最近では薄膜技術の進歩により，容易に dc-SQUID が作れるようになり，生体磁気計測用の磁束計はほとんど dc-SQUID が用いられている[21),22)]。

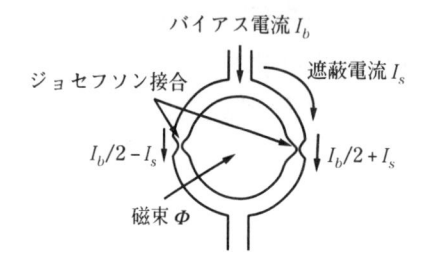

図 6.10　二つのジョセフソン接合（マイクロブリッジ形）をもつ超伝導リング（dc-SQUID）

dc-SQUID において，超伝導リングに外部から磁束 Φ が加えられると，マイスナー効果[†2] によりこの磁場を打ち消すようにリングには遮蔽電流 I_s が流れる。この電流を検出するため，dc-SQUID ではジョセフソン接合を挟む方向に直流バイアス電流 I_b を流すと，リングに流れる電流は I_s と I_b の和と差になり，この電流が臨界値を超えるとジョセフソン接合を介して電流が流れ，電圧が発生する。このとき，電圧を発生しないで流せるバイアス電流の最大値（最大零電圧電流）は，遮蔽電流，すなわち外部磁束に依存し，磁束に対して周期的に変化する。したがって，バイアス電流を最大零電圧電流付近で一定にして流すと，外部磁束によってリング内電流は変化し，リング両端に電圧変化が生じることになり，この電圧を計測すれば磁束変化を検知することができる。しかし，磁束と電圧は比例関係をもたないため，通常は FLL 法（flux locked loop operation method）を用いて，SQUID 出力が磁束の大きさに比例するように補正する。FLL 法は，外部磁束と同じ大きさで逆向きの磁束をフィードバックし，超伝導リング内の磁束を常に一定に保つ零位法の一種である。

通常，SQUID リングの面積は小さく，十分な磁束感度が得られないため，超伝導磁束トランスを用いて磁場を濃縮する方法が採られている。このトランスのうち，外部磁界を検出するコイルをピックアップ（検出）コイル，SQUID に伝達するコイルをインプット（入力）コイルと呼んでいる。一般に，SQUID 素子に検出

[†1] 超伝導体どうしを接合する方法には，薄い絶縁層（5nm 以下）を挟むトンネル接合形，超伝導体の一部に 1μm 以下の細いくびれを付けて電流に位相差を生じさせるマイクロブリッジ形，および先端をとがらせた超伝導体を平らな超伝導体に軽く接触させる点接触形がある〔詳細は文献 20) 参照〕。
[†2] 超伝導体に外磁場がかかると，超伝導体表面に超伝導電流（遮蔽電流）が流れ，超伝導体内部に磁束が入れずはじき出されるという完全反磁性を示す現象。

コイルと入力コイルが備わったものをSQUID磁束計と呼ぶ。**図6.11**にdc-SQUIDシステムの構成ブロック図を示す[1),20),21)]。

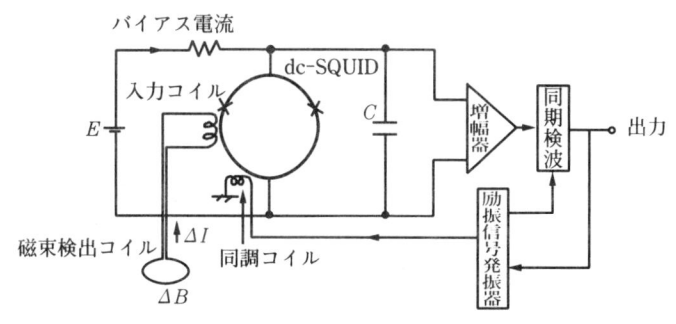

図6.11 dc-SQUIDシステムのブロック図

微弱な生体磁気信号を検出する場合，磁気雑音の問題がある。この雑音除去の方法として，磁気を遮蔽するための磁気シールドルーム†を利用する方法[21)]と，磁気雑音を打ち消す検出コイルを用いる方法[20)~22)]がある。通常は両者を併用して生体磁気計測を行っている。

検出コイルには，**図6.12**(a)に示す単一コイルで磁束を検出するマグネトメータがある。これはあらゆる信号を検出できるが，ノイズも同時に検出してしまうので，その使用は高性能の磁気シールドルームを必要とする。同図(b)は，互いに逆向きに巻いた二つのコイル構成としたもので，1次微分形グラディオメータと呼ばれている。磁気雑音のように発生源が遠くにあるときの磁場はほぼ一様であり，したがって二つのコイルに鎖交する磁束が同じ量となり，誘起電流は逆向きのコイルにより互いに打ち消し合うことになる。しかし，脳磁図などのように発生源がコイルに近い場合は，磁場は勾配をもっているので，二つのコイルが検出する磁束の差が信号となって検出される。二つのコイル間の距離をベースラインといい，この距離が短いときには，ノイズを打ち消す割合が大きくなるが，検出される磁場はごく近くの発生源からの磁束に限られる。逆に，ベースラインが長くなると，ノイズの

(a) マグネトメータ　(b) 1次微分形グラディオメータ　(c) 2次微分形グラディオメータ

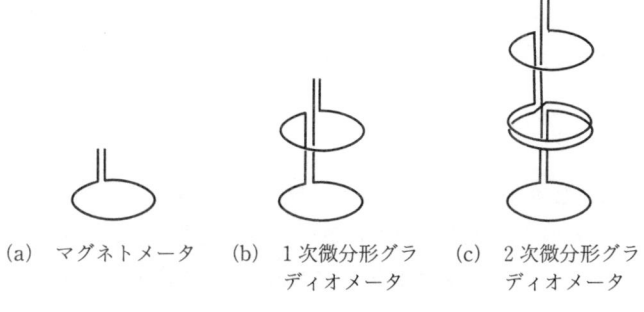

図6.12 各種ピックアップコイル

---

† スーパーマロイやパーマロイなどの高透磁率材料，高周波電磁雑音消去用のアルミニウム板，交流消磁用コイル，直流帰還用コイルなどを用いて外部磁気を遮蔽するために作られた部屋。

減衰は悪くなるが，深い発生源の作る磁場まで検出できる．脳磁図計測では，ベースラインは 30～50 mm 程度である．雑音除去をさらに強める方法として，同図(c)に示すような 1 次微分形を 2 個組み合わせた 2 次微分形グラディオメータもある．

6.3.2 各種生体磁気現象

〔1〕 脳磁図および誘発磁界

（a） **脳磁図**　脳内の神経活動に伴う起電力変化は脳波として広く臨床で用いられているが，起電力で作られる脳磁図も脳波では得られない情報を含んでおり，臨床研究が盛んに行われている．脳磁図は以下の主要な点で脳波と異なる[23]．すなわち，①頭蓋内で生じた電位は広がりをもつため，大脳皮質表面では局在性に認められた電位変化も，頭蓋上で記録すると平均化される．磁界は，二重極 (dipole) と記録部位間に介在する組織の影響を受け難いため，脳波に比べ局所的変化をとらえることができること，および②脳波は 2 個の電極間の電位差であるが，脳磁図は 1 か所の磁界の変化である．

脳磁図を最初に記録したのは Cohen[24] であり，磁気シールド室内においた 10^6 回巻いた誘導コイルとフェライトコアを用い，加算平均によってアルファリズムを計測している．その後，多くの研究者によって脳磁図の計測が行われ，臨床的有用性の追求が進められている．

（b） **誘発磁界**　電気，光，音などの刺激を感覚器官に与えたときに頭蓋表面に発生する電位変化を誘発電位 (evoked scalp potential) というが，同様に頭蓋表面にも微弱な磁界変化が生じ，誘発磁界 (evoked magnetic field) と呼ばれる．この感覚刺激による誘発磁界は，誘発電位よりも局所的な反応を示し，脳機能研究などで盛んに行われている．

〔2〕 心　磁　図

心磁図を最初に計測したのは Baule & McFee[25] で，前胸部に置いた一対のコイルを用いて心電図類似の波形を記録し，これを心磁図と名づけている．SQUID システムを用いてはじめて心磁図を記録したのは Cohen ら[26] であり，その後各国で心磁図に関する研究が盛んに行われるようになった．心磁図の記録法や分析法などは，必ずしも心電図のように確立されてはいないが，臨床的有用性は多くの症例による計測から認識されてきている[27],[28]．

〔3〕 肺　磁　図

粉塵を吸入すると，肺に線維性増殖性変化を来すことがあり，このような疾患を塵肺 (pneumoconiosis) と呼んでいる．塵肺の起因物質は，ケイ酸化合物，鉄化合物，アルミニウム化合物などであるが，これらは大小の差はあれ，磁気的な性質をもっている．肺内蓄積粉塵に外部から直流磁界を加えると，粉塵は磁化され，外部磁界を除去しても残留磁界を生じ，これを胸壁上で計測したものが肺磁図 (magnetopneumogram, MPG) である．一般に，塵肺の診断は，粉塵暴露歴，自

覚症状，肺機能検査などで行われているが，肺内に沈着した粉塵は胸部X線像でも検出が困難であり，肺磁図は有力な手段として期待できる[29]。

肺磁図の計測は，鉄鋼などの強磁性材料を扱っている工場の労働者の場合には，フラックスゲート形磁束計で十分であるが，大谷石などの弱磁性物質関係の労働者の場合は，SQUID磁束計が用いられる。粉塵の磁化には30～50 mT程度の磁界を約10～15秒与え，残留磁場を体外から計測することによって，蓄積粉塵量とその分布を推定することができる[21],[29]。粉塵を磁化した後の肺磁図の時間経過，あるいは生体に無害な磁性物質（Fe_3O_4）を吸入させたときの肺磁図計測から排泄経過を観測し，肺機能を評価する方法などが試みられている[30]。

その他，筋磁界図，網膜磁界図，眼球磁界図（magnetooculogram, MOG）などの計測が試みられている[1],[21],[30]が，それぞれの電位図と比較して臨床的有意性はまだ確立されておらず，今後の研究が期待されている。

7 生体化学量の計測

7.1 計測対象と計測条件

7.1.1 化学量の単位

物質がどれだけあるかを表すのに,質量および物質量を用いる。質量のSI単位はkg,物質量は要素粒子(分子,原子,イオン,電子など)の個数で,SI単位はmol(モル)である。1 molは,炭素の同位元素の一つである^{12}Cの核種12g中に含まれる原子数(アボガドロ数という)に等しい物質の要素粒子数である。^{12}C原子の質量の1/12が原子質量単位(u)で,1 u=1.660 565 5×10^{-27} kg,アボガドロ数は約6.022 045×10^{23} mol^{-1}である。

混合物質中で,特定な物質の含量を表すのに,濃度,モル濃度などを用いる。濃度は,単位体積中の特定物質の質量で,SI単位ではkg/m^3(キログラム毎立方メートル)であるが,生体計測では数値が適当な大きさになるように,g/l,mg/dl,μg/lなどの単位も使用される。モル濃度は,単位体積中の特定物質の物質量で,SIではmol/m^3(モル毎立方メートル)であるが,生体計測では,mol/l,mmol/l,μmol/lなども用いられる。なお,モル濃度は化学式に[ ]を付けて表すことも多い。例えば,[H$^+$],[Cl$^-$]はH$^+$,Cl$^-$のモル濃度を表す。

混合物中の特定物質の質量の比率および物質量の比率は,それぞれ質量分率およびモル分率といい,ともに無次元量であるが,比率を10の整数乗倍して表すときの単位として,パーセント(%;1%=10^{-2}),パーミル(‰;1‰=10^{-3}),ピーピーエム〔ppm (parts per million);1 ppm=10^{-6}〕,およびピーピービー〔ppb (parts per billion);1 ppb=10^{-9}〕を用いる。

化学変化の方向や平衡状態を扱う場合,活量が用いられる。活量は無次元であり,純物質の活量は1,希薄な成分の活量はモル分率に等しい。例えば溶液中で,AB $\rightleftharpoons$ A$^+$+B$^-$ のような解離平衡が成り立っているとき,解離の程度は,モル濃度あるいは活量 a を用いて

$$[モル濃度] \quad \frac{[A^+][B^-]}{[AB]} = k \tag{7.1}$$

$$[無次元] \quad \frac{a_{A^+} \, a_{B^-}}{a_{AB}} = K \tag{7.2}$$

と表される。ここで，k および K を解離定数または平衡定数という。式(7.1)では，k は溶質の濃度に依存するが，式(7.2)の K は温度が一定であれば，溶質の濃度によらず，熱力学的解離定数とも呼ばれる。なお，希薄溶液では k はほぼ一定となる。

水素イオン濃度を表現するには pH が用いられ，pH＝$-\log_{10}[H^+]$ で定義される。25℃の中性溶液では，$[H^+]=10^{-7}$ mol/l であるから，pH＝7 である。

溶存ガスの分圧は，p の右にガスの化学式を書いて表す。例えば，酸素分圧は pO_2，炭酸ガス分圧は pCO_2 と書く。SI 単位は Pa であるが，生体計測では mmHg で表すことが多い。

溶存ガスの総量は，含まれるガスを気体として標準状態（0℃，1気圧）において測った体積と溶液の体積の比で表し，無次元量であるが，体積比であることを明示するため，vol% を用いることが多い。体積比の代わりにモル濃度（例えば mmol/l）で表すこともある。

7.1.2　計　測　対　象

生体化学量の多くは，血液，組織液，尿などを採取して分析器により計測されるが，時間的に変化しやすい量や連続計測が必要な場合は，センサを体液に接触させて計測する方法が有効である。したがって，臨床化学検査（検体検査）で行われる化学量がまず計測対象となる。センサを組織内に挿入できれば，検体の採取が困難な部位においても計測できる。また，毛細血管壁を自由に透過するイオンやグルコースなどの低分子物質の計測は，血管内にセンサを置かなくても，血管外の組織間液に接するようにセンサを留置して計測できる。

計測対象として，体液，特に血液の臨床化学検査の項目が挙げられる。センサによる直接計測が有効である項目としては，血液ガス，電解質などであり，その他グルコース，コレステロール，尿素，尿酸などの低分子物質も，適当なセンサが開発されれば計測対象となる。表7.1 は，これらの量のおおよその正常値と要求される計測範囲を示す[1),2)]。

尿は血液と比べれば物質濃度の変動幅が大きく，濃度値自体よりも一定時間内の尿中に排泄される総量として評価されることが多い。したがって，センサを導尿回路内に置いた場合を想定しても，尿量を同時計測して総量に換算できることが望ましい。しかし，pH（正常範囲 4.6～8.0）やモル濃度（正常範囲 200～850 nmol/l に対応する浸透圧）などは濃度値自体が有用で，また正常な尿には含まれないグルコース，蛋白，ヘモグロビンなどは，糖尿病や血尿などの異常を検知するためのモニタとして有用である。

呼気ガスも生体化学量の計測対象で，そのガス成分として O_2，CO_2，N_2 のほか，非生理的物質としてアルコール，CO，検査に用いられる物質として He，Ar，H_2，麻酔ガスなどがある。

表 7.1 生体用化学センサによる計測対象となると考えられる主な血液化学量および概略の正常範囲とセンサに要求される計測範囲

対象量		正常範囲	計測範囲	単位
pO_2	動脈	80〜100	0〜800	mmHg
	静脈	30〜40		
pCO_2	動脈	35〜45	0〜200	mmHg
	静脈	41〜51		
pH		7.35〜7.45	6〜8	
Na^+		1.36〜1.42	0〜200	mmol/l
K^*		3.5〜5.0	0〜15	mmol/l
Ca^{2+}		2.1〜2.6	0〜5	mmol/l
Cl^-		95〜105	0〜200	mmol/l
グルコース		70〜110	0〜500	mg/dl
コレステロール		150〜250	0〜500	mg/dl
尿 素		7〜15	0〜100	mg/dl
尿 酸		3〜7.5	0〜12	mg/dl
クレアチニン		0.2〜0.5	0〜15	mg/dl
ビリルビン		0.1〜0.4	0〜10	mg/dl

(注) 計測範囲は，疾患や検査のための物質の負荷，事故などによって起こる非生理的な変動範囲と考えられるおおよその目安

7.1.3 計 測 条 件

　化学量センサが臨床に使用される状況として，通常の検体検査，負荷試験のような動的計測が必要な場合，麻酔・手術中・治療操作中のモニタ，ICU，術後回復患者や慢性疾患患者の無拘束モニタ，植込形人工臓器の制御など，様々な場面が想定される。

　また，センサの使用方法には，体表に装着，穿刺，血管内挿入，組織内留置，体外循環回路などに挿入，人工臓器に内蔵などが考えられる。慢性的に使用する場合には，完全に植込使用できることが望ましいが，多くのセンサは校正を必要とし，長期の使用や安定性などに問題が多く，また物質を消費するセンサでは，その補充などの必要性もある。

　その解決の一つの可能性として，皮膚に接続口を設けるか，あるいは皮膚に固定した窓にセンサを取り付け，着脱できるようにすることが考えられる。実際，このような試みは多くなされてきた[3]が，皮膚に装着するコネクタなどの材料や感染などの問題があり，長期の使用は困難である。皮膚と結合する人工材料として，水酸化アパタイト焼結体があり，これを用いた経皮接続端子が試みられ，センサの装着にも有効であることが示されている[4,5]。

　センサを生体内で使用する場合,
① センサは消毒が必要であり，また校正も清潔下で行えること
② センサ部で起こる反応生成物が組織に毒性を与えないこと
③ センサを恒温で使用できないので，温度補償が可能であること
④ センサを血管内に挿入して使用する場合，センサ部は抗血栓性が要求され，また流れを極力乱さないこと

⑤ 電気的安全性，特に漏れ電流についての安全性が確保されていること
⑥ 生体とセンサとの絶縁が確実であること
⑦ 周囲組織に機械的障害を与えないようなセンサの大きさと形状を工夫すること

の要件が満たされることが望ましい。

7.2 化学量センサの基礎

7.2.1 電気化学的センサ

電気化学的センサは，対象とする物質が関与する化学反応によって，電位変化あるいは電流が生じることを利用したセンサである。このようなセンサを用いて化学量を計測する装置は，**図7.1**に示すように，電解質，二つの電極，および電子計測器からなる。電解質は，電荷の担体（キャリヤ）であるイオンを含む溶液であり，イオンの移動によって電流が生じる。イオンの移動による電流を電子の移動による電流に変換する部分が必要であり，その機能を果たすものが電極である。この電極については，6.2.2項で概述した。また，電子計測器は電子の移動による電流を扱う機器である。電気化学的センサにおいては，電解質中に対象物質が拡散し，電極表面あるいは電解質中に置かれた膜などにおける化学反応に影響を与え，これが原因で起電力変化または電流変化を生じる。

〔1〕 電極電位と参照電極

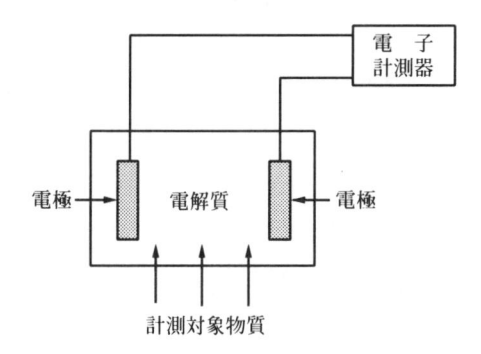

図7.1 電気化学的センサによる化学量計測の基本構成概要

電解質中に置かれた電極界面における電気化学現象については6.2.2項で述べた。通常，電位の計測には二つの電極を必要とし，一方の電極を基準（参照電極または基準電極）として，対極の電位を計測する。参照電極として水素電極を用いた場合，水素電極の電位に対する電位をその電極の電極電位と呼ぶ。参照電極として，水素電極のほか，飽和カロメル（甘こう）電極（SCE），銀-塩化銀電極，硫酸第一水銀電極，酸化水銀電極などがあるが，6.2.2項で述べたように，取扱いが容易で，電位の再現性もよい銀-塩化銀電極がしばしば利用される。電極での電気化学反応，電極電位，参照電極などについては成書も多いので，詳細は例えば文献

6),7)を参照されたい。

〔2〕 **イオン電極**

ガラスpH電極をはじめ多くのイオン電極は，イオン選択性をもつ膜に発生する電位を，図7.2のようにして計測する。理想的なイオン選択性膜は，特定のイオンのみを移動させ，他のイオンは全く移動させない膜である。実際には，特定のイオンをよく移動させる膜であれば，他のイオンの濃度が低いか全く存在しないことがわかっている場合，特定イオン濃度（正確には活量）の計測に用いることができる。イオン選択性膜によって電位が発生する機構およびイオン電極の種類，構造，特性などの詳細については成書[6]~[8]や総説[9],[10]などが多いので，ここではその概略を以下に述べる。

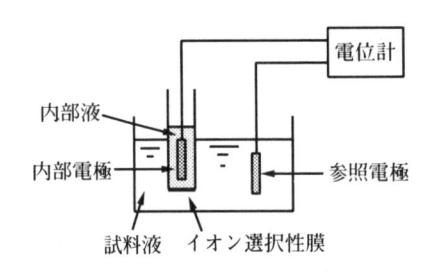

図7.2 イオン電極による計測の基本構成

イオン（選択性）電極（イオンセンサともいう）の膜は固体膜と液体膜に大別され，固体膜にはガラス膜と難溶性塩膜があり，後者はさらに単結晶膜，セラミック膜，加圧成形膜などに分類される。また，液体膜にはイオン交換液膜とニュートラルキャリヤ液膜がある。図7.3は，市販されているイオンセンサの基本構造を示したものであり，このような電極と参照電極を用いて電位差を計測する。また，内部電極にも飽和カロメル電極や銀-塩化銀電極が用いられ，外部の参照電極と一体化した複合電極も製作されている。また温度補償用に，サーミスタを組み込む場合もある。

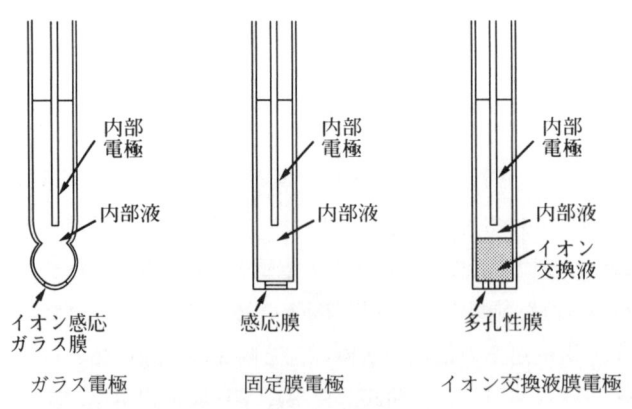

図7.3 各種イオン電極の構造

イオンセンサの膜電位についてはNernstの式(6.2)が適用でき，例えば，ガラス膜が水素イオン濃度 a_{H^+}，$a_{H^+}^0$ の水溶液に接触したときに生じる膜電位 E は

$$E = \frac{RT}{F} \ln \frac{a_{H^+}}{a_{H^+}^0}$$

であり，$a_{H^+}^0$ が内部基準液で既知であれば

$$E = \text{const} + \frac{RT}{F} \ln a_{H^+} \tag{7.3}$$

となる。つまり測定液のpHと計測電位差 E〔V〕との関係は25℃の温度で，$E = \text{const} - 0.05916 \text{pH}$ となる。Na^+ 濃度が無視できない場合は，この影響を考慮する必要があり

$$E = \text{const} + \frac{RT}{F} \ln(a_{H^+} + K_{H,Na} a_{Na^+}) \tag{7.4}$$

となる。ここで，$K_{H,Na}$ はイオン選択係数と呼び，この値が小さいほど選択性が優れている。表7.2は，生体計測に用いられる主なイオンセンサについて示したものである[6)~8)]。

表 7.2 生体計測に用いられる主なイオン電極

方式		対象イオン	膜物質	応答範囲〔mol/l〕	妨害イオン（選択係数）
固体膜	ガラス膜	H^+	pH感受性ガラス	$0 \sim 14$ pH	$Na^+ (\sim 10^{-15})$
		Na^+	Na感受性ガラス	$1 \sim 10^{-8}$	$H^+ (\sim 300)$, $Ag^+ (\sim 500)$ $K^+ (\sim 10^{-3})$
	難溶性塩膜	Cl^-	AgClなど加圧成形	$1 \sim 10^{-5}$	S^{2-}（共存不可），$I^- (\sim 2 \times 10^6)$ $CN^- (\sim 5 \times 10^6)$, $Br^- (\sim 3 \times 10^2)$
液体膜	イオン交換液膜	Ca^{2+}	ジデシルリン酸	$1 \sim 10^{-5}$	$Zn^{2+} (\sim 3.2)$, $Fe^{2+} (\sim 0.8)$ $Mg^{2+} (\sim 0.12)$, $Na^+ (\sim 0.015)$ $H^+ (\sim 10^5)$
	ニュートラルキャリヤ液膜	K^+	バリノマイシン	$1 \sim 10^{-6}$	$Cs^+ (\sim 1.0)$, $NH_4^+ (\sim 0.03)$ $Na^+ (\sim 2 \times 10^{-4})$, $Li^+ (\sim 10^{-4})$ $H^+ (\sim 10^{-2})$

イオンセンサの特性は，膜の種類や構造で大きな違いがあり，また電極の内部抵抗はガラス膜が最も大きく，数百～数千MΩで，高入力インピーダンスの増幅器を必要とする。一般のpHメータでは入力抵抗は10^{13}Ω程度であり，10^{-13}A以下の電流で電位の検出が可能である。液体膜のイオン交換液膜では30MΩ以下，加圧成形膜で100kΩ以下程度であり，固体膜に比べ小さく，固体膜電極を使用する計器であれば十分使用できる。なお応答速度も，電極の大きさ，膜の種類と厚さなどにより異なるが，95％応答が数十秒～数分程度のものが多い。

イオン電極の外側を膜で覆うことにより，ガスセンサなどが作られる。ガラスイオン電極を用い，ガス透過膜に多孔性のポリフッ化ビニリデン膜を用いたアンモニアセンサ，シリコーン膜を用いた炭酸ガスセンサなどがある。個々のガスセンサの詳細は文献11)を参照されたい。このほか，固定化酵素膜，微生物膜などの生体物質を用いた電極もある[8)]。

また，電極の内部液を用いず，金属線に直接イオン選択性膜をコーティングした

イオン電極もある。これは被膜線形イオン電極（coated-wire ion-selective electrode, CWE）と呼ばれ[12]，構造が単純で製作が容易であり，小形化が可能であることなどの利点がある。

〔3〕 **ISFET**

イオン選択性電界効果トランジスタ（ion sensitive field effect transistor, ISFET）は，電界効果トランジスタ（FET）のゲート絶縁層にイオン選択性の膜を被覆した構造のイオンセンサである[13],[14]。図7.4に示すように，シリコン基板上にソース，ドレーンを形成し，ゲート絶縁層（SiO_2）およびイオン感応膜をかぶせ，ゲート部分が溶液に接するようになっている。使用するには，溶液中に参照電極を置き，適当な電圧 V_{GS} を加える。溶液のイオン濃度に応じてイオン感応膜に電位が発生し，通常のFETでゲート電圧によってドレーン電流が制御されるのと同様に，イオン濃度によってドレーン電流 I_D が変化する。

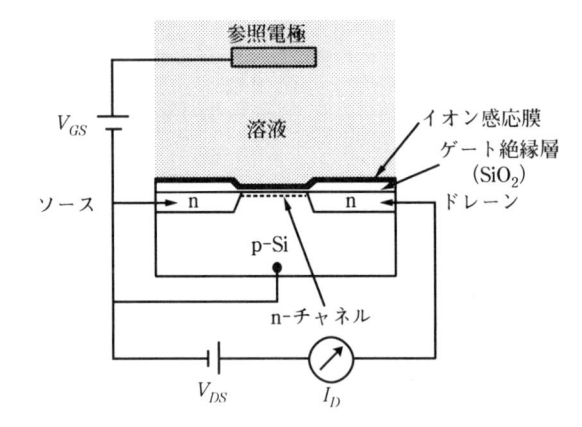

図7.4 ISFETの原理

ISFETでは，FET自体が高入力抵抗の電位計測素子であり，別に高入力抵抗の増幅器を用いる必要がなく，小形化が容易で，イオン感応膜を薄くすることができるため，速い応答性が得られるという特長がある。また，IC技術を用いることにより大量生産が可能であり，多数のセンサを一体化した複合センサも可能となる[14],[15]。

イオン感応膜として，pHにはSiO_2，Al_2O_3，Ta_2O_5など，Na^+にはナトリウムアルミノシリケートガラス（NASガラス）など，K^+にはバリノマイシンやクラウンエーテルなどを添加したポリ塩化ビニル（polyvinyl chloride, PVC），Ca^{2+}には脂溶性錯体（ニュートラルキャリヤ）を添加した塩化ビニルなどが用いられる。また，イオン選択性のない疎水性の膜，例えばポリスチレンを用いたものは，参照電極として使用できる[16]。

ISFETは，応答性がよいほかは内液をもつイオン電極に近い特性を示す。例えば，Ta_2O_5薄膜を用いたpH-ISFETでは，1〜13pHの範囲で56〜57 mV/pHとNernstの式で得られる59 mV/pHに近い感度を示し，95％応答時間は0.1秒以下である。しかし，0.1〜0.2 mV/h程度のドリフトがある[8]。なお，ISFETにさ

らにガス透過膜あるいは酵素膜をかぶせれば，ガスセンサあるいは種々の生体物質のセンサを形成することも可能である[17]。

〔4〕 **ポーラログラフ電極**

電極に適当な電圧を加え，電極における化学反応（酸化還元反応）による電流を計測することによって，物質濃度を求める方法をポーラログラフィと呼び，生体計測では主に酸素センサおよび後述の酵素電極による過酸化水素（H_2O_2）の検出に用いられる。この手法は，一般の化学分析に広く用いられており，多くの成書[6)~8),11),18)]で詳しく述べられているので，ここでは特に酸素センサに関して概述する。

通常よく用いられるポーラログラフ形の酸素センサでは，カソードに白金（Pt）電極，アノードに Ag-AgCl 電極を用いる。O_2 を含有する溶液中で電圧を変化させると，**図7.5**(a)のような S 形の電圧-電流曲線（ポーラログラム）が得られる。これは，Pt，Ag-AgCl 両電極においてそれぞれ

$$O_2 + 2H_2O + 2e^- \longrightarrow H_2O_2 + 2OH^- \Longrightarrow H_2O_2 + 2e^- \longrightarrow 2OH^- \quad (7.5)$$

$$4Ag + 4Cl^- \longrightarrow 4AgCl + 4e^- \quad (7.6)$$

の電極反応（酸化還元反応）が進行して，両電極間で電荷の移動が起こるためである。すなわち，カソード側では2段階の還元反応により4個の電子が引き出され，アノード側では酸化反応が起こる。このとき，O_2 の還元電位が $-0.1V$ に達するまでは電流はわずかしか流れないが，電位をさらに負にすると O_2 の連続的な還元（O_2 の消費）が起こり，ある電位の範囲で電流はほぼ一定値を示す。この電流を拡散限界電流と呼び，そのときの電圧の範囲は溶液中の酸化物質によって特有の値を示し，O_2 では $-0.3 \sim -0.7V$ である。この電圧の範囲では，白金電極面に達するすべての O_2 分子は速やかに還元されるので，その電流は溶液から拡散により電極へ供給される O_2 の量によって決まる。O_2 の供給は，溶液中の pO_2 または O_2 濃度に比例し，したがって拡散限界電流を測れば溶液中の pO_2 または O_2 濃度が計測できる。

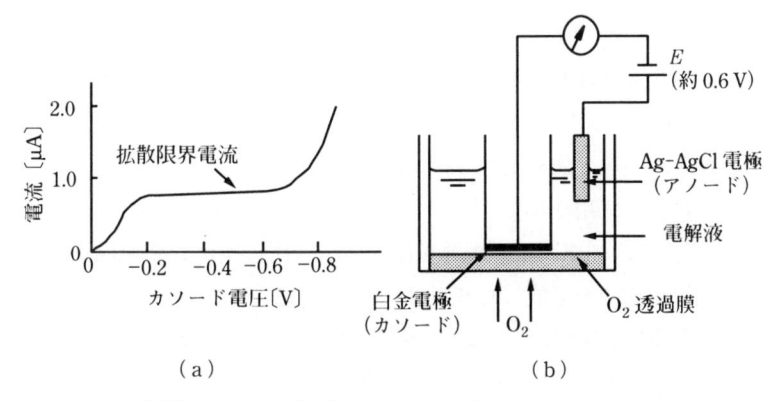

図7.5 カソードに生じるポーラログラム(a)とポーラログラフによる酸素計測(b)

実際には，図7.5(b)に示すように，O_2 がガス透過膜を通して，拡散によって作用電極に輸送される条件を作る．すなわち，一定の電解液中で白金電極の表面から放出された電子と，膜を通して拡散してきた O_2 および電解液中の水とで式(7.5)の反応を起こし，O_2 が消費される．このとき，溶存 O_2 濃度は電極表面でゼロとなり，膜の外側（検体側）との間で O_2 の濃度勾配が生じ，拡散によって電極表面に O_2 が供給される．膜を介しての拡散による輸送は濃度勾配に比例するので，電流を測れば膜の外の酸素分圧が計測できる．

式(7.5)の反応において，1分子の O_2 の反応によって4個の電子が移動するので，1 mol の O_2 の反応により $4F$（F はファラデー定数）の電荷の移動が起こる．したがって 1 mol/s の O_2 の輸送により，$4F$〔A〕の電流が流れる．もし厚さ d の膜の中を拡散のみで O_2 が電極に輸送され，電極の大きさに比べて膜が薄ければ，電流 I は，電極反応が十分速く起こるとして

$$I = 4F\frac{A}{d}D\alpha p \tag{7.7}$$

となり[18]，電流は酸素分圧 pO_2 に比例する．ここで，A は電極表面積，D は膜内の酸素の拡散係数，α は膜内の酸素の溶解度，p は膜外側の酸素分圧である．電極反応を十分速く起こすためには，作用電極が対極に対して適当な負電位に保たれていることが必要であり，通常 -0.6 V 程度が用いられる．

式(7.7)でわかるように，電流は電極や膜の幾何学的形状に依存するが，D や α という媒質の性質にも依存するので，センサとしての感度を一定に保つにはこれらの因子が不変であることが必要である．実際には，たびたび校正して使用することが必要となる．また，O_2 の移動が大きい場合，膜の外の溶液中にも濃度勾配が生じ，流れによってその濃度勾配も変化するので，感度が流れの影響を受ける．この影響を小さくするには，溶液中に比べ拡散係数の小さい膜を使用することもできるが，電流は小さくなる．通常は膜厚に比べて小さい電極を使用することによって，濃度勾配を電極近傍に集中させるような構造としている．

酸素センサとして使用されるポーラログラフ電極は，図7.6のような構造が基本であり，クラーク電極と呼ばれる[19]．カソードには主に白金，アノードに Ag-AgCl 電極，また電解液は KCl または KOH を加えたものなどが用いられる．酸素透過膜としては，厚さ 10〜30 μm のテフロン，ポリエチレン，ポリプロピレンなどが使用される．この電極は，一般の血液ガス分析装置のほか，後述のカテーテル酸素センサや経皮酸素計測に広く応用されている．

図7.5(b)の構成とほぼ同様で，外部回路の電池を用いず，対極にイオン化傾向の大きい金属を用いて，内部に電池を形成した酸素センサがあり，ガルバニックセル酸素センサとも呼ばれている[20]．電極反応，および拡散によって制限される酸素の還元反応を電流で検出する点でも，ポーラログラフ電極と同様である．簡易形の酸素計として用いられることが多く，カソードの表面積を大きくして電流を増し，

図7.6 クラーク電極

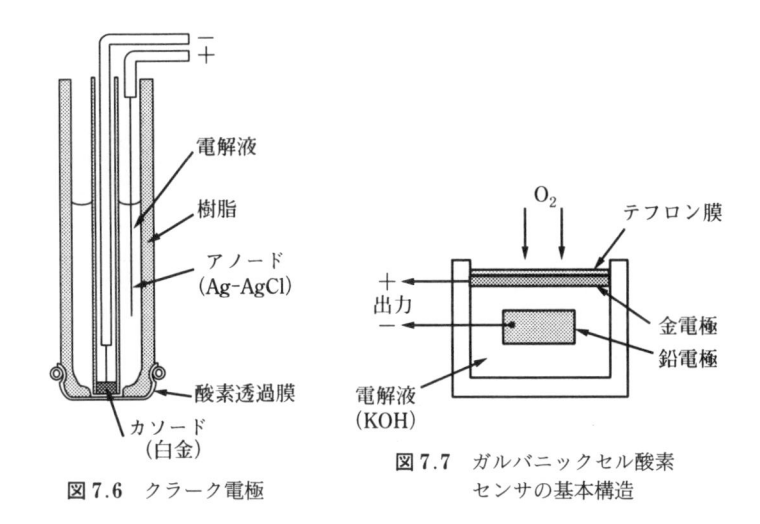

図7.7 ガルバニックセル酸素センサの基本構造

またアノード側では酸化反応によって電流が維持されるので，アノード金属の量によって寿命が決まる。**図7.7**は簡易酸素センサの基本構造で，例えば大気酸素濃度において寿命約9000時間，90％応答時間は約15秒のものが市販されている。

ポーラログラフィによる過酸化水素センサでは，電極反応が

$$H_2O_2 \longrightarrow 2H^+ + O_2 + 2e^-$$

の陽極反応となるが，動作は酸素の場合と同様で，クラーク電極と同様に白金（アノード）とAg-AgCl（カソード）を用い，白金を約+0.6Vとして使用する。膜には多孔性高分子膜が用いられる[7]。

〔5〕**酵素電極および微生物電極**

これらの電極は，酵素あるいは微生物の作用によって生成または消費される物質を，イオン電極やガス電極で検出する方式のセンサである[6)~8)]。酵素あるいは特定の酵素をもつ微生物を用いることにより，各種の有機化合物の計測が可能で，特に体液のように多くの成分を含む系で，特定な物質を選択的に計測する目的には有効である。酵素は一般に不安定なものが多く，またそのままでは溶出しやすいが，酵素を高分子膜に固定化する技術が開発され，安定に長期間使用できる電極を製作できるようになった。

酵素電極の基本構造は，**図7.8**に示すように，イオン電極またはガス電極の表面に酵素膜を固定したものである。対象物質の検出には，(a)のように，酵素反応で生成した物質を検出する方法と，(b)のように酵素反応で消費される物質を検出する方法がある。

電極によって検出される物質を電極感応物質といい，O_2，H_2O_2，H^+，CO_2，NH_3，NH_4^+，H_2などがある。検出には，イオン電極のような電位検出の方式と，ポーラログラフ電極のような電流検出の方式がある。

代表的な酵素センサには，グルコースセンサがあり，酵素としてグルコースオキシダーゼ（glucose oxidase，GOD）が用いられる。溶存酸素を含有した測定溶液

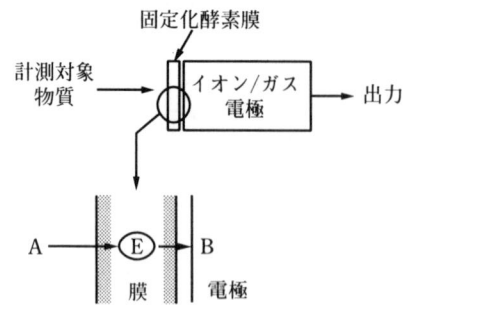

(a) 酵素反応によって生成される物質を検出する方法

(b) 酵素反応によって消費される物質を検出する方法

図7.8 酵素電極による物質の検出原理

中のグルコースは，酵素膜に接触し，次の酵素反応によってグルコン酸に変化して O_2 を消費し，H_2O_2 を生成する[7]。

$$\beta\text{-D-グルコース} + O_2 + H_2O \longrightarrow \text{グルコン酸} + H_2O_2 \tag{7.8}$$

O_2 の消費を検出する方式[21]では，図7.9に示すようなセンサ構成によってグルコース濃度を計測する。すなわち，式(7.8)の反応で O_2 が消費されると，酵素膜近傍の O_2 が減少するため，白金カソードに到達する O_2 は少なくなり，酸化還元電流は減少し，この電流の減少は測定溶液中のグルコース濃度に比例する。一方，H_2O_2 の生成を検出する方式[22]は，過酸化水素センサ表面をGOD酵素膜で覆ったものである。検体中のグルコースは酵素膜で酸化され，生成した H_2O_2 は膜中を拡散し，白金アノードで電気化学的に酸化される。

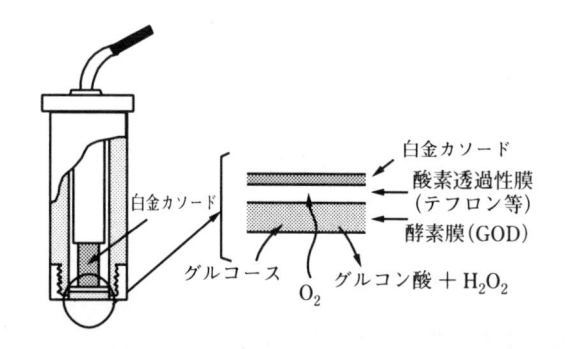

図7.9 ポーラログラフ電極を利用したグルコース測定用酵素センサの基本構成〔文献7)の図11.15を改変〕

GOD酵素膜の形成には，ゲル状の物質により包括固定する方法，多孔性膜に吸着させる方法，グルタルアルデヒドなどで架橋化する方法などがあり，GODを固定化して溶出しないように保持する。固定化により，酵素活性を10か月以上保つことができるという[23]。

酵素電極としては，グルコースセンサのほか，ウレアーゼ膜と NH_3 電極を組み合わせた尿素センサ，ウリカーゼ膜と H_2O_2 電極による尿酸センサ，グルコース，コレステロール，中性脂質およびリン脂質の4項目を酵素膜と O_2 電極で計測する複合酵素センサなどがある[7,8]。

微生物センサは，微生物を包括法または吸着法によって膜に固定化し，酵素電極とほぼ同様に電極と組み合わせたセンサである。特定の物質のみに反応する菌を用い，菌の呼吸による酸素の減少あるいは放出される物質を検出することにより，対象物質を計測する。

微生物は培養により多量に生産でき，抽出操作などを必要としない点で有利であり，酵素を抽出する方法に比べ安定性に優れているといわれる。検出方式として，O_2 電極を用いるもののほか，CO_2 電極，NH_3 電極，pH 電極などがあり，計測対象として，グルコースなどの糖類，アルコール，ビタミン，抗生物質などがある[8]。

〔6〕 **固体電解質酸素電極**

高温においてイオン導電性を示す固体電解質を用いた酸素センサがある[24),25)]。実用化されている材料は，CaO や Y_2O_3 を ZrO_2 に 10 mol% 程度固溶した安定化ジルコニア（calcia stabilized zirconia, CSZ; yttria stabilized zirconia, YSZ）が用いられている[7]。この固体電解質は酸素イオン導電性である。例として，**図7.10**に示すように，ジルコニア円筒の内面と外面に多孔性白金電極を付け，700〜800 ℃ に保ち，内部に計測対象のガスを流し，白金電極間の電位差を検出する。筒の内外で酸素濃度が異なっていると，高濃度側で，$O_2 + 4e^- \longrightarrow 2O^{2-}$ の反応が起こり，O^{2-} が固体内を拡散して対極に移動し，低濃度側で，$2O^{2-} \longrightarrow O_2 + 4e^-$ の反応が起こる。その結果，平衡状態において酸素の高濃度側が正，低濃度側が負の電位差が生じる。この電位差（起電力）は，電極の両側の酸素分圧 pO_2'，pO_2'' に依存して，Nernst の式に従って変化する。ただし，酸素1分子の反応に4個の電子が関与するので，電位差 E は

$$E = \frac{RT}{4F} \ln \frac{pO_2'}{pO_2''} \tag{7.9}$$

と表すことができる。大気酸素濃度付近では，850 ℃ において1％の酸素濃度差による起電力は約 1 mV である。式(7.9)でわかるように，起電力は絶対温度に比例するので，センサの温度を一定に保つ必要があり，実際には ±1 ℃ 程度に維持する。

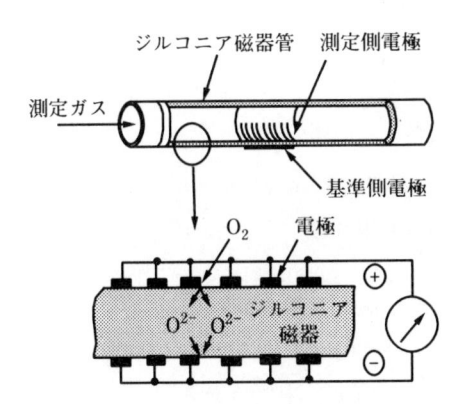

図7.10 ジルコニア酸素センサ

この酸素センサは，溶解を用いる電気化学的センサと比べると零点と感度の安定性がよく，ほとんど再校正を必要としない。また応答性もよく，例えば約 $1 l/min$ のガス流量において 90 % 応答時間は 0.05 秒であったという[25]。しかし，可燃性ガスや SO_x などの妨害物質の影響を受け，麻酔で使用されるハロセンによって著しく感度が低下するという[24]。

7.2.2 その他の化学量センサ

各種の化学分析機器は広い意味では一種の化学量センサであるが，多くは試料の分析のための装置であり，生体に直接装着して使用できるものはほとんどない。しかし，微量の体液や血液を連続採取して分析器に導入すれば，対象物質の光吸収，発光，質量，音速，磁性などを利用して物質量を測ることができ，原理的には他の生体用センサと同様に，生体情報を連続計測するのに用いることが可能であると考えられる。

光を用いる化学センサは，分光分析法として化学分析に広く用いられている方法である。ほとんどの場合，試料の前処理が必要であり，体液や組織はそのままでは特徴的な吸収スペクトルは得られない。しかし，例外としてヘモグロビンの酸素飽和度の計測などがある。直接に生体を対象とした光学的計測方式には，図 7.11 に示すように，体表に光源と光検出器を装着する方式の反射形および透過形，組織あるいは血管内に挿入して使用する光ファイバ方式がある。特に，図(d)の方式では，対象物質を透過させる膜を用いて物質の選択性を高め，また対象物質によって呈色反応，蛍光，発光などを起こす物質を内部に封入することにより，それらの化学反応を利用して計測することも可能となる。

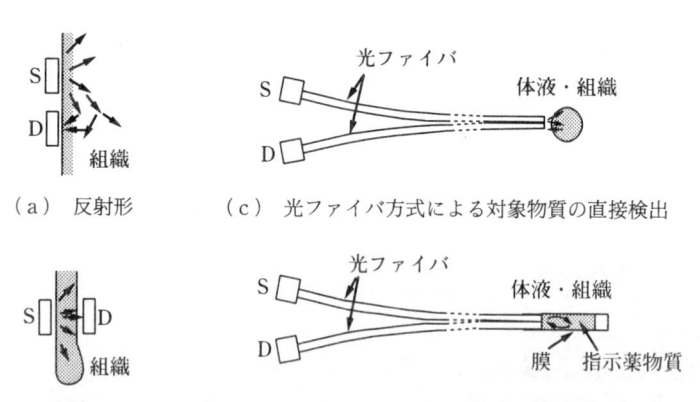

（a） 反射形　　（c） 光ファイバ方式による対象物質の直接検出

（b） 透過形　　（d） 光ファイバ方式による対象物質と指示薬物質との反応を検出

図 7.11 光学的センサの各種方式（S：光源，D：検出器）

光学的センサにおいては，組織あるいは体液を多少とも光が透過することが必要であり，光吸収の小さい波長範囲に限られる。皮膚および軟組織では，600〜1 300 nm の範囲で光透過性が高く，光による生体計測は主にこの範囲が利用される[26]。

分光分析用の光源には，白熱電球，輝線スペクトルをもつ各種放電管，レーザなどが用いられる。白熱電球はフィラメントの熱放射を利用する光源であり，フィラメントの熱温度 2 800～3 000 K のものが一般に利用されている。放射強度のピーク波長は $1\mu m$ 付近にあり，前記の波長範囲を含む連続スペクトルをもつ。白熱電球は発光面積が小さく，光輝度であり，出力が安定しているが，特定の狭い波長範囲で使用する場合には，輝線スペクトルをもつ放電管や各種のレーザが効率よく使用できる。

　光検出器としては，光電子増倍管，光導電検出器，ホトダイオードなどが用いられる。光電子増倍管は，光電陰極に入射した光で発生した光電子を，順次に高い電位に保った電極に集め，2次電子放出を繰り返すことにより，光電子の電流を 10^6 倍程度に増幅するもので，可視および近赤外で非常に高い感度を有し，10^{-13} W 程度以上の光強度の検出も可能である。しかし，安定な高圧電源が必要なことなど不便な点もある。

　ホトダイオードは，半導体 pn 接合部において光励起された正孔と伝導帯の電子によって電流が生じることを利用した光検出器である。特にシリコンホトダイオードが広く用いられており，可視～近赤外で使用でき，検出感度は 10^{-6}～10^{-7} W 程度で，光電子増倍管に比べれば低いが，簡便に使用でき，光ファイバとの結合も容易である。

　化学分析機器として一般に広く用いられているクロマトグラフ[†1]や質量分析計[†2]は，直接生体に装着して使用する生体用センサとして適用された例は少ないが，体液や血液，呼気ガスなどの生体試料を採取する装置を生体に装着して，これらの分析機器と接続し，生体化学量を連続計測する方法は試みられており，呼気ガスについては実用化されているものもある。なお，クロマトグラフや質量分析計については多くの成書があるので，詳細は文献 27)～29) を参照されたい。

7.3　生体の化学量計測

　生体化学量の計測には，カテーテル先端に取り付けたセンサあるいは植込用のセンサを体内に留置するか，体液を連続的に吸引して，センサを取り付けたフローセルに流して計測する侵襲的方法と，経皮的に血液ガス分圧や酸素濃度などを計測する無侵襲的方法がある。無侵襲計測の場合，多くの分子やイオンは皮膚を透過せず，また光学的方法も限られた物質に対してしか適用できない。

[†1] 微粒子を詰めたカラムと呼ばれる筒にガスあるいは液体を流し，カラム入口に注入した混合物試料が，物質によりカラム中を移動する速度が異なることによって，出口で成分に分離されることを利用した装置で，その方法をクロマトグラフィ (chromatography) という。ガスを流す方式をガスクロマトグラフィ，液体を流す方式を液体クロマトグラフィと呼ぶ。

[†2] 計測対象の物質を真空中でイオン化して加速し，磁場あるいは電場を作用させたときの軌跡から，イオンの質量を計測する分析機器。

7.3.1 体内留置形センサによる計測

〔1〕 pO_2,pCO_2 の計測

血中 pO_2 あるいは pCO_2 の計測には，カテーテル形センサを血管内に留置して連続計測を行う方法が新生児呼吸管理などに用いられる．また，組織局所の pO_2 計測には，穿刺形センサあるいは長期間計測のための植込形センサを用いる試みもある．

pO_2 センサの例には，図 7.12 のように，ポーラログラフ方式[30]，ガルバニックセル方式[31]，光ファイバ方式[32]，および質量分析方式[33]によるカテーテル形センサがある．新生児の pO_2 モニタでは，カテーテルを臍帯動脈から挿入するため，その径は 0.5〜1 mm 程度と細く作られる．同図(a)のクラーク電極では，カテーテル端面に銀カソードと銀アノードを設け，その周囲に電解質を沈着乾燥させてから，先端部を PVC で被覆して酸素透過膜（厚さ約 $25\mu m$）を作成している．血液中に入れると，10〜45 分で水が拡散して電解質溶液が形成される．

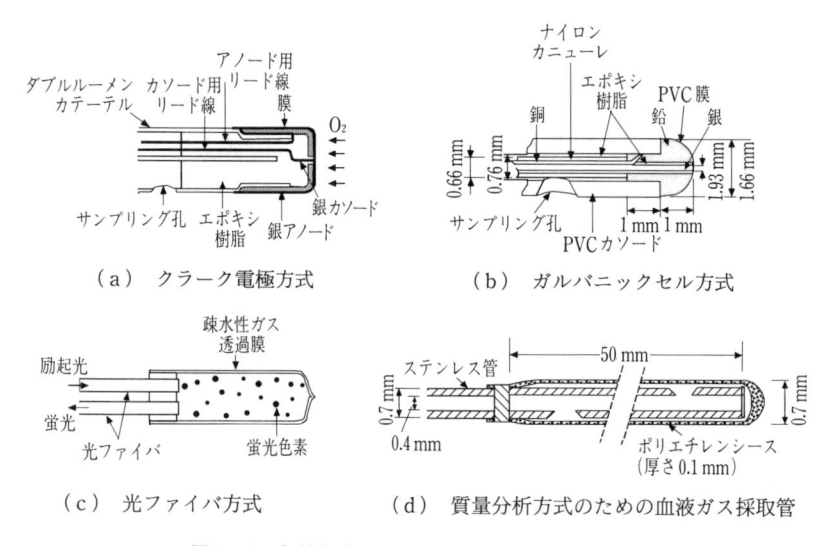

図 7.12 各種方式によるカテーテル形 pO_2 センサ
〔(a)は文献 30)の Fig. 3, (b)は 31)の Fig. 1, (c)は 32)の Figure 2,
(d)は 33)の Fig. 1 を改変〕

ポーラログラフ方式に基づくこの種のセンサは多くの試みがあり[34]〜[36]，臨床に利用されているものもある．しかし，センサを大血管に留置する場合，流速の影響が少ないことが望ましい．そのためにはカソード面積を小さくして，酸素濃度勾配が遠方まで広がらないようにすることが有効であるが，面積を小さくすると電流が小さくなり，計測が困難となる．その解決策として，ガラスなどの絶縁体の筒の表面に白金蒸着を施すか，あるいは白金箔を貼り，その周囲を絶縁して端面のみを電極に用いる方式がある[34]．この構造では，白金カソード層の厚さがごく薄いため，酸素濃度勾配が電極近傍に限られ，流速の影響を受けにくく，5 cm/s 以上の流速において指示値の変化は 2 % 以下であったという[34]．

なお，ポーラログラフ電極のカソードのみをカテーテル内に設置し，アノードを体表に置く方式もある[37]。カテーテル構造が簡単で細い電極を作ることも容易であり，外径 0.5 mm のものでは，5 F の標準臍帯動脈カテーテルを通して，新生児の大動脈あるいは左房に挿入できる。

図 7.12(b) のガルバニックセル方式では，カソードは銀，アノードは鉛であり，電解質として KCl を被覆してから乾燥させ，表面にシクロヘキサンに溶かした PVC を被覆している。膜は PVC カテーテルと化学的に結合し一体化される。出力は $0.6～1.8 nA/10 mmHgO_2$ で，応答時間は血管挿入前 12～18 秒，抜去後 30～45 秒であったという[31]。

図 7.12(c) の光ファイバ方式では，pO_2 と同時に血液酸素飽和度（S_aO_2）も計測することができる。pO_2 計測では，カテーテル先端部に疎水性ガス透過膜で作られた蛍光物質充塡室に，光励起（486 nm）で青色蛍光（514 nm）を発するペリレンジブチレートを封入しておくと，酸素の存在下で青色蛍光が抑制されることを利用している。また酸素飽和度は，酸化および還元ヘモグロビンの吸光比から求めることができる（7.3.4 項参照）。なお，送受光対のファイバを 3 本用い，これを一体化して，各々のファイバにより pO_2，pCO_2 および pH を同時計測する複合形光ファイバセンサも開発市販されている[38]。これは，O_2 および pH と CO_2 に感応する蛍光物質をイオン選択性のポリマーに固定化して，このポリマー層を各々のファイバ先端部表面に形成し，3 本のファイバをさらにイオン透過膜で覆って一体化したものを用いている。

一方，カテーテル先端にガス透過性膜を取り付け，血液ガスを吸引して質量分析計で計測する方法も行われている[33),39]。この方法によれば，O_2，CO_2，N_2 などのガス分圧を同時に計測することができる。図 7.12(d) は，ステンレス細管の先端に厚さ 0.1 mm のポリエチレンシースをかぶせたものである。ガス透過膜には，ポリエチレン以外にシリコーンやナイロンなどが用いられているが，ナイロンでは水の透過性が問題となるため，質量分析計に接続される管の内腔をポリウレタン被覆して使用している。

組織 pO_2 計測のために組織内に植え込むセンサも試みられている。図 7.13 は，脳皮質 pO_2 計測に用いられたガルバニックセル[40]で，アノードには鉛，カソードには銀，電解質には生理食塩水を用い，膜は厚さ $12.5 \mu m$ のテフロン 2 枚を使用している。このセンサは，脳動脈瘤手術後の患者に植え込み使用された。また，動物実験用として使用された試みもある[41]。

pCO_2 の計測には，pH 電極が利用される。溶存 CO_2 は一部が

$$CO_2 + H_2O \rightleftarrows H \cdot HCO_3 \rightleftarrows H^+ + HCO_3^-$$

となり，H^+ を生じ pH を減少させる。HCO_3^- が高濃度のとき，H^+ の増加は pCO_2 に比例するので，pH 電極によって pCO_2 が計測できる。カテーテル形センサとするには，複雑な構造は製作が困難なため，ISFET を用いる[17]か，あるいは

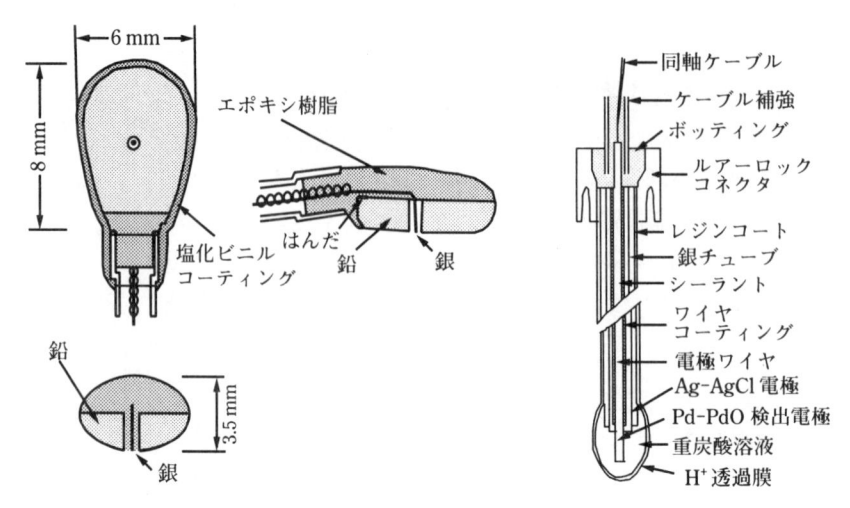

図7.13 脳皮質 pO_2 計測用ガルバニックセル方式植込センサ〔文献40)の Fig.2 を改変〕

図7.14 pH および pCO_2 計測用電極〔文献42)の Fig.1 を改変〕

pH 検出に PdO を用いた**図7.14**のような電極が試みられている[42]。この電極は，Pd-PdO の H^+ 感受性を利用し，膜にシリコーンとポリカーボネート共重合体を用いたもので，内部に Ag-AgCl 参照電極をもつ。外部の参照電極を用いれば，膜が H^+ 透過性をもつため，膜内外の pH 差に対応する電位が発生し，膜外の pH 計測にも使用できるので，pCO_2 と pH の同時計測が可能である。

〔2〕 **pH の計測**

血液あるいは組織 pH の連続計測に，穿刺形またはカテーテル形の pH センサが用いられる。小形のガラス pH 電極が広く用いられており，これを 6 F（外径 2 mm）のカテーテルに取り付け，抗血栓処理を行い，血管内に留置して pH モニタに用いた試みがある[43]。組織 pH 計測用として，直径 0.2〜0.5 mm のもの[44]，さらにガラス微小電極と同様の製法で作った先端径 $1\mu m$ 以下の電極も試みられた[45]。臨床用としては，**図7.15**に示すように，直径 1.3 mm，長さ 1 mm のガラス電極を，皮膚に約 3 mm の深さまで穿刺して用いるものがある[46]。参照電極はガラス電極の周囲の緩衝液中に置かれており，緩衝液が先端の多孔性の膜から微量に流出する状態で使用する。この電極は，胎児の頭皮に固定し，分娩時モニタとして使

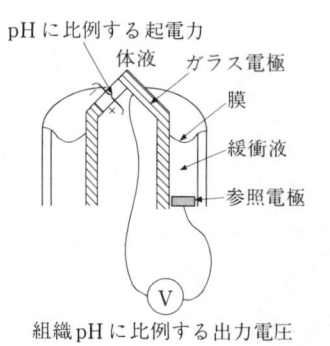

図7.15 組織 pH 計測用ガラス電極〔文献46)の Figure 3 を改変〕

用するほか，新生児や成人のpH計測にも使用される。

ガラス以外の膜を用いたpH電極として，前に述べたシリコーンとポリカーボネート共重合体をH^+感応膜として用いた血液pH計測用のカテーテルがある[42),47)]。この膜は，血液中の他のイオンの妨害をほとんど受けず，H^+に対して59mV/pHのほぼNernstの式で得られる起電力を示すという。また，ISFETを用いた血液pH計測用カテーテルもある[17)]。抗血栓処理として，ポリメチルメタクリレートおよびポリヒドロキシエチルメタクリレートのブロック共重合体を被覆する方法が用いられている。

光ファイバを用いたpH計測用カテーテルの試みもある[48)]。図7.16に示すように，送光と受光用の2本の光ファイバの先端を半透膜のホローファイバに入れ，その中にpH変化によって光吸収の変わる指示薬を充填する。試作されたものは，直径0.15mmの光ファイバと，内径0.3mmの透析用キュプロファンホローファイバが用いられ，ファイバの先端約4mmの部分に指示薬が充填された。指示薬にはフェノールレッドを用い，ホローファイバから流出しないように，アクリルアミドとの共重合体とし，直径5～10μmの球状にしたものを用いている。また光散乱を強めるため，直径1μmのポリスチレン粒子を混入している。

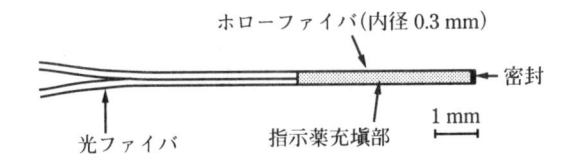

図7.16 光ファイバを用いたpH計測用カテーテル
〔文献48)のFigure 2を改変〕

光吸収の計測には，塩基の吸収ピーク波長の478nmと，pHによる吸収変化のない600nmとを用い，2波長の光量の比からpHを計測する。この方法により，分解能は0.01pH，63%応答時間は0.7分，2時間使用時のドリフトは0.01pH以内であったという[48)]。

〔3〕 **グルコース濃度の計測**

体液中のグルコース濃度の計測には，カテーテル形，針形あるいは植込形の電気化学的センサ，および光学的検出法によるセンサが試みられている。

酵素電極による方法では，7.2.1〔5〕項で述べたように，グルコースオキシダーゼ(GOD)を高分子膜などに結合して固定化し，酵素反応〔式(7.8)参照〕による酸素の消費，過酸化水素の発生，あるいはグルコン酸の生成によるpH変化を電気化学的に検出している。

酸素消費を計測する方式では，酸素の検出にポーラログラフ方式あるいはガルバニックセル方式の電極が用いられる。図7.17(a)はポーラログラフ方式の電極で，2本の白金カソードのうち一方を酵素電極，他方を酸素電極として用い，差動出力がグルコース濃度に対応する[21)]。また同図(b)はガルバニックセル方式の体内植込電極で，やはり差動方式となっている[49)]。これらの方法によるグルコース濃度計測

(a) ポーラログラフ方式　　(b) ガルバニックセル方式

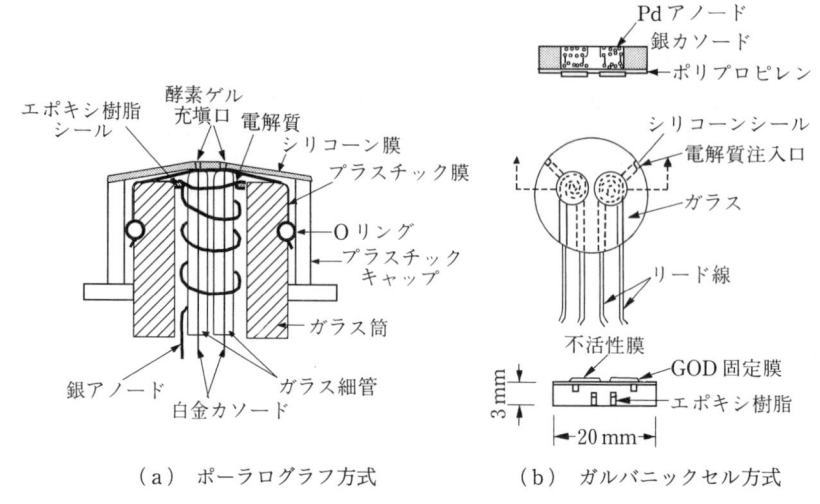

図7.17 酸素電極を利用したグルコースセンサ
〔(a)は文献21)のFig.2, (b)は49)のFigure 2を改変〕

用センサは，まだ長期間の植込使用に十分とはいえないが，安定性の向上の工夫はなされ，例えば，限外濾過膜で酵素膜を覆うことによって100日間の使用に耐えるようになり，応答時間は10秒であったという[50]。

過酸化水素検出方式のセンサは，過酸化水素をやはりポーラログラフ電極で検出する。過酸化水素は，グルコースの酸化によって生成する以外に，体液内にはほとんど存在しないので，酸素検出方式のように差動形の電極は不要となる。**図7.18**はこの方式のグルコースセンサの例である。

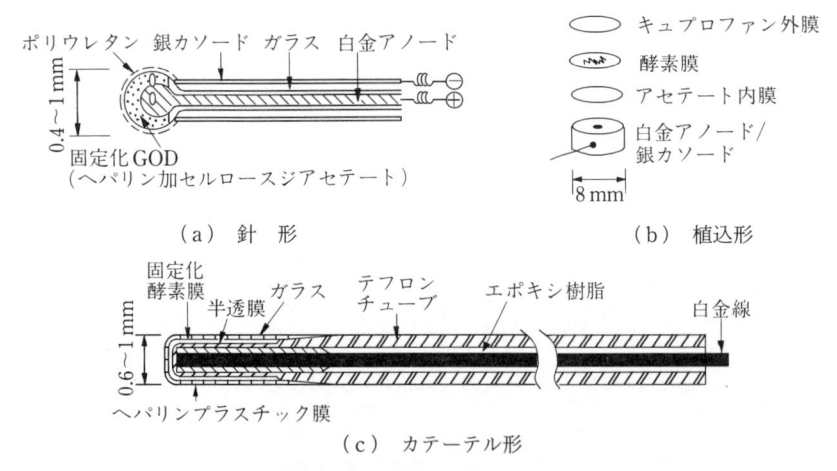

(a) 針形　　(b) 植込形

(c) カテーテル形

図7.18 過酸化水素電極を利用したグルコースセンサ
〔(a)は文献51)のFig.1, (b)は52)のFig.1, (c)は53)のFig.1を改変〕

いずれも過酸化水素の検出には白金アノードを用いている。酵素膜は，GODをセルロースアセテート溶液に加え，白金電極を浸した後，乾燥させて作成している[51]。図7.18(a)の針形電極は，連続7日間の血糖制御に実験的に使用され，感度

のチェックは3～4日ごとに行うことで十分であったという[51]。また，臨床に使用された例では，18Gのカニューレを外筒に用いて組織内に刺入し，3～6日間の血糖制御に使用することができたという[54]。生体内に留置するセンサは，生体適合性材料を選択することが重要であるが，ポリウレタンは組織反応が少なく，機械的特性も優れ，またガンマ線照射による滅菌にも耐える適当な材料といえる。

グルコースが酸化されてグルコン酸が生成されるときのpH変化を検出する方式のセンサでは，pH電極が利用される。例えば，グルコース濃度が10^{-3} molから10^{-1} molの増加に対し，10^{-3} molのリン酸バッファと10^{-1} mol Na_2SO_4を用いたとき，pHは6.6から4.9に減少し，ほぼグルコース濃度と直線関係があることが示されている[55]。pHは電位計測によって検出でき，ISFETを用いる方法，および前述した過酸化水素の還元反応を利用する方法がある。

図7.19はISFETを用いたグルコースセンサの例であり，サファイア基板上に2個のpH-ISFETを形成し，一方のISFET上には活性酵素膜，他方には酵素膜を紫外線照射で不活性化した膜を被覆して，差動で使用する[56]。

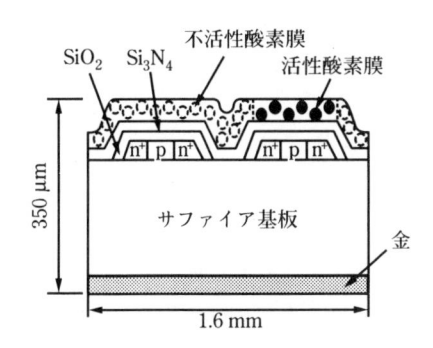

図7.19 サファイア基板上に形成したISFETグルコースセンサ
〔文献56)の図3を改変〕

また，H_2O_2の還元反応，すなわち

$$H_2O_2 \rightleftarrows O_2 + 2H^+ + 2e^-$$

を利用する方法では，反応を促進するための酵素としてカタラーゼを用いる[57]。電位の発生は，H_2O_2とH^+の濃度によって決まり，電流を流す必要はない。電極には白金網または白金イリジウム線を用い，表面にGOD，カタラーゼ，ウシ血清をグルタルアルデヒドで固定化した膜を形成し，Ag-AgCl参照電極との間の電位を計測する[57]。この方法により，グルコース濃度10～150 mg/dlの範囲で，ほぼグルコース濃度の対数に比例する電位が得られたという[57]。

光学的検出法として，グルコースと親和性をもつ蛋白を用いる試みがある[58],[59]。図7.20のように，光ファイバの先端に，端面を封じた透析用ホローファイバを取り付け，内腔に蛍光物質のフルオレシンで標識したデキストラン溶液を充填する。ホローファイバの内壁は，グルコースとデキストランに親和性をもつ蛋白であるコンカナバリンA（concanavalin A, ConA）を固定化する。ConAは，グルコース濃度が低いときは，主にデキストランと結合しているが，グルコース濃度が増すと

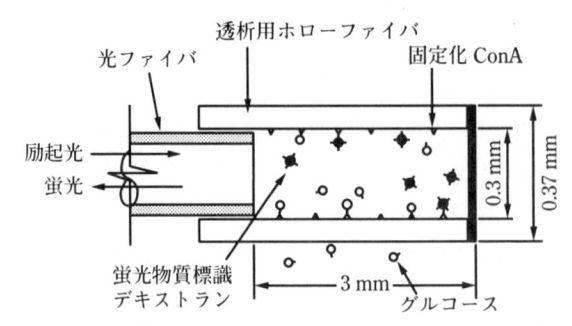

図7.20 蛋白のグルコース親和性を利用した光ファイバ形
蛍光計測方式のグルコースセンサ
〔文献58)のFig.1を改変〕

グルコースとの結合が増して，デキストランを遊離するので，溶液中の蛍光標識デキストランが増加する。したがって，蛍光強度を検出して遊離デキストランの濃度を計測すれば，グルコース濃度を知ることができる。光源にキセノンランプ，蛍光検出に光電子増倍管を用い，グルコース濃度50〜400 mg/dl の範囲でほぼ直線的出力が得られ，応答時間は5〜7分であったという[59]。

7.3.2 体外センサによる体液成分計測
〔1〕 体液の連続吸引による計測

微量の体液を連続吸引して，フロースルー（flow through）形のセンサを通して体液成分を計測することができ，開心術中の体外循環モニタに用いるなどの試みがある。体外循環の場合には，回路内にセンサを設置してモニタすることも可能である。しかし，微量の血液を吸引して計測する方法は，計測後は廃液として廃棄するので，センサの滅菌が不完全であっても回路内の血液を清潔に保つことができ，計測の途中でセンサを校正したり，また計測のための試薬を混合するなどの処理も可能であるなどの利点がある。

具体的な例として，**図7.21** にK$^+$イオン電極のフロースルー形セルを示す[60]。イオン電極はバリノマイシンを用いた液膜K$^+$電極で，中央の接地電極を基準に，参照電極とイオン電極の電位差を検出する。参照電極は血液に触れないように，標準液を灌流した状態で使用する。K$^+$のほか，血液ガス（pO_2, pCO_2），pH，グルコースなどの計測の試みがある[61),62)]。

患者モニタの目的で，留置針から血液を吸引して，患者の近くに置いたフロースルー形のセンサでイオン濃度を計測する試みもある。**図7.22** は複合ISFET化学量センサを用いたもので，(a)はセンサ部分の構造，(b)は計測系の構成を示している[63]。センサは，基板上に形成したH$^+$，K$^+$，Ca^{2+}，Na$^+$用複合ISFETの上にV字形ガラスキャップを設置してフロースルー形としたもので，センサ部分の液量は30 μl，応答時間は16〜20秒である。

計測回路は，留置針から吸引した血液と基準液とを切り換える電磁弁，および両

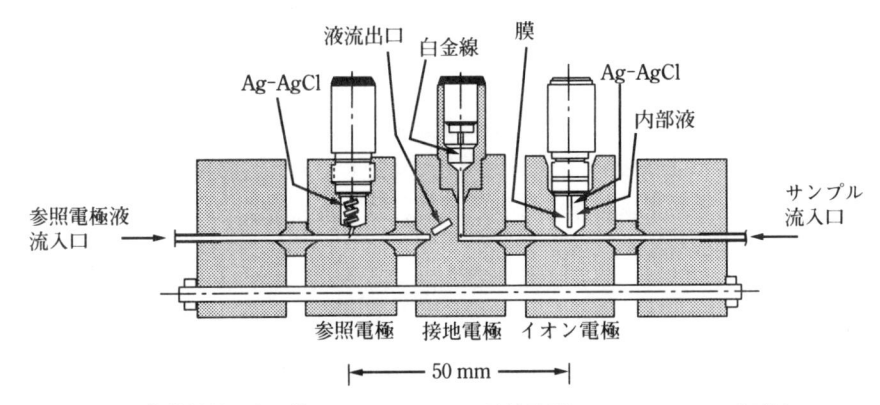

図7.21 体外循環回路に設けられたK$^+$イオン連続計測用のフロースルー形電極セル
〔文献60)のFig.1を改変〕

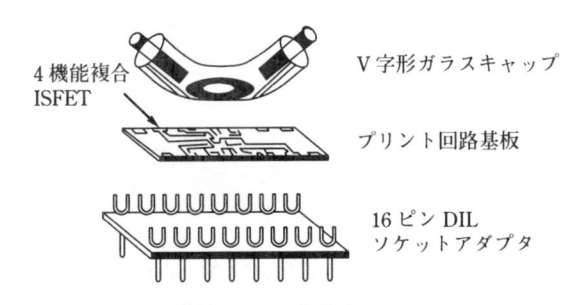

(a) 複合ISFET化学量センサ

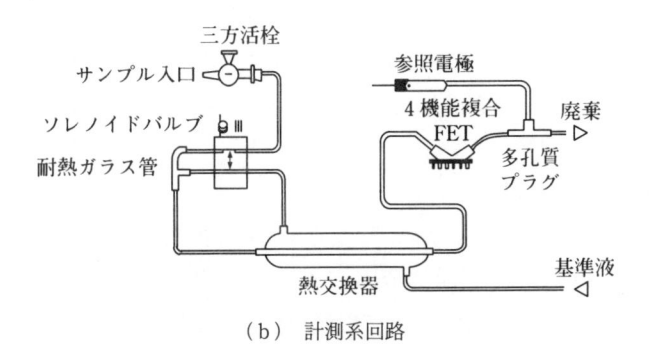

(b) 計測系回路

図7.22 フロースルー系複合ISFET化学量センサ(a)と
それを用いた患者モニタ用計測系回路(b)
〔文献63)のFig.1とFig.2を改変〕

液の温度を平衡させるための熱交換器からなり，また留置針は二重管となっており，針の先端でヘパリン液を混合して血液凝固を防いでいる．1回の計測は20〜25秒を要し，透析中のモニタでは1時間12回程度で，目的により1時間2〜4回程度でもよいという[63]．

グルコースの計測についても，患者モニタや携帯用の血糖制御などにフロースルー形センサを用いる試みがある[64),65)]．長時間の連続計測では，吸引血液量を極力少なくする必要があるが，吸引流量を少なくするとセンサに到達するまでの時間が長

くなり，血液凝固の問題も生じるため，吸引部先端でヘパリンやクエン酸溶液を混合する方法が採られている[64]。

グルコースのモニタは，血糖自動制御装置に不可欠であり，微量の血液吸引量で比較的速い応答が要求される．一例として，**図7.23** は血糖制御装置に用いられた過酸化水素電極方式のグルコースセンサ[65]で，フローセルを通して希釈血液がセンサ部を通過するようにしている．応答時間は 90 秒，廃棄血液量は $50\,\mathrm{m}l$/日であったという[65]。

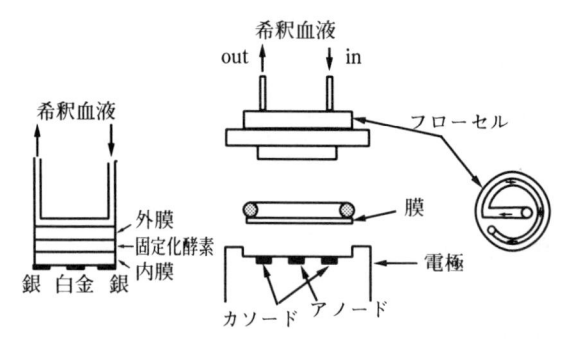

図7.23 血糖制御装置のグルコースセンサ
〔文献65)の Fig.3 を改変〕

血液中のグルコース濃度は組織間液のそれとほぼ等しいと考えられるので，組織間液を吸引して分析すれば，血中グルコース濃度を推定することができる．組織間液を得るには，表皮角質層を剥離し，300～400 mmHg 程度の陰圧で吸引する方法があり，赤外吸光スペクトルの内部減衰全反射法あるいは ISFET 形グルコースセンサを用いることによって，微量な吸引浸出液のグルコース濃度を計測する試みもある[66),67]。

〔2〕 **キャリヤ流体を用いた間接的計測**

前述のフロースルー方式の計測では，血液採取が微量でも血液の損失を伴い，また血液が直接センサに触れるため，センサ劣化の原因となるなどの問題もある．そこで，**図7.24(a)** に示すように，物質透過膜によって血液から隔離されたキャリヤ流体を循環させ，血液とキャリヤ流体の物質濃度が平衡することを利用して，キャリヤ流体内のセンサで血液の物質濃度を間接的に計測する方法が試みられた[68),69]。

血液ガス計測には，透過膜として膜形人工肺の膜が利用でき，キャリヤ流体に気体を用いて，気相用のガスセンサで計測することができる．また，pH などのイオンの計測では，透析膜を利用して，キャリヤ流体には透析液を，センサには pH 電極あるいは他のイオン電極を用いることが可能である．

$p\mathrm{O}_2$，$p\mathrm{CO}_2$ の計測に，膜面積 $0.5\,\mathrm{m}^2$ の多孔質ポリプロピレンホローファイバ人工肺を用いた実験では，$p\mathrm{O}_2$ は約5分，$p\mathrm{CO}_2$ は1～2.5分の応答時間で，いずれも $\pm 3\,\mathrm{mmHg}$ の精度で計測できたという[68]．また pH の計測では，膜面積 $0.8\,\mathrm{m}^2$ の多孔性再生セルロースホローファイバ人工腎を用い，キャリヤ溶液の pH が約

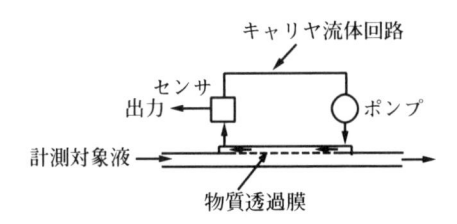

(a) キャリヤ流体を循環させる方式による物質濃度の間接的計測法

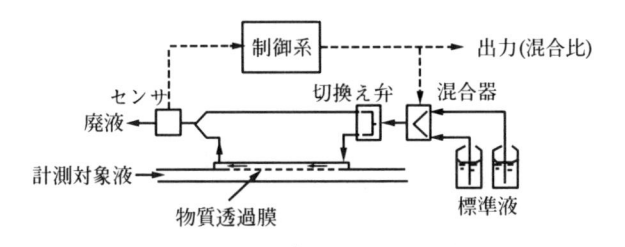

(b) 標準液の混合比を制御して対象液の濃度と一致させる方式の計測法

図7.24 キャリヤ流体を用いた物質濃度の間接的計測

90秒で応答したという[68]。

一方，この方法を利用して，センサのドリフトや非線形性の影響を受けない計測法の試みがある[69]。図7.24(b)に示すように，物質濃度既知の2種の標準液を混合し，切換え弁を用い，物質透過膜で計測対象液に接する流路とバイパス流路とを通過した液が交互にセンサを通るようにする。このとき，二つの流路を通過した物質濃度の差をセンサで検出し，その差をゼロにするように標準液の混合比を変えるように制御すれば，混合液と計測対象液の物質濃度が一致したことになり，したがって混合比から対象液の濃度を知ることができる。実際，センサにpH計測用ISFETを，透過膜に透析用ホローファイバを用いて，流量の切換えを8秒ごとに行った実験では，約5分の応答時間でpHの連続計測が可能であったという[69]。

なお，キャリヤ流体を用いる方法は，微量な生体試料の採取法として広く利用されており，マイクロダイアリシス（microdialysis）と呼ばれ，専用のプローブが市販されている。試料採取用プローブは，微小半透膜を用いて針形や直管形のものなどが製作されており，直径 $200\sim250\mu m$ で $2\mu l/min$ 程度のキャリヤ流体を流し，組織内に留置して使用する。計測対象量はモノアミン，アミノ酸，アセチルコリン，グルコース，ペプチド，蛋白など低分子から高分子物質が可能であり，また最近では採取用プローブに酵素電極を組み込んだマイクロダイアリシスバイオセンサシステムも市販されている（例えばエイコム社のEPS-800）。

7.3.3 経皮的計測

正常な皮膚は，ガス以外のほとんどの化学物質を透過させない[70]。したがって，

体表にセンサを装着して体内から拡散してくる物質を検出する方式では，ガス以外の物質の計測は困難である．しかし，7.2.2項で述べたように，ある波長領域の光は皮膚組織を透過するので，ガス以外の物質の計測も可能となる．

〔1〕 血液ガスの経皮計測

皮膚のガス透過性に関する報告は少ないが，呼吸のガス成分を変えたときの皮膚からのガス拡散を質量分析計で計測した報告[71]によれば，ガス透過抵抗は43〜44℃において，N_2で$8.49±1.81×10^3$，O_2で$1.79±0.92×10^3$，CO_2で$6.28±2.87×10^1$ atm・ml^{-1}・min・cm^{2}であったという．この値は，例えば厚さ50 μmのテフロン膜に対するO_2の透過抵抗$1.14×10^3$ atm・ml^{-1}・min・cm^{2}に近い値であり，ガス消費の少ないセンサを用いれば，皮膚の透過抵抗にあまり影響されずに組織内ガス分圧が定量できる．

血液ガス分圧の経皮計測を行う場合，皮膚の加温が有効である．皮膚は加温することによって末梢血管が拡張し，見かけ上ガス透過性が高まり，また皮膚組織の代謝によるO_2消費とCO_2産生に比べ多くのガスが血液により輸送されるので，組織内のガス分圧が動脈血のガス分圧と平衡する．このことは，45℃の緩衝液中に手指をつけておくと，液内の酸素分圧が動脈血のそれにほぼ等しくなることによって示されている[72]．加温の効果は，他のガスについても調べられており，Ar，He，N_2については28℃からガス輸送が増し始め，43℃程度まで顕著に増加することが示されている[73]．

経皮酸素計測法はBaumberger & Goodfriend[72]によって開発され，これまで多くの試みがあるが，ほとんどはポーラログラフィに基づいている．図7.25はHuchら[74]によって開発された経皮酸素計プローブである．プローブには，定温に保つためのヒータと温度センサがあり，カソードには白金（直径15μm），アノードにはAg-AgCl電極が用いられている．プローブ温度は，皮膚表面が43℃となるように設定される．42℃以下では動脈血pO_2より低値を示し，43℃以上ではヘモグロビンの酸素解離曲線の移動により経皮的計測値の方が動脈血pO_2より5％程度高値を示すという[74]．また，膜は厚さ25μmのテフロンを用い，カソード面

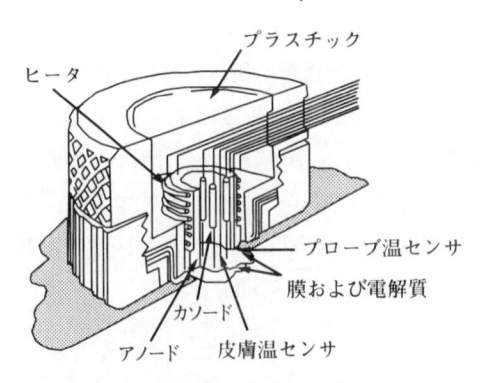

図7.25 経皮的酸素分圧計測用プローブ
〔文献74)のFig.7を改変〕

積を小さくして酸素消費を減らし，皮膚と膜の O_2 透過性の変化による影響を小さくしている．なお，このタイプのプローブの95％応答時間は約12～18秒という[74]．

経皮酸素計は，通常の使用では大気酸素分圧と $pO_2=0$ の溶液を用いて2点校正を行うが，長時間使用の場合には再校正が必要となる．採血して血液ガス分析を行うことが可能な場合には，採血時の値によって補正することができる．

経皮酸素計プローブの装着部位は，新生児では胸部，成人では前胸部鎖骨下が多く，その固定には両面粘着テープによる方法，吸引による方法，接着剤を用いる方法[75]などがある．装着に際し，大気酸素が混入しないように気密に保ち，プローブと皮膚の間をコンタクトゲルあるいは蒸留水を満たして空間ができないようにする工夫も必要である．

経皮酸素計による計測精度の評価については多くの研究があり[74]～[76]，動脈血のガス分析との対比成績によれば，新生児および健常成人において相関係数0.9以上という報告が多い．しかし，心拍出量の低下など，血液循環が悪い状態では動脈血 pO_2 より著しく低値を示し[76]，動脈血の pO_2 モニタとして適当ではない．この場合，経皮酸素計を組織への酸素の供給状態のモニタとみなせば，臨床的に有用な情報として活用できると考えられる．

pH電極を用いた pCO_2 の経皮的計測法も開発されている．pCO_2 電極は，pH電極にシリコーンやテフロン膜をかぶせた構造のもので，pCO_2 計測の電極反応は7.3.1〔1〕項で述べたとおりである．**図7.26**(a)は，経皮 pCO_2 計測用プローブの構造例である[77]．経皮 pCO_2 プローブも pO_2 プローブと同様に加温されることが多く，プローブ温度44℃程度で用いられる．新生児および成人において，動脈血 pCO_2 との比較によれば，経皮的計測値の方が高値を示すという[78]．その原因は，加温により血液 pCO_2 が増加すると，皮膚の代謝が亢進して CO_2 の産生が増すこと，および血流によってプローブの電極部分が冷却されることによるという[78]．

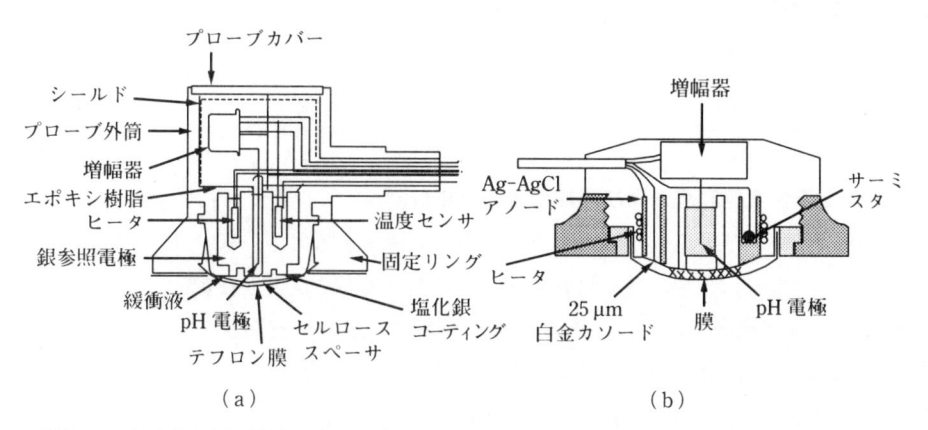

図7.26 経皮的 pCO_2 計測用プローブ(a)，および pO_2 と pCO_2 計測用複合形プローブ(b)
〔(a)は文献77)のFigure 1，(b)は79)のFig.15を改変〕

一つのプローブにpO_2計測用ポーラログラフ電極と，pCO_2計測用のpH電極を組み込んだ複合電極もある[79),80)]。図7.26(b)はその一例で，pO_2計測用のアノードとpH計測用の参照電極は共通で，電解質（$0.01\,mol/l\,NaHCO_3+0.1\,mol/l\,NaCl$）も共通である[79)]。ガス透過膜には，厚さ$12.7\mu m$のポリプロピレン膜を用いている[80)]。

複合電極では，酸素計測時にカソード反応で生じるOH^-によりCO_2存在下でHCO_3^-を発生し，pCO_2計測のドリフトの原因となる。この場合，電解質の溶質とHCO_3^-濃度を増し，カソード面積を小さくしてOH^-発生を減少させることにより，O_2の影響を除くことができるという[80)]。

血液ガスの経皮計測には，以上の電気化学的センサによる方法以外に，質量分析計を用いる方法[81)]，ガスクロマトグラフを用いる方法[79)]が試みられている。いずれも加熱プローブを皮膚に密着させて使用する。**図7.27**は，ガスクロマトグラフを用いるためのプローブ例で，キャリヤガスとしてHeを流し，ガス透過膜を通過したガスをガスクロマトグラフに導いている[79)]。皮膚に膜を介して密着させたループ部分（体積$100\mu l$）のガスを試料として，1分間隔でO_2，CO_2，N_2の計測ができる。

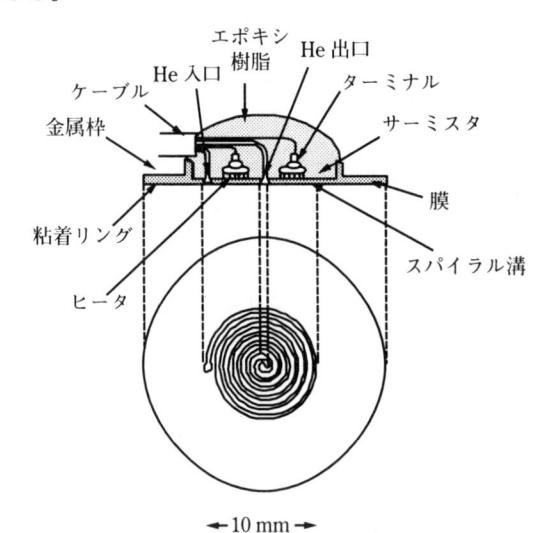

図7.27 ガスクロマトグラフ用経皮ガス計測用プローブ
〔文献79)のFig 24を改変〕

〔2〕 光を利用した血液酸素飽和度および組織酸素の経皮計測

黄色より長波長の可視光および近赤外光は皮膚を比較的よく透過するので，光を利用した経皮計測が可能である。光を組織に照射すると，一部は表面で反射されるが，大部分（93〜96％）は組織内で散乱し，その一部は後方に向かって反射光となり，また一部は前方に向かい，薄い組織では透過光として検出される。したがって，光路に吸収の変化があれば，反射光量あるいは透過光量の変化として検出することができる。

反射および透過光量は波長にも依存し，可視から近赤外では，反射光量は白人で

はほぼ一定であるが，透過光量は短波長で著しく減少する．光量が37％となる深さを浸透深度とすると，波長400 nmで90 μm，600 nmで550 μm，800 nmで1 200 μm程度である[26]．したがって，赤～近赤外では透過光による計測が可能であるが，短波長では反射光の計測に限られる．

光を利用した実用的な血液酸素飽和度の計測は，Wood & Geraci[82]による耳介を用いた計測法（イヤオキシメトリ，ear oximetry）にはじまる．血液酸素飽和度は，血中ヘモグロビン〔酸化ヘモグロビン(HbO_2)および還元ヘモグロビン(Hb)〕に対するHbO_2の割合〔$S_aO_2 = HbO_2/(HbO_2 + Hb)$〕であり，$HbO_2$とHbの光吸収が，図7.28[83]に示すような差があることを利用している．波長805 nmでは，HbO_2とHbで吸収が等しく（等吸収点と呼ぶ），したがって805 nmの光量を基準にして，吸収の違いの大きい波長（通常は640～660 nm）の光量からS_aO_2を計測する．

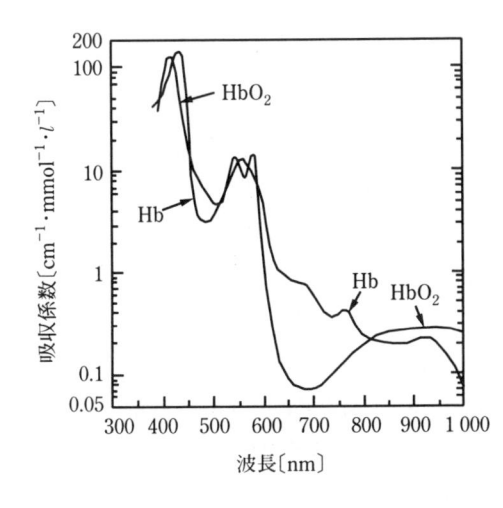

図7.28 酸化ヘモグロビン(HbO_2)および還元ヘモグロビン(Hb)の光吸収
〔文献83）のFig. 1を改変〕

図7.29は，イヤオキシメータの基本構造で，Wood形とも呼ばれ，フィラメントランプ光源，805 nmと640 nmのフィルタを取り付けた光検出器（IRおよびRセル），および耳介を加圧するゴム膜カフからなっている．イヤオキシメトリでは，組織の光吸収を考慮する必要があり，まず耳介をカフで加圧して組織を虚血状態に

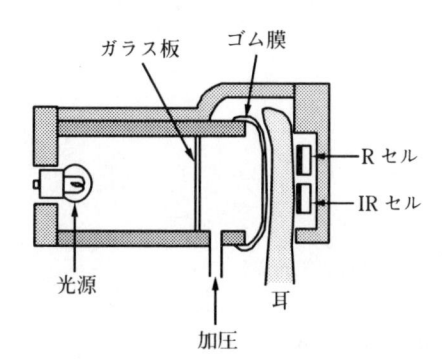

図7.29 Wood形イヤオキシメータ

し，そのときの光量から組織の吸収を求め，血液存在下での組織全体の光量の補正を行っている[82]。また，組織全体の吸収には，動脈血と静脈血による吸収が含まれるので，動脈血の S_aO_2 を計測するには，血管を拡張させて血流を十分増加させる必要があり，加温，マッサージ，血管拡張剤の使用などを行う。この方法は，計測のための操作に不便さが多いため最近ではほとんど使用されておらず，次に述べるパルスオキシメトリが主流となっている。

パルスオキシメトリ（pulse oximetry）の原理は，組織内では動脈のみに拍動性があるので，光量の拍動成分だけを抽出すれば，動脈血のみによる光吸収変化が得られることを利用したものである[84),85]。いま，組織を図7.30に示すように，光学的に動脈血層，静脈血層および血液以外の組織に分離して考え，ランバート-ベール（Lambert-Beer）の法則が成り立っているとする[86]。波長 λ に対する入射光 I_0^λ と透過光 I^λ について，吸光度を OD^λ とすると

$$OD^\lambda = \log \frac{I_0^\lambda}{I^\lambda} = \varepsilon_t^\lambda C_t d_t + \varepsilon_v^\lambda C_v d_v + (\varepsilon_{Hb}^\lambda C_{Hb} + \varepsilon_{HbO_2}^\lambda C_{HbO_2}) d_a + B_s^\lambda \quad (7.10)$$

が成り立つ。ただし，ε，C，d はそれぞれ吸収物質の吸光係数，濃度，光路長で，添字 t，v，a，および Hb，HbO_2 は，それぞれ組織，静脈層，動脈層，および還元，酸化ヘモグロビンを示し，B_s は散乱光による吸収を示す。動脈血の拍動による吸光度の変化 ΔOD^λ は，動脈血層の光路長変化 Δd_a のみで起こるとすれば，2波長 λ_1，λ_2 に対して

$$\Delta OD^{\lambda_1} = (\varepsilon_{Hb}^{\lambda_1} C_{Hb} + \varepsilon_{HbO_2}^{\lambda_1} C_{HbO_2}) \Delta d_a \quad (7.11)$$

$$\Delta OD^{\lambda_2} = (\varepsilon_{Hb}^{\lambda_2} C_{Hb} + \varepsilon_{HbO_2}^{\lambda_2} C_{HbO_2}) \Delta d_a \quad (7.12)$$

となる。ここで，λ_2 を Hb と HbO_2 の等吸収点（$\varepsilon_{Hb}^{\lambda_2} = \varepsilon_{HbO_2}^{\lambda_2}$）に選ぶと，全 Hb 濃度 $C = C_{Hb} + C_{HbO_2}$ であるから，酸素飽和度 $S_aO_2 (= C_{HbO_2}/C)$ は，上 2 式より

$$S_aO_2 = A + B \frac{\Delta OD^{\lambda_1}}{\Delta OD^{\lambda_2}} \quad (7.13)$$

と表すことができる。ここで

$$A = \frac{\varepsilon_{Hb}^{\lambda_1}}{\varepsilon_{Hb}^{\lambda_1} - \varepsilon_{HbO_2}^{\lambda_1}}, \quad B = -\frac{\varepsilon_{Hb}^{\lambda_2}}{\varepsilon_{Hb}^{\lambda_1} - \varepsilon_{HbO_2}^{\lambda_1}}$$

である。

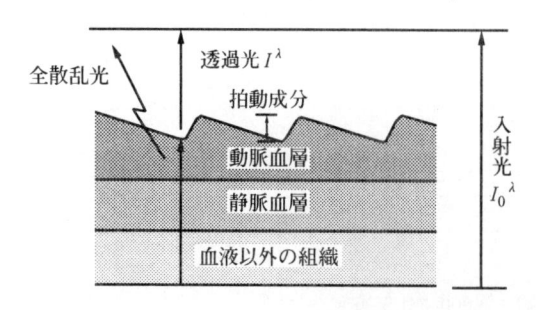

図7.30 パルスオキシメトリによる血液酸素飽和度の計測原理を示す組織の光学的モデル図

すなわち，波長 λ_1，λ_2 の拍動成分の吸光度比から酸素飽和度が求められる。このとき，定数 A，B は酸化および還元ヘモグロビンの吸光係数から得られるが，

実際には校正によって求めている．**図 7.31** は，この原理に基づく装置の基本構成を示したもので，多くは指先の透過光量を 650 nm および 805 nm で計測している．指先への送光と受光には光ファイバを用い，透過光を分光計測する方式[85]も試みられたが，最近では光源に LED，光検出器にホトダイオードやホトトランジスタなどを用いた簡便な装置が広く用いられている．

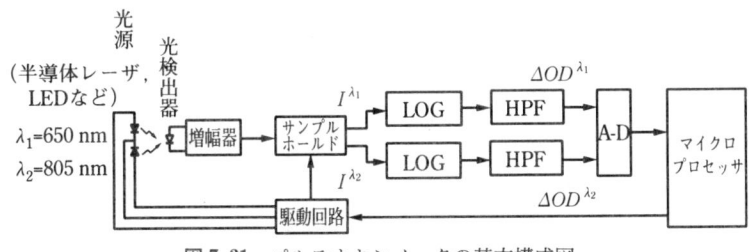

図 7.31 パルスオキシメータの基本構成図

パルスオキシメトリの精度は，採血計測との比較では，相関係数 0.983 で，5％以内の誤差で計測できたという報告[85]もあるが，低い S_aO_2 レベルで大きな誤差を示したり[87]，ヘマトクリットの影響を大きく受ける[88]こと，人工呼吸下では静脈拍動の影響を受けて非常に低値を示す[89]ことなど，実用に際する問題点も指摘されている[90]．

一方，生体組織の酸素濃度は，血液の酸素飽和度で一応の目安となるが，必ずしも組織を形成している細胞内の酸素状態を反映したものではない．特に，細胞内ミトコンドリア中のチトクローム酸化酵素（cytochrome oxydase, cyt. ox）の酸化-還元状態を知ることは重要で，これを近赤外分光法で追跡する試みがある[91]〜[94]．詳細は文献に譲るが，基本的には組織の酸素量で光吸収特性が変化する成分であるヘモグロビン（Hb および HbO_2）と cyt. ox の酸素との結合の有無により吸収スペクトルが変化することを利用している．すなわち，式(7.10)と同様に，ある組織の吸光度 OD^λ は，これらの吸光物質の吸収の和で与えられるとし，各波長 λ について連立方程式を解く方法が用いられている[91]〜[93]．

$$OD^\lambda = a^\lambda[HbO_2] + b^\lambda[Hb] + c^\lambda[\text{cyt. ox}] \tag{7.14}$$

この式が生体組織でほぼ成立することは示されている[86]が（波長によって散乱が異なるので，その補正項を加える場合もある），実際には吸収物質の吸光係数および光路長を含む係数 $a^\lambda, b^\lambda, c^\lambda$ の決定法に問題が残されており[94]，計測法としてまだ確立していない．しかし，ヘモグロビンやチトクローム酸化酵素の相対的な濃度変化を追跡する方法としては有効であり[91],[94]，装置も製品化されている（例えば国内では浜松ホトニクスの NIRO-500 や島津製作所の OM-100 A など）．光源には半導体レーザを用い，使用波長は近赤外領域の 770〜905 nm で，3 波長あるいは 4 波長測光とし，光検出器には光電子増倍管あるいはホトダイオードを用いている．近赤外光を用いた組織酸素濃度の経皮計測は，特に新生児の脳酸素モニタとして有効であり[91]〜[93]，計測法の標準化が期待されている．

7.3.4 呼気ガス成分の計測

〔1〕 呼気ガス成分の連続計測

呼気ガスの分析法として，O_2 および CO_2 をそれぞれ吸収剤に吸収させて体積変化を計測するショランダー（Scholander）微量ガス分析器[95]が最も信頼性が高く，0.01％の精度をもつという。しかし，麻酔中や人工呼吸のモニタなどには連続計測が必要であり，また肺機能検査には速い応答のセンサも必要であり，それらの目的に対応した各種のガス分析法が開発されている。

酸素濃度の計測には，電気化学的方法として，ポーラログラフィ，ガルバニックセル，ジルコニア酸素計などが用いられる。ポーラログラフ酸素センサやガルバニックセルは，応答が1分程度で遅く，センサのドリフトの問題もあるため，連続測定では繰返し校正が必要である。しかし，装置が小形で簡便であるので，酸素テント，保育器，人工呼吸器などの酸素モニタとして使用されている。電気化学的センサは，高温で使用することにより速い応答が得られる。例えば，$6\mu m$ のテフロン膜を用いたクラーク形電極を80℃で使用したとき，98％応答時間は0.4秒まで短縮できたという[96]。7.2.1〔6〕項で述べたジルコニア酸素計も高温で使用するので，応答が速く，センサ自体の90％応答時間は0.05秒であるという[25]。実際の使用では，ガスのサンプリングのための回路での遅れを考慮する必要がある。

酸素が常磁性を示すことを利用した磁気酸素計も呼気ガス計測に利用される。酸素の磁化率は正であり，多くの反磁性体であるガスに比べ，磁化率の大きさは100倍以上である。

図7.32(a)は，磁化率が高温になると減少することを利用し，磁界の強いところに熱線を置くと，酸素濃度が高いときには熱線に向かってガスの流れ（磁気風）が生じ，その流速を熱線流速計の原理で検出するものである[97]。また同図(b)は，磁

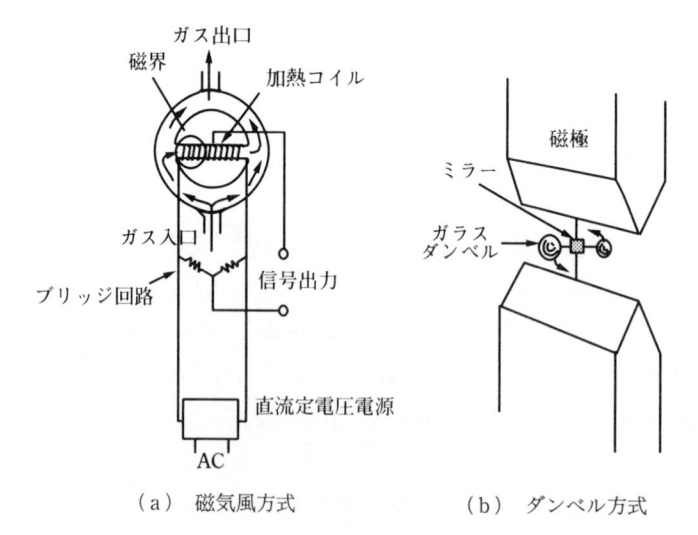

(a) 磁気風方式　　　(b) ダンベル方式

図7.32 磁気酸素計
〔(a)は文献97)の Fig.3，(b)は98)の Fig.1を改変〕

界の強さの勾配のあるところに磁化率の小さい球（ガラスダンベル）をつるし，酸素濃度が増すと磁界の強いところに酸素が引き込まれ，ダンベルが回転することを利用したものである[98]。ダンベルの釣合いは，磁界の強さとダンベルを支えている支柱のねじれ力によるもので，したがって釣合いの位置は磁化率の大きさに比例する。ダンベルは弱磁場では回転が酸素分圧に対して非線形であるため，ダンベルの回転を打ち消すように力を加える零位法を採用している。

いずれの方式も，他のガスの影響を受けずに酸素を選択的に計測できる点に特長がある。しかし，ガラスダンベル方式では試料ガスの容積が 50 ml 程度とやや大きいこと，磁気風方式では応答が 20 秒程度と遅いことなど，呼気ガス計測に必ずしも十分とはいえない。

CO_2 濃度の計測には，赤外吸収による方法が用いられ[99]，赤外線式炭酸ガス分析計として市販されている。CO_2 は波長 4.2 μm 付近に強い吸収帯があり，狭い波長範囲を用いて光吸収を計測すれば，他のガスにほとんど影響を受けずに CO_2 濃度を計測できる。

図 7.33 は，赤外吸収を利用した炭酸ガスセンサの例であり，人工呼吸器のYピースにセンサを取り付けている[100]。中心波長 4.2 μm，帯域幅 0.07 μm のフィルタを用い，検出器には Ge-As 光電セルを用いている。この方法による pCO_2 の連続計測により，呼気終末 pCO_2 が得られ，また呼吸流量と同時計測を行えば，炭酸ガス排泄量および呼気初期の pCO_2 が上昇し始めるまでの呼気流量より，気道の死腔容積も求められる[100]。

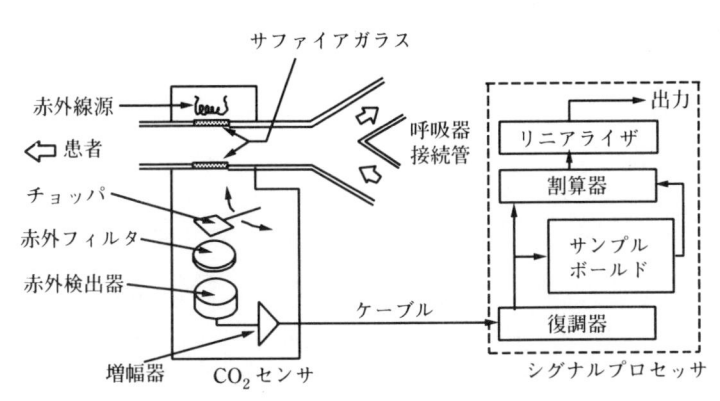

図 7.33 人工呼吸器回路に装着した赤外線式炭酸ガスセンサ
〔文献 100) の Fig.2 を改変〕

肺機能検査，特に肺弾性収縮力や閉塞性肺疾患などの検査には，クロージングボリューム（closing volume）の計測が要求され，N_2 あるいは He 濃度の計測が必要となる。N_2 濃度の計測には，グロー放電による発光を利用する方法が用いられている[101]。また，He は他の呼気ガス成分に比べ音速が速く，この性質を利用して，例えば超音波の伝播時間の変化から He 濃度の計測を行うことができる[102]。

質量分析計は，多種のガス濃度を同時に連続計測できるので，呼吸機能検査や呼

吸モニタに応用され、また呼吸計測用の機器も製作されている[103]。質量分析計では、O_2、N_2、CO_2のほか不活性ガス、麻酔ガスの計測が可能であり、また同位元素、特に安定同位元素の分離ができることが特長である。呼吸用分析計としては、質量数の範囲は50以下で十分であり、磁場形および四重極形が使用されている。応答速度は、分析計自体は高速であるが、途中の管による遅れがあり、通常の使用条件では0.1～1秒である。

〔2〕 **酸素摂取量および炭酸ガス排泄量の連続計測**

呼吸における酸素摂取量および炭酸ガス排泄量の計測は、従来はダグラスバッグに呼気を集め、そのガス成分と体積から算出する方法が用いられてきた。しかし、この方法で得られる計測値は、ある一定時間の平均的な量で、作業中や運動中などでこれらの呼吸情報を連続計測することはできない。

酸素摂取量および炭酸ガス排泄量のモニタ用として、マウスピースやフェイスマスクからの数呼吸の呼気ガスを混合して、外部のガス分析装置で計測するミキシングチャンバ（mixing chamber）方式〔図7.34(a)〕と、空気を自由に呼吸できるようにしたフロースルー方式〔同図(b)〕のものが市販されている。

(a) ミキシングチャンバ方式　　　　　　(b) フロースルー方式

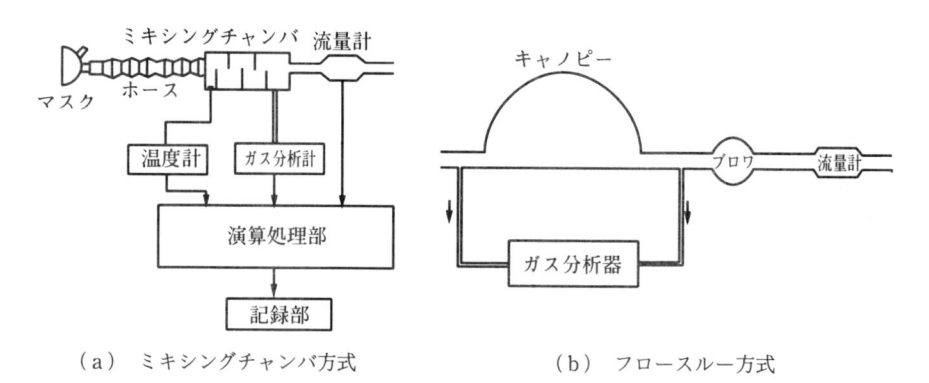

図7.34 ミキシングチャンバ方式(a)およびキャノピーを用いたフロースルー方式(b)による酸素摂取量および炭酸ガス排泄量の計測

フロースルー方式は、被験者にフードやフェイスマスクを装着し、その下部から流入する空気と呼気ガスの混合ガスをブロワなどで強制的に排出し、混合ガスのO_2とCO_2および排出流量から酸素摂取量を測定するものである。また、患者の代謝機能を計測するため、図7.34(b)に示すように、キャノピーと呼ばれるプラスチック製のフードをかぶせ、呼気ガスと空気の混合ガスを連続吸引して、酸素摂取量および炭酸ガス排泄量を計測する方法もある。

フロースルー方式では、呼気を収集するためのマウスピースなどに設置されている呼気弁や吸気弁がないため、呼吸パターンを乱すことなく計測することができ、自発呼吸下あるいは人工呼吸器との接続も可能である。また、この方式では呼気ガスは混合ガスとして希釈されるので、高精度なセンサが必要であり、市販装置では磁気酸素計や赤外吸収方式の炭酸ガスセンサが用いられている。

呼吸が激しくなる運動時などでは，換気量が増し，酸素摂取量は安静時の10倍以上にもなるので，開放系の場合は，排気流量を十分大きくしなければフード内酸素濃度が低下し，非生理的状態になる危険性がある。一方，排気流量を増すと，安静時には排気酸素濃度と大気酸素濃度の差が小さくなり，誤差を生じやすくなる。そこで，フードやフェイスマスク内酸素濃度を一定に保つように，排気流量を制御する方式の装置が開発され[104]，製品化されている。図7.35に示すように，排気の酸素濃度をポーラログラフ電極で検出し，排気の酸素濃度を大気の酸素濃度20.9%より1%低い19.9%に保たれるように排気ブロワの回転速度制御を行う。この方法によれば，酸素摂取量は排気流量に比例することになり，実際に酸素摂取量3 l/min まで±0.1 l/min 以内の誤差で計測できたという[104]。

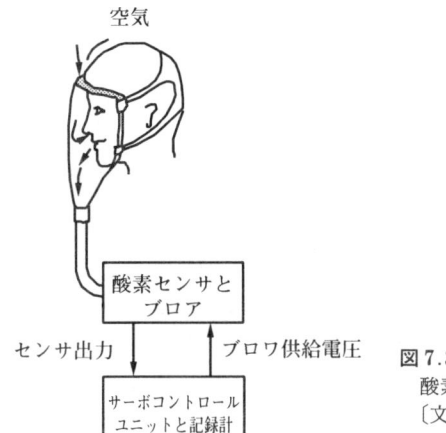

図7.35 排気流量制御方式による酸素摂取量計測
〔文献104）のFig.1を改変〕

以上の据置形装置に対し，連続的に酸素摂取量が計測できる携帯形装置として，オキシログと呼ばれている装置が市販されている。ダグラスバッグ法と同様にマウスピースあるいはフェイスマスクを装着し，呼気流量とガス成分から酸素摂取量を求めている。酸素センサにはポーラログラフ電極を用い，呼気流量は翼車形流量計 (3.3.1〔1〕項参照) で計測している。計測精度は，ダグラスバッグ法との対比実験では，両者の相関は高く ($r=0.99$)，出力感度の標準偏差は5%以内であり，少なくとも6時間程度は安定に使用できるという[105]。

マウスピースやマスクを使用せず，頭部をフードで覆い，フード内の空気を自由に呼吸するフロースルー方式の携帯装置も試みられている。この方式の装置では，ブロワによるフードからの強制排出の流量を一定にする方法[106]と，前述したように，フード内の酸素濃度を一定に保つように排出流量を制御する方法[107]がある。図7.36は，排出流量制御方式のフードと制御装置（大きさ250×155×85 mm，重さ3 kgf）の装着状況を示したもの[107]で，酸素濃度の計測にはジルコニア酸素計を用い，流量の検出には熱移動形流量計 (3.3.1〔6〕項参照) を用いている。フード内酸素濃度は20.0%に保たれ，各センサからのデータは5秒ごとに半導体記録素子

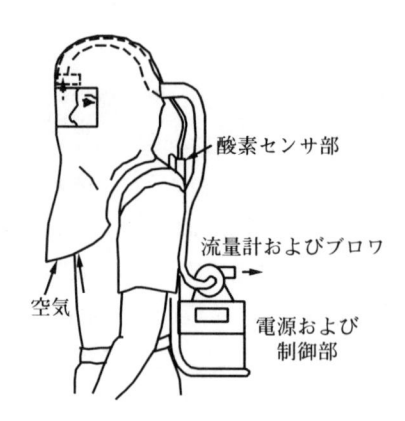

図 7.36 排気流量制御方式の携帯形
酸素摂取量計測装置
〔文献107)の Fig. 3 と Fig. 6 を参考に作成〕

に蓄えられる。ミキシングチャンバ法を利用した市販装置との対比実験によると，酸素摂取量 $0.25 \sim 2.3\ l/\text{min STPD}$ の範囲で，最大誤差 $0.15\ l/\text{min STPD}$ であり，装置全体の応答時間は約 30 秒とのことである[107]。

引用・参考文献

第1章

1) ISO Standard Handbook, Quantity and Units, International Organization for Standardization, Geneva (1993)
2) 日本機械学会編：機械工学便覧，B3 計測と制御 (1990)
3) Sostman, H. E. : Melting point of gallium as a temperature calibration standard, Rev. Sci. Instrum., **48**, pp. 127/130 (1977)
4) 高橋利衞：自動制御の数学，オーム社 (1968)
5) 高島修直，小川恒一，竹田晴見：計測概説，槇書店 (1989)
6) Connor, F. R. 原著，関口利男，辻井重男監訳，広田　修訳：ノイズ入門，森北出版 (1985)
7) 河合素直：制御工学―基礎と例題―，昭晃堂 (1997)

第2章

1) Buchbinder, N. and Ganz, W. : Hemodynamic monitor—intensive technique, Anesthesiology, **45**, pp. 146/155 (1976)
2) Pappenheimer, J. R. and Soto-Rivera, A. : Effective osmotic pressure of the plasma proteins and other quantities associated with the capillary circulation in the hindlimbs of cats and dogs, Am. J. Physiol., **152**, pp. 471/491 (1948)
3) Mead, J. : Dynamic of breathing, *in* "Handbook of Physiology, Respiration vol. 1", American Physiological Society, Washington, D. C., pp. 411/427 (1964)
4) 吉川文雄，星　猛，林　曠：解剖生理学，金原出版，pp. 413/415 (1995)
5) Chandraratna, P. A. N. and Gindlesperger, D. : Determination of zero reference level for left atrial pressure by echocardiography, Am. Heart J., **89**, pp. 159/162 (1975)
6) Swan, H. J. C., Ganz, W., Forrester, J. S., Marcus, H., Diamond, G. and Chonette, D. : Catheterization of the heart in man with the use of a flow-directed balloon-tipped catheter, New Engl. J. Med., **283**, pp. 447/451 (1970)
7) 家田正之，高橋　清，成田賢仁，柳原光太郎編：電気・電子材料ハンドブック，朝倉書店 (1987)
8) McDonald, D. A. : Blood Flow in Arteries, 2nd ed., Arnold, London (1974)
9) 日本エム・イー学会 ME 技術教育委員会監修：ME の基礎知識と安全管理，南江堂 (1996)
10) Henry, W. L., Wilner, L. B. and Harrison, D. C. : A calibrator for detecting bubbles in cardiac catheter manometer systems, J. Appl. Physiol., **23**, pp. 1007/1009 (1967)
11) Shapiro, G. G. and Krovetz, L. J. : Damped and undamped frequency responses of underdamped catheter manometer systems, Am. Heart J., **80**, pp. 226/236 (1970)
12) Sutterer, W. F. and Wood, E. H. : Strain-gauge manometers ; application of recording of intravascular and intracardial pressure, *in* "Medical Physics" (Glasser, O. Ed.), vol. 3, pp. 641/651, Year Book Publ., Chicago (1960)
13) Noble, F. W. and Bernett, G. O. : An electric circuit for improving the dynamic response of the

conventional cardiac catheter system, Med. & Biol. Eng., **1**, pp. 537/544 (1963)

14) 二村良博，橘　俊世，市江良康，竹内省三，安井昭二，水野　康，久田澄夫：左室圧波の解析およびCatheter-Manometer Systemの特性の検討，医用電子と生体工学，**13**, pp. 214/222 (1975)

15) 金井　寛，酒本勝之：カテーテル式電気血圧計の測定誤差，医用電子と生体工学，**7**, pp. 69/76 (1969)

16) Okino, H., Kitano, T., Igarashi, I., Inagaki, H. and Mizuno, M.: Miniaturized blood pressure transducer, Biomedizinische Technik, **24**, pp. 56/57 (1979)

17) 松尾正之，江刺正喜：IC技術を用いた超小型圧力センサの試作，医用電子と生体工学，**17**-特別号, pp. 440/441 (1979)

18) Lindstrom, L. H.: Miniaturized pressure transducer intended for intravascular use, IEEE Trans. Biomed. Eng., **BME-17**, pp. 207/219 (1970)

19) 松本博志，三枝正裕，斉藤興二，溝井一敏：側孔形心内圧用ファイバーオプティックカテーテルの開発，医用電子と生体工学，**15**, pp. 480/486 (1977)

20) Doebelin, E. O.: Measurement Systems, Application and Design, p. 387, McGraw-Hill, N. Y. (1966)

21) 松木　弘，土屋喜一，山越憲一，戸川達男：高感度医用微差圧計の試作と応用，医用電子と生体工学，**14**-特別号, p. 87 (1976)

22) Lion, K.: Non-linear twin-T network for capacitive transducers, Rev. Sci. Instrum., **35**, pp. 353/356 (1964)

23) Rappaport, M. B., Bloch, E. H. and Irwin, J. W.: A manometer for measuring dynamic pressure in the microvascular system, J. Appl. Physiol., **14**, pp. 651/655 (1959)

24) Levasseur, J. E., Funk, F. C. and Patterson, J. L.: Physiological pressure transducer for micro-hemocirculatory studies, J. Appl. Physiol., **27**, pp. 422/425 (1969)

25) Wiederhielm, C. A., Woodbury, J. W., Kirk, S. and Rushmer, R. F.: Pulsatile pressure in the microcirculation of the frog's mesentry, Am. J. Physiol., **207**, pp. 173/176 (1964)

26) 田頭　功，松尾正之，丸山武夫：ガラス毛細管の流動電位を応用した生体用超小型圧力変換器，医用電子と生体工学，**12**, pp. 52/59 (1974)

27) Fox, J. R. and Wiederhielm, C. A.: Characteristics of the servo-controlled micropipet pressure system, Microvasc. Res., **5**, pp. 324/335 (1973)

28) Intaglietta, M., Pawala, R. F. and Tompkins, W. R.: Pressure measurement in the mammalian microvasculature, Microvasc. Res., **2**, pp. 212/220 (1970)

29) Zweifach, B. W.: Quantitative studies of microcirculatory structure and function, I ; Analysis of pressure distribution in the terminal vascular bed in cat mesentry, Circ. Res., **34**, pp. 843/857 (1974)

30) Brock, M., Winkelmüller, W., Pöll, W., Markakis, E. and Dietz, H.: Measurement of brain tissue pressure, Lancet, Dec. 11, pp. 595/596 (1972)

31) Leung, A. M., Ko, W. H., Spear, T. M. and Bettice, J. A.: Intracranial pressure telemetry system using semicustom integrated circuits, IEEE Trans. Biomed. Eng., **BME-33**, pp. 386/395 (1986)

32) Mackay, R. S.: Bio-medical Telemetry, pp. 135/147, John Wiley & Sons Inc., N. Y. (1970)

33) Hill, D. W. and Allen, K. L.: Improved instrument for the measurement of c. s. f. pressure by passive telemetry, Med. & Biol. Eng. & Comput., **15**, pp. 666/672 (1977)

34) Farrar, J. T., Zworykin, V. K. and Baum, J. : Pressure sensitive telemetering capsule for study of gastrointestinal motility, Science, **126**, pp. 975/976 (1957)

35) Farrar, J. T. and Bernstein, J. S. : Recording of intra-luminal gastrointestinal pressures by a radio-telemetering capsule, Gastroenterology, **35**, pp. 603/612 (1958)

36) Farrar, J. T., Berkley, C. and Zworykin, V. K. : Telemetering of intraenteric pressure in man by an externally energized wireless capsule, Science, **131**, p. 1814 (1960)

37) Maxted, K. J., Shaw, A. and Macdonald, T. H. : Choosing a catheter system for measuring intra-oesophageal pressure, Med. & Biol. Eng. & Comput., **15**, pp. 398/401 (1977)

38) Shaw, A., Baillie, A. D. and Runcie, J. : Oesophageal manometry by liquid filled catheters, Med. & Biol. Eng. & Comput., **18**, pp. 488/492 (1980)

39) Ask, P. : Low compliance perfusion pump for oesophageal manometry, Med. & Biol. Eng. & Comput., **16**, pp. 732/738 (1978)

40) Guyton, A. C. : A concept of negative interstitial pressure based on pressures in implanted perfomated capsules, Circ. Res., **12**, pp. 399/414 (1963)

41) Fadnes, H. O., Reed, R. K. and Aukland, K. : Interstitial fluid pressure in rats measured with a modified wick technique, Microvasc. Res., **14**, pp. 27/36 (1977)

42) Hargens, A. R., Mubarak, S. J., Owen, C. A., Garetto, L. P. and Akeson, W. H. : Interstitial fluid pressure in muscle and compartment syndromes in man, Microvasc. Res., **14**, pp. 1/10 (1977)

43) 五十嵐伊勢美：半導体圧力センサ，医用電子と生体工学，**17**, pp. 484/489 (1979)

44) Prather, J. W., Bowes, D. N., Warrell, D. A. and Zweifach, B. W. : Comparison of capsule and wick techniques for measurement of interstitial fluid pressure, J. Appl. Physiol., **31**, pp. 942/945 (1971)

45) Reed, R. K. : An implantable colloid osmometer, Microvasc. Res., **18**, pp. 83/94 (1979)

46) Geddes, L. A. : The Direct and Indirect Measurement of Blood Pressure, pp. 70/134, Year Book Publ., Chicago (1970)

47) Yamakoshi, K., Shimazu, H., Shibata, M. and Kamiya, A. : New oscillometric method for indirect measurement of systolic and mean arterial pressure in human finger ; Part I & II, Med. & Biol. Eng. & Comput., **20**, pp. 307/313 & pp. 314/318 (1982)

48) Pressman, G. L. and Newgard, P. M. : A transducer for the continuous external measurement of arterial blood pressure, IEEE Trans. Biomed. Eng., **BME-10**, pp. 73/81 (1963)

49) Stein, P. D. and Blick, E. F. : Arterial tonometry for the atraumatic measurement of arterial blood pressure, J. Appl. Physiol., **30**, pp. 593/596 (1971)

50) Yamakoshi, K., Shimazu, H. and Togawa, T. : Indirect measurement of instantaneous arterial blood pressure in the human finger by the vascular unloading technique, IEEE Trans. Biomed. Eng., **BME-27**, pp. 150/155 (1980)

51) Kirkendall, W. M., Burton, A. C., Epstein, F. H. and Freis, E. D. : Recommendations for human blood pressure determination by sphygmomanometers, Report of the Central Committee for Medical and Community Program of the American Heart Association, pp. 3/24 (1967)

52) Petrie, J. C., O'Brien, E. T., Litter, W. A. and de Swiet, M. : Recommendations on blood pressure measurement, Brit. Med. J., **293**, pp. 611/615 (1986)

53) Karvonen, M. J., Telivuo, L. J. and Jarvinen, E. J. K. : Sphygmomanometer cuff size and the accuracy of indirect measurement of blood pressure, Am. J. Cardiol., **13**, pp. 688/693 (1964)

54) Alexander, H., Cohen, M. L. and Steinfield, L. S. : Criteria in the choice of an occluding cuff for the indirect measurement of blood pressure, Med. & Biol. Eng. & Comput., **15**, pp. 2/10 (1977)

55) King, G. E. : Errors in clinical measurement of blood pressure in obesity, Clin. Sci., **32**, pp. 223/237 (1967)

56) Ur, A. and Gordon, M. : Origin of Korotkoff sounds, Am. J. Physiol., **218**, pp. 524/529 (1970)

57) Bordley, J., Connor, C. A. R., Hamilton, W. F., Kerr, W. J. and Wiggers, C. J. : Recommendations for human blood-pressure determinations by sphygmomanometers, Circulation, **4**, pp. 503/509 (1951)

58) Roberts, L. N., Smiley, J. R. and Manning, G. W. : A comparison of direct and indirect blood pressure determinations, Circulation, **8**, pp. 232/242 (1953)

59) Holland, W. W. and Humerfelt, S. : Measurement of blood pressure ; comparison of intra-arterial and cuff values, Brit. Med. J., **2**, pp. 1241/1243 (1964)

60) Tursky, B., Shapiro, D. and Schwartz, G. E. : Automated constant cuff-pressure system to measure average systolic and diastolic blood pressure in man, IEEE Trans. Biomed. Eng., **BME-19**, pp. 271/275 (1972)

61) Posey, J. A., Geddes, L. A., Williams, H. and Moore, A. G. : The meaning of the point of maximum oscillations in cuff pressure in the indirect measurement of blood pressure, Cardiovasc. Res. Center Bull., **8**, pp. 15/25 (1969)

62) Ramsey, M. III : Noninvasive automatic determination of mean arterial pressure, Med. & Biol. Eng. & Comput., **17**, pp. 11/18 (1979)

63) Yelderman, M. and Ream, A. : Indirect measurement of mean blood pressure in the anesthetized patient, Anaesthesiology, **50**, pp. 253/256 (1979)

64) Yamakoshi, K. : Non-invasive techniques for ambulatory blood pressure monitoring and simultaneous cardiovascular measurements, J. Ambul. Monit., **4**, pp. 123/143 (1991)

65) Geddes, L. A., Chaffee, V., Whistler, S. J., Bourland, J. D. and Tacker, W. A. : Indirect mean blood pressure on the anesthetized pony, Am. J. Vet. Res., **38**, pp. 2055/2057 (1977)

66) Geddes, L. A., Combs, W., Denton, W., Whistler, S. J. and Bourland, J. D. : Indirect mean arterial pressure in the anesthetized dog, Am. J. Physiol., **238**, pp. H 664/H 666 (1980)

67) Mauck, G. W., Smith, C. R., Geddes, L. A. and Bourland, J. D. : The meaning of the point of maximum oscillations in cuff pressure in the indirect measurement of blood pressure ; Part II, Trans. ASME J. Biomech. Eng., **102**, pp. 28/33 (1980)

68) Sapinski, A. : Standard algorithm of blood-pressure measurement by the oscillometric method, Med. & Biol. Eng. & Comput., **30**, p. 671 (1992)

69) Yamakoshi, K. and Tanaka, S. : Letter to standard algorithm of blood-pressure measurement by the oscillometric method, Med. & Biol. Eng. & Comput., **31**, p. 204 (1993)

70) Shimazu, H., Kobayashi, H., Ito, H. and Yamakoshi, K. : Indirect measurement of systolic, mean and diastolic arterial pressure in the forearms and ankles of babies and children by the volume-oscillometric method, J. Clin. Eng., **12**, pp. 297/303 (1987)

71) Yamakoshi, K., Rolfe, P. and Murphy, C. : Current developments in non-invasive measurement of arterial pressure, J. Biomed. Eng., **10**, pp. 1/8 (1988)

72) Yamakoshi, K., Kawarada, A., Kamiya, A., Shimazu, H. and Ito, H. : Long-term ambulatory monitoring of indirect arterial blood pressure using a volume-oscillometric method, Med. &

Biol. Eng. & Comput., **23**, pp. 459/465 (1985)
73) Yamakoshi, K., Nakagawara, M. and Tanaka, S.: Recent advances in non-invasive and ambulatory monitoring of cardiovascular haemodynamic parameters, Biocybern. & Biomed. Eng., **17**, pp. 181/202 (1997)
74) Shimazu, H., Ito, H., Kobayashi, H. and Yamakoshi, K.: Idea to measure diastolic arterial pressure by volume-oscillometric method in human fingers, Med. & Biol. Eng. & Comput., **24**, pp. 549/554 (1986)
75) Shimazu, H., Ito, H., Kawarada, A., Kobayashi, H. and Yamakoshi, K.: Vibration technique for indirect measurement of diastolic arterial pressure in human fingers, Med. & Biol. Eng. & Comput., **27**, pp. 130/136 (1989)
76) Mackay, R. S.: The application of physical transducer to intracavity measurement with special application to tonometry, Med. Electron. Biol. Eng., **2**, pp. 3/17 (1964)
77) Penaz, J.: Photoelectric measurement of blood pressure, volume and flow in the finger, Digest 10th Int. Conf. Med. Biol. Eng., Dresden, p. 104 (1973)
78) Yamakoshi, K., Shimazu, H. and Togawa, T.: Indirect measurement of instantaneous arterial blood pressure in the rat, Am. J. Physiol., **237**, pp. H 632/H 637 (1979)
79) Tanaka, S. and Yamakoshi, K.: Ambulatory instrument for monitoring indirect beat-to-beat blood pressure in superficial temporal artery using volume-compensation method, Med. & Biol. Eng. & Comput., **34**, pp. 441/447 (1996)
80) Moses, R. A.: Goldmann applanation tonometer, Am. J. Ophthalmol., **46**, pp. 865/869 (1958)
81) Walker, R. E. and Litovitz, T. L.: An experimental and theoretical study of the pneumatic tonometry, Exp. Eye Res., **13**, pp. 14/23 (1972)
82) Forbes, M., Pico, G. Jr. and Grolman, B.: A noncontact applanation tonometer; Description and clinical evaluation, Arch. Ophthalmol., **91**, pp. 134/140 (1974)
83) Quigley, H. A. and Langham, M. E.: The pneumatograph and the Goldmann tonometer; Comparative intraocular pressure measurements, Am. J. Ophthalmol., **80**, pp 266/273 (1975)
84) 北沢克明, 須江孝司, 堀江 武, 出口 強：Noncontact tonometer の臨床評価について, 日眼会誌, **79**, pp. 1105/1109 (1975)
85) Majors, R., Schettini, A., Mahig, J. and Nevis, A. H.: Intracranial pressures measured with coplanar pressure transducer, Med. & Biol. Eng., **10**, pp. 724/733 (1972)
86) Edwards, J.: An intracranial pressure tonometer for use on neonates; preliminary report, Develop. Med. Child Neurol., **16**, Suppl. 32, pp. 38/39 (1974)
87) Robinson, R. O., Rolfe, P. and Sutton, P.: Non-invasive method for measuring intracranial pressure in normal newborn infants, Develop. Med. Child Neurol., **19**, pp. 305/308 (1977)
88) 大野喜久郎, 藤本 司, 稲葉 穣, 戸川達男, 中井正継：頭蓋内圧の間接的計測法—とくにその原理と動物実験成績について, 脳と神経, **29**, pp. 315/318 (1977)
89) 嶋津秀昭, 山越憲一, 戸川達男：硬膜の圧-変位特性を利用した振動法による経皮的頭蓋内圧測定法, 東医歯大医用研報, **41**, pp. 19/26 (1980)
90) Smyth, C. N.: The guard-ring tocodynamometer; Absolute measurement of intra-amniotic pressure by a new instrument, J. Obs. Gynaec., **64**, pp. 59/66 (1957)
91) 森 好造：外側子宮収縮曲線記録法の意義に関する研究, 米子医学雑誌, **24**, pp. 337/353 (1973)
92) Kosiak, M., Kubicek, W. G., Olson, M., Danz, J. and Kottke, E. J.: Evaluation of pressure as

a factor in the production of ischial ulcer, Arch. Phys. Med., **39**, pp. 623/629 (1958)

93) Patterson, R. and Fisher, S.: The accuracy of electrical transducers for the measurement of pressure applied to the skin, IEEE Trans. Biomed. Eng., **BME-26**, pp. 450/456 (1979)

第3章

1) Attinger, E. O. (Ed.): Pulsatile Blood Flow, McGraw-Hill, N. Y. (1964)
2) 沖野 遙,菅原基晃,松尾裕英編:心臓血管系の力学と基礎計測,pp. 199/216,講談社 (1980)
3) Folkow, B. and Neil, E. 著,入内島十郎訳:循環,真興交易医書出版部 (1977)
4) Shercliff, J. A.: Relation between the velocity profile and the sensitivity of electromagnetic flowmeters, J. Appl. Physics, **25**, pp. 817/818 (1954)
5) Shercliff, J. A.: The effects of nonuniform magnetic fields and variations of the velocity distribution in electromagnetic flowmeters, *in* "New Findings in Blood Flowmetry" (Cappelen, C. H. R. Ed.), pp. 45/48, Universitetsforlaget, Oslo (1968)
6) Clark, D. M. and Wyatt, D. G.: The effect of magnetic field inhomogenity on flowmeter sensitivity, *in* "New Findings in Blood Flowmetry" (Cappelen, C. H. R. Ed.), pp. 49/54, Universitetsforlaget, Oslo (1968)
7) Ferguson, D. J. and Londahl, H. D.: Magnetic meters; Effects of electrical resistance in tissues on flow measurements and an improved calibration for square-wave circuits, Circ. Res., **19**, pp. 917/929 (1966)
8) Wyatt, D. G.: Dependence of electromagnetic flowmeter sensitivity upon encircled media, Phys. Med. Biol., **13**, pp. 529/534 (1968)
9) Kolin, A.: Blood flow determination by electromagnetic method, *in* "Medical Physics" (Glasser, O. Ed.), vol. 3, pp. 141/155, Year Book Publ., Chicago (1960)
10) Woodcock, J. P.: Theory and Practice of Blood Flow Measurement, pp. 67/84, Butterworths & Co. (Publ.) Ltd., London (1975)
11) Geddes, L. A. and Baker, L. E.: Principles of Applied Biomedical Instrumentation, pp. 68/80, John Wiley & Sons Inc., N. Y. (1989)
12) Wyatt, D. G.: The design of electromagnetic flowmeter heads; magnetic flowmeters, *in* "New Findings in Blood Flowmetry" (Cappelen, C. H. R. Ed.), pp. 69/74, Universitetsforlaget, Oslo (1968)
13) Wyatt, D. G.: Baseline errors in cuff electromagnetic flowmeters, Med. & Biol. Eng., **4**, pp. 17/45 (1966)
14) Clark, D. M. and Wyatt, D. G.: An improved perivascular electromagnetic flowmeter, Med. & Biol. Eng., **7**, pp. 185/190 (1969)
15) Williams, B. T., Sancho-Fornos, S., Clarke, D. B., Abrams, L. D. and Schenk, W. G.: Continuous long-term measurement of cardiac output after open heart surgery, Ann. Surg., **174**, pp. 357/368 (1971)
16) Mills, C. J. and Shilingford, J. P.: A catheter tip electromagnetic velocity probe and its evaluation, Cardiovasc. Res., **1**, pp. 263/273 (1967)
17) Kolin, A.: A radial field electromagnetic intravascular flow sensor, IEEE Trans. Biomed. Eng., **BME-16**, pp. 220/221 (1969)
18) Kolin, A., Archer, J. D. and Ross, G.: An electromagnetic catheter flowmeter, Circ. Res, **21**,

pp. 889/899 (1967)

19) Warbassee, J. R., Hellman, B. H., Gillilan, R. E., Hawley, R. R. and Babitt, H. I. : Physiologic evaluation of a new catheter tip electromagnetic velocity probe ; A new instrument, Am. J. Cardiol., **23**, pp. 424/433 (1969)
20) 沖野　遙，佐野文男，豊島　孝：心臓カテーテル先端形電磁血流検出器，医用電子と生体工学，**8**, pp. 452/454 (1970)
21) Jones, M. A. S. and Wyatt, D. G. : The surface temperature of electromagnetic velocity probe, Cardiovasc. Res., **6**, pp. 388/397 (1970)
22) Cox, P., Arora, H. and Kolin, A. : Electromagnetic determination of carotid blood flow in the anesthetized rat, IEEE Trans. Biomed. Eng., **BME-10**, pp. 171/173 (1963)
23) Kolin, A. : An electromagnetic catheter blood flowmeter of minimal lateral dimensions, Proc. Nat. Acad. Sci., **66**, pp. 53/56 (1970)
24) Biscar, J. P. : Three-electrode probe for catheter-type blood flowmeters, IEEE Trans. Biomed. Eng., **BME-20**, pp. 62/63 (1973)
25) Okai, O., Togawa, T. and Oshima, M. : Magnetorheography : nonbleeding measurement of blood flow, J. Appl. Physiol., **30**, pp. 564/566 (1971)
26) Okai, O., Togawa T. and Oshima, M. : Magnetorheography　Nonbleeding measurement of blood flow in man, Jap. Heart J., **15**, pp. 469/474 (1974)
27) Lee, B. Y., Trainor, F. S., Kavner, D. and Madden, J. L. : A clinical evaluation of a noninvasive electromagnetic flowmeter, Angiology, **26**, pp. 317/328 (1975)
28) 実吉純一，菊地喜充，熊本乙彦監修：超音波技術便覧，日刊工業新聞社 (1978)
29) 文献 11) の pp. 161/189
30) Gessner, U. : The performance of the ultrasonic flowmeter in complex velocity profiles, IEEE Trans. Biomed. Eng., **BME-16**, pp. 139/142 (1969)
31) Stegall, H. F., Rushmer, R. F. and Baker, D. W. : A transcutaneous ultra-sonic blood-velocity meter, J. Appl. Physiol., **21**, pp. 707/711 (1966)
32) Cross, G. and Light, L. H. : Direction-resolving Doppler instrument with improved rejection of tissue artifact, J. Physiol. London, **217**, pp. 5/7 (1971)
33) Hatteland, K. and Eriksen, M. : A heterodyne ultrasound blood velocity meter, Med. & Biol. Eng. & Comput., **19**, pp. 91/96 (1981)
34) Flax, W., Webster, J. G. and Updike, S. J. : Statistical evaluation of the Doppler ultrasonic blood flowmeter, Biomed. Sci. Instrum., **7**, pp. 201/222 (1970)
35) Pedersen, J. E. : Fast dedicated microprocessor for real-time frequency analysis of ultrasonic blood-velocity measurements, Med. & Biol. Eng. & Comput., **20**, pp. 681/686 (1982)
36) Baker, D. W. : Pulsed ultrasonic Doppler flow sensing, IEEE Trans. Sonics & Ultrasonics, **SU-17**, pp. 170/185 (1970)
37) 日本エム・イー学会 ME 技術教育委員会監修：ME の基礎知識と安全管理，南江堂 (1996)
38) Yoshimura, S., Kodaira, K., Fujishiro K. and Furuhata, H. : A newly developed non-invasive technique for quantitative measurement of blood flow ; with special reference to the measurement of carotid arterial blood flow, Jikei Med. J., **28**, pp. 241/256 (1981)
39) Gibbs, F. A. : A thermoelectric blood flow recorder in the form of a needle, Proc. Soc. Exp. Biol. Med., **31**, pp. 141/147 (1933)

40) Katsura, S., Weiss, R., Baker, D. and Rushmer, R. F.: Isothermal blood flow velocity probe, IRE Trans. Med. Electron., **ME-6**, pp. 283/285 (1959)
41) Mellander, S. and Rushmer, R. F.: Venous blood flow recorded with an isothermal flowmeter, Acta Physiol. Scand., **48**, pp. 13/19 (1960)
42) Ling, S., Atabek, H. B., Fry, D. L., Patel, D. J. and Janicki, J. S.: Application of heated film velocity and shear probes to haemodynamic studies, Circ. Res., **23**, pp. 789/801 (1968)
43) Bellhouse, B. J. and Bellhouse, F. H.: Thin-film gauges for the measurement of velocity or skin friction in air, water or blood, J. Phys. E., **1**, pp. 1211/1213 (1968)
44) Clark, C.: Thin film gauges for fluctuating velocity measurements in blood, J. Phys. E., **7**, pp. 548/556 (1974)
45) 梶谷文彦, 伯耆徳武, 西原 浩：レーザドプラ血流計測, 医用電子と生体工学, **17**, pp. 130/133 (1979)
46) Cochrane, T., Earnshaw, J. C. and Love, H. G.: Laser Doppler measurement in blood velocity in micro-vessels, Med. & Biol. Eng. & Comput., **19**, pp. 589/596 (1981)
47) Koyama, T., Mishima, H. and Asakura, T.: A study of micro-circulation in web of frog by using laser Doppler microscope, Experientia, **31**, pp. 1420/1422 (1975)
48) 今村正敏, 伯耆徳武, 三戸恵一郎, 鍵山光康, 平松 修, 高田和郎, 梶谷文彦, 西 壽巳, 西原 浩：Laser Doppler 法による血流計測(2)；Optical fiber 法に関する基礎的検討, 医用電子と生体工学, **17**-特別号, pp. 496/497 (1979)
49) Stewart, G. N.: Researches on the circulation time in organs and on the influences which affect it. IV. The output of the heart, J. Physiol. London, **22**, pp. 159/183 (1897)
50) Hamilton, W. F., Moore, J. W., Kinsman, J. M. and Spurling, R. G.: Simultaneous determination of the pulmonary and systemic circulation times in man and of a figure related to cardiac output, Am. J. Physiol., **99**, pp. 534/551 (1932)
51) 香取 瞭, 石川欽司, 林 健郎, 小橋泰之, 大谷昌平, 金 政健：虚血式色素濃度較正法を用いたイヤピース色素希釈法による心拍出量の測定, 心臓, **9**, pp. 3/8 (1977)
52) Ganz, W. and Swan, H. J. C.: Measurement of blood flow by thermodilution, Am. J. Cardiol., **29**, pp. 241/246 (1972)
53) Ganz, W., Tamura, K., Marcus, H. S., Donoso, R., Yoshida, S. and Swan, H. J. C.: Measurement of coronary sinus blood flow by continuous thermodilution in man, Circulation, **44**, pp. 181/195 (1971)
54) Guyton, A. C.: Cardiac Output and Its Regulation, pp. 21/39, W. B. Saunders Co., Phila. (1963)
55) Collier, C. R.: Determination of mixed venous CO_2 tensions by rebreathing, J. Appl. Physiol., **9**, pp. 25/29 (1956)
56) Defares, J. G.: Determination of $P\bar{v}_{CO_2}$ from the exponential CO_2 rise during rebreathing, J. Appl. Physiol., **13**, pp. 159/164 (1958)
57) Knowles, J. H., Newman, W. and Fenn, W. O.: Determination of oxygenated, mixed venous blood CO_2 tension by a breath holding method, J. Appl. Physiol., **15**, pp. 225/228 (1960)
58) Seldon, W. A., Hickie, J. B. and George, E. P.: Measurement of cardiac output using a radioisotope and a scintilation counter, Brit. Heart J., **21**, pp. 401/406 (1958)
59) Austin, W. H., Poppell, J. W. and Baliff, R. J.: Cardiac output measurement by external counting of a rapidly excreted indicator, Am. J. Med. Sci., **242**, pp. 457/462 (1961)

60) Wayland, H. and Johnson, P. C.: Erythrocyte velocity measurement in microvessels by two-slit photometric method, J. Appl. Physiol., **22**, pp. 333/337 (1967)
61) Goodman, A. H., Guyton, A. C., Drake, R. and Laflin, J. H.: A television method for measuring capillary red cell velocities, J. Appl. Physiol., **37**, pp. 126/130 (1974)
62) Tyml, K. and Sherebrin, M. H.: A method for on-line measurement of red cell velocity in microvessels using computerized frame-by-frame analysis of television images, Microvasc. Res., **20**, pp. 1/8 (1980)
63) Fry, D. L.: The measurement of pulsatile blood flow by the computed pressure gradient technique, IRE Trans. Med. Electron., **ME-6**, pp. 259/264 (1959)
64) Mixter, G. Jr.: Respiratory augmentation of inferior vena caval flow demonstrated by a low-resistance phasic flowmeter, Am. J. Physiol., **172**, pp. 446/456 (1953)
65) Brecher, G. A.: Venous return during intermittent positive-negative pressure respiration studies with a new catheter flowmeter, Am. J. Physiol., **174**, pp. 299/303 (1953)
66) Shipley, R. E. and Wilson, C.: An improved recording rotameter, Proc. Soc. Exp. Biol. Med., **78**, pp. 725/728 (1951)
67) Brecher, G. A.: Cardiac variations in venous return studied with a new bristle flowmeter, Am. J. Physiol., **176**, pp. 423/430 (1954)
68) Togawa, T. and Suma, K.: A study on vibration flowmeter, Digest 6th Int. Conf. Med. Biol. Eng., Tokyo, pp. 48/49 (1965)
69) Tsuchiya, K., Ogata, S. and Ueta, M.: Karman vortex flow meter, Bull. JSME, **13**, pp. 573/582 (1970)
70) Dawes, G. S., Mott, J. C. and Vane, J. R.: The density flowmeter, a direct method for the measurement of the rate of blood flow, J Physiol. London, **121**, pp. 72/79 (1953)
71) 文献10)の pp. 166/189
72) Dahn, I., Jonson, B. and Nilsen, R.: A plethysmographic method for determination of flow and volume pulsations in a limb, J. Appl. Physiol., **28**, pp. 333/336 (1970)
73) Dahn, I.: On the calibration and accuracy of segmental calf plethysmography with a description of a new expansion chamber and a new sleeve, Scand. J. Clin. Lab. Invest., **16**, pp. 347/356 (1964)
74) Hyman, C. and Winsor, T.: The application of the segmental plethysmograph to the measurement of blood flow through the limb of human beings, Am. J. Cardiol., **6**, pp. 667/671 (1960)
75) Dahn, I. and Hallbrook, T.: Simultaneous blood flow measurements by water and strain gauge plethysmography, Scand. J. Clin. Lab. Invest., **25**, pp. 419/428 (1970)
76) Nyboer, J.: Electrical Impedance Plethysmography, 2nd ed., C. C. Thomas Publ., Springfield, Ill. (1970)
77) Schwan, H. P.: Electrical properties of body tissues and impedance plethysmography, IRE Trans. Med. Electr., **PGME 3**, pp. 32/46 (1955)
78) 酒本勝之, 東泉隆夫, 金井 寛：体肢の電気インピーダンスの測定と解析, 医用電子と生体工学, **17**, pp. 264/270 (1979)
79) Ito, H., Yamakoshi, K. and Togawa, T.: Transthoracic admittance plethysmograph for measuring cardiac output, J. Appl. Physiol., **40**, pp. 451/454 (1976)

80) Yamakoshi, K., Shimazu, H., Togawa, T. and Ito, H.: Admittance plethysmography for accurate measurement of human limb blood flow, Am. J. Physiol., **235**, pp. H 821/H 829 (1978)
81) Yamakoshi, K. and Nakagawara, M.: Voltage clamp method for the use of electrical admittance plethysmography in human body segments, Med. & Biol. Eng. & Comput., **33**, pp. 740/743 (1995)
82) Yamakoshi, K., Shimazu, H., Togawa, T., Fukuoka, M. and Ito, H.: Noninvasive measurement of hematocrit by electrical admittance plethysmography technique, IEEE Trans. Biomed. Eng., **BME-27**, pp. 156/161 (1980)
83) Shimazu, H., Yamakoshi, K., Togawa, T., Fukuoka, M. and Ito, H.: Evaluation of parallel conductor theory for measuring human limb blood flow by electrical admittance plethysmography, IEEE Trans. Biomed. Eng., **BME-29**, pp. 1/7 (1982)
84) Yamakoshi, K., Shimazu, H., Bukhari, A. R. S., Togawa, T. and Ito, H.: Clinical evaluation of an electrical admittance blood flow monitor, J. Clin. Eng., **4**, pp. 341/346 (1979)
85) Kubicek, W. G., Karnegis, J. N., Patterson, R. P., Witsoe, D. A. and Mattson, R. H.: Development and evaluation of an impedance cardiac output system, Aerospace Med., **37**, pp. 1208/1212 (1966)
86) Baker, L. E., Judy, W. V., Geddes, L. E., Langley, F. M. and Hill, D. W.: The measurement of cardiac output by means of electrical impedance, Cardiovasc. Res. Center. Bull., **9**, pp. 135/145 (1971)
87) Kinnen, E.: Cardiac output from transthoracic impedance variations, Ann. N. Y. Acad. Sci., **170**, pp. 747/756 (1970)
88) Naggar, C. Z., Dobnik, D. B., Hessas, A. P., Kripke, B. J. and Ryan, T. J.: Accuracy of the stroke index as determined by the transthoracic electrical impedance method, Anaesthesiology, **42**, pp. 201/205 (1975)
89) Kety, S. S. and Schmidt, C. F.: The nitrous oxide method for the quantitative determination of cerebral blood flow in man: Theory, procedure and normal value, J. Clin. Invest., **27**, pp. 476/483 (1948)
90) Ingvar, D. H. and Lassen, N. A.: Regional blood flow at the cerebral cortex determined by krypton, Acta Physiol. Scand., **54**, pp. 325/338 (1962)
91) Veall, N. and Mallett, B. L.: Regional cerebral blood flow determination by ^{133}Xe inhalation and extracranial recording, Clin. Sci., **30**, pp. 353/369 (1966)
92) Sejrsen, P.: Blood flow in cutaneous tissue in man studied by washout of radioactive xenon, Circ. Res., **25**, pp. 215/230 (1969)
93) Aukland, K., Bower, B. F. and Berliner, R. W.: Measurement of local blood flow with hydrogen gas, Circ. Res., **14**, pp. 164/187 (1964)
94) Murakami, M., Morinaga, M., Miyake, T. and Uchino, H.: Contact electrode method in hydrogen gas clearance technique: A new method to determination of regional gastric mucosal blood flow in animal and humans, Gastroenterology, **82**, pp. 457/467 (1982)
95) DiResta, G. R., Kiel, J. W., Riedel, G. L., Kaplan, P. and Shepherd, A. P.: Hybrid blood flow probe for simultaneous H_2 clearance and laser-Doppler velocimetry, Am. J. Physiol., **253**, pp. G 573/G 581 (1987)
96) Hensel, H. and Ruef, J.: Fortlaufende Resistrierung der Muskeldurchblutung am Menschen

mit einer Calorimetersonde, Pflüg. Arch., **259**, pp. 267/280 (1954)

97) Levy, L., Graichen, H., Stolwijk, J. A. J. and Calabresi, M.: Evaluation of local tissue blood flow by continuous direct measurement of thermal conductivity, J. Appl. Physiol., **22**, pp. 1026/1029 (1967)

98) Hensel, H. and Bender, F.: Fortlaufende Bestimmung der Hautdurchblutung am Menschen mit einem electrischen Warmeleitmesser, Pflüg. Arch., **263**, pp. 603/614 (1956)

99) Harding, D. C., Rushmer, R. F. and Baker, D. W.: Thermal transcutaneous flowmeter, Med. & Biol. Eng., **5**, pp. 623/626 (1967)

100) Kamon, E. and Belding, H. S.: Heat uptake and dermal conductance in forearm and hand when heated, J. Appl. Physiol., **24**, pp. 277/281 (1968)

101) 田村俊世，根本　鉄，神谷　瞭，戸川達男，田中正敏，川上憲司：体肢組織内温度を用いた血流量の推定，東医歯大医用研報，**13**，pp. 27/37 (1979)

102) Stern, M. D.: *In vivo* evaluation of microcirculation by coherent light scattering, Nature, **254**, pp. 56/58 (1975)

103) Stern, M. D., Lappe, D. L., Bowen, P. D., Chimosky, J. E., Holloway, G. A. Jr., Keiser, H. R. and Bowman, R. L.: Continuous measurement of tissue blood flow by laser-Doppler spectroscopy, Am. J. Physiol., **232**, pp. H 441/H 448 (1977)

104) Nilsson, G. E., Tenland, T. and Oberg, P. A.: A new instrument for continuous measurement of tissue blood flow by light beating spectroscopy, IEEE Trans. Biomed. Eng., **BME-27**, pp. 12/19 (1980)

105) Bonner, R. F., Clem, T. R., Bowen, P. D. and Bowman, L.: Laser-Doppler continuous real-time monitor of pulsatile and mean blood flow in tissue microcirculation, *in* "Scattering Techniques Applied to Supramolecular and Nonequilibrium Systems (NATO ASI Series B, vol. 73)" (Chen, S. E., Chu, B. and Nossal, R. Eds.), pp. 685/702, Plenum Press, N. Y. (1981)

106) Essex, T. J. H. and Byne, P. O.: A laser Doppler scanner for imaging blood flow in skin, J. Biomed. Eng., **13**, pp. 189/194 (1991)

107) 斎藤建夫：レーザドップラー血流計，医器学，**68**，pp. 326/332 (1998)

108) Wright, B. M.: A respiratory anemometer, J. Physiol. London, **127**, p. 25 (1955)

109) Fleisch, A.: Le pneumotachographe, Helv. Physiol. Pharmacol. Acta, **14**, pp. 363/368 (1956)

110) Fry, D. L., Hyatt, R. E., McCall, C. B. and Mallos, A. J.: Evaluation of three types of respiration flowmeter, J. Appl. Physiol., **10**, pp. 210/214 (1957)

111) Nunn, J. F. and Ezi-Ashi, T. I.: The accuracy of the respirometer and ventigrator, Brit. J. Anaesth., **34**, pp. 422/432 (1962)

112) Comte-Bellot, G.: Hot-wire anemometry, Ann. Rev. Fluid Mech., **8**, pp. 209/231 (1976)

113) Yoshiya, I., Nakajima, T., Nagai, I. and Jitsukawa, S.: A bidirectional respiratory flowmeter using the hot-wire principle, J. Appl. Physiol., **38**, pp. 360/365 (1975)

114) 杉山吉彦，中谷　敬：新しい原理による呼吸流量計，呼吸と循環，**31**，pp. 381/386 (1983)

115) 川田裕郎，小宮勤一：流れ計測に関する最近の動向，計測と制御，**18**，pp. 385/391 (1979)

116) 根本　鉄：熱移動型流量計，医用電子と生体工学，**20**，pp. 355/356 (1982)

117) 根本　鉄，戸川達男：熱移動形スパイロメータ，計測自動制御学会論文集，**19**，pp. 314/318 (1983)

118) Roth, P.: Modifications of apparatus and improved technique adaptable to Benedict type of

respiratory apparatus, Boston Med. Surg. J., **186**, pp. 457/465 & pp. 491/501 (1922)

119) Comroe, J. H. Jr., Botelho, S. Y. and Dubois, A. B.: Design of a body plethysmograph for studying cardiopulmonary physiology, J. Appl. Physiol., **14**, pp. 439/444 (1959)

120) Mead, J.: Volume displacement body plethysmograph for respiratory measurements in human subjects, J. Appl. Physiol., **15**, pp. 736/740 (1960)

121) Milledge J. S. and Stott, F. D.: Inductive plethysmography ; a new respiratory transducer, J. Physiol. London, **267**, pp. 4/5 (1977)

122) Baker, L. E. and Geddes, L. A.: The measurement of respiratory volumes in animal and man with use of electrical impedance, Ann. N. Y. Acad. Sci., **170**, pp. 667/688 (1970)

第4章

1) Wolfendale, P. C. F.: Capacitance displacement transducers with high accuracy and resolution, J. Phys. E., **1**, pp. 817/818 (1968)

2) Goldstein, S. R., Eriauf, W. S. and Wells, J. B.: A novel instrument for dynamic and static measurement of large length changes in muscle, J. Appl. Physiol., **36**, pp. 128/130 (1974)

3) Lentini, E. A. and Guyton, W. V.: Electronic micrometer, J. Appl. Physiol., **18**, pp. 636/638 (1963)

4) Feldstein, C., Meerbaum, S., Lewis, G. and Culler, V.: Transducers for myocardial research, Med. Instrum., **14**, pp. 277/282 (1980)

5) Jones, R. D.: A miniature segment-length strain gauge arch for the measurement of myocardial function, Med. Instrum., **11**, p. 244 (1977)

6) Horwitz, L. D., Bishop, V. S., Stone, H. L. and Stegall, H. F.: Continuous measurement of internal left ventricular diameter, J. Appl. Physiol., **24**, pp. 738/740 (1968)

7) Stegall, H. F., Kardon, M. B., Stone, H. L. and Bishop, V. S.: A portable, simple sonomicrometer, J. Appl. Physiol., **23**, pp. 289/293 (1967)

8) Goodman, C. A. and Castella, F. S.: A digital sonomicrometer for two-point length and velocity measurement, Am. J. Physiol., **243**, pp. H 634/H 639 (1982)

9) Lee, R. D. and Sandler, H.: Miniature implantable sonomicrometer system, J. Appl. Physiol., **28**, pp. 110/112 (1970)

10) van der Shee, E. J., de Bakker, J. V. and Zwamborn, A. W.: Transducer for *in vivo* measurement of the inner diameter of arteries in laboratory animals, Med. & Biol. Eng. & Comput., **19**, pp. 218/222 (1981)

11) Pieper, H. P. and Paul, L. T.: Catheter-tip gauge for measuring blood flow velocity and vessel diameter in dogs, J. Appl. Physiol., **24**, pp. 259/261 (1968)

12) Hokanson, D. E., Mozersky, D. J., Summer, D. S. and Strandness, E.: A phase-locked echo tracking system for recording arterial diameter changes in vivo, J. Appl. Physiol., **32**, pp. 728/733 (1972)

13) Zarrugh, M. Y. and Radcliffe, C. W.: Computer generation of human gait kinematics, J. Biomech., **12**, pp. 99/111 (1979)

14) Johnson, R. C. and Smidt, G. L.: Measurement of hip-joint motion during walking, J. Bone and Joint Surg., **51-A**, pp. 1083/1094 (1969)

15) 森本正治，土屋和夫：ひずみゲージを応用した一軸型フレキシブル関節角度計，医用電子と生体

工学，**26**, pp. 152/156 (1988)
16) 高橋　清，佐々木昭夫編：アドバンストセンサハンドブック，pp. 730/737, 培風館 (1994)
17) 田部晃久，本間康彦，兼本成斌，日野原茂雄，五島雄一郎：ホルター心電図法における虚血ST-T変化と体位変換ST-T変化の識別に関する研究，日内会誌，**73**, pp. 15/23 (1984)
18) Tanaka, S., Yamakoshi, K. and Rolfe, P.: New portable instrument for long-term ambulatory monitoring of posture change using miniature electro-magnetic inclinometers, Med. & Biol. Eng. & Comput., **32**, pp. 357/360 (1994)
19) Contini, R. and Drillis, R.: Kinematic and kinetic techniques in biomechanics, *in* "Advances in Bioengineering and Instrumentation" (Alt, F. Ed.), pp. 3/68, Plenum Press, N. Y. (1966)
20) Miyazaki, S.: Long-term unrestrained measurement of stride length and walking velocity utilizing a piezoelectric gyroscope, IEEE Trans. Biomed. Eng., **44**, pp. 753/759 (1997)
21) 田中志信，山越憲一，飯野　晃，佐藤英司，高谷節雄：傾斜角度計及び関節角度計を用いた無拘束姿勢・歩行速度計測装置の開発，日本機械学会第36期総会講演論文集，No. 997-1, pp. 45/46 (1999)
22) 山越憲一：機械量センサの応用，臨床検査，**31**, pp. 74/81 (1987)
23) Ehle, A. L. and Foltz, E. L.: A miniature mercury strain gauge for chronic nonobstructive measurement of intestinal motility, J. Appl. Physiol., **26**, pp. 223/226 (1969)
24) Taylor, K. D., Mottier, F. M., Simmons, D. W., Cohen, W., Pavlak, R. Jr., Cornell, D. P. and Hankins, G. B.: An automated measurement system for clinical gait analysis, J. Biomech., **15**, pp. 505/516 (1982)
25) 袴田祐治，倉沢一男，大橋義春，山本晃永，島　晴久：半導体位置検出方式による生体の運動パターン計測，医用電子と生体工学，**18**-特別号, pp. 680/681 (1980)
26) Brugger, W. and Milnar, M.: Computer aided tracking of body motion using a c. c. d.- image sensor, Med. & Biol. Eng. & Comput., **16**, pp. 207/210 (1978)
27) Macellari, V.: CoSTEL, a computer peripheral remote sensing device for 3-dimensional monitoring of human motion, Med. & Biol. Eng. & Comput., **21**, pp. 311/318 (1983)
28) 友末亮三，橋村　勝，広田光雄，宮下充正，水野忠和：テニス選手の位置検出システムの開発，Jap. J. Sports Sci., **2**, pp. 830/835 (1983)
29) 牧川方昭：行動のモニタリング，日本機械学会誌，**101**, pp. 14/16 (1998)
30) 清水孝一，河村邦明，山本克之：徘徊者定位システムの開発；バイオテレメトリによる在宅医療支援，BME, **10**, pp. 3/10 (1996)
31) 山口晃史，小川充洋，田村俊世，戸川達男，山越憲一：生活・健康支援のための無意識行動計測システムの開発，第13回生体・生理工学シンポジウム論文集，pp. 489/492 (1998)
32) Mead, J., Petterson, N., Grimby, G. and Mead, J.: Pulmonary ventilation as measured from body surface movement, Science, **156**, pp. 1383/1384 (1967)
33) Rolfe, P.: A magnetometer respiration monitor for use with premature babies, Biomed. Eng., **6**, pp. 402/404 (1971)
34) Woltjen, J. A., Timm, G. W., Waltz, F. W. and Bradley, W. E.: Bladder motility detection using Hall effect, IEEE Trans. Biomed. Eng., **BME-20**, pp. 295/299 (1973)
35) McCall, W. D. and Rohan, E. J.: A linear position transducer using a magnet and Hall effect device, IEEE Trans. Instrum. and Meas., **IM-26**, pp. 133/136 (1977)
36) Petterson, C. V. and Otis, A. B.: A Hall effect transducer for measuring length changes

in mammalian diaphragm, J. Appl. Physiol. Resp. Environ. Exer. Physiol., **55**, pp. 635/641 (1983)
37) 大須賀美恵子：眠けの制御, OHM, 2月号, pp. 93/95 (1984)
38) Robinson, D. A. : A method of measuring eye movement using a scleral search coil in a magnetic field, IEEE Trans. Biomed. Eng., **BME-10**, pp. 137/145 (1963)
39) Reulen, J. P. H. and Bakker, L. : The measurement of eye movement using double magnetic induction, IEEE Trans. Biomed. Eng., **BME-29**, pp. 740/744 (1982)
40) Zeevi, Y. Y. and Ish-Shalom, J. : Measurement of eye movement with a ferromagnetic contact ring, IEEE Trans. Biomed. Eng., **BME-29**, pp. 511/522 (1982)
41) Chiku, T. and Igarashi, I. : Subminiature three directional accelerometer ; an application of semiconductor strain gauge, ISA Trans., **9**, pp. 119/125 (1970)
42) Rudolf, F., Jornod, A., Bergqvist, J. and Leuthold, H. : Precision accelerometer with μg resolution, Sensors Actuators, **A21**-23, pp. 297/302 (1990)
43) Suzuki, S., Tsuchitani, S., Sato, K., Ueno, S., Yokota, Y., Sato, M. and Esashi, M. : Semiconductor capacitance-type accelerometer with PWM electrostatic servo technique, Sensors Actuators, **A21**-23, pp. 316/319 (1990)
44) Tamura, T., Fujimoto, T., Sakaki, H., Higashi, Y., Yoshida, T. and Togawa, T. : A solid-state ambulatory physical activity monitor and its application to measuring daily activity of the elderly, J. Biomed. Eng. & Tech, **21**, pp. 96/105 (1997)
45) Morris, J. R. W. : Accelerometry—A technique for the measurement of human body movements, J. Biomech., **6**, pp. 729/736 (1972)
46) Kripke, D. F., Mullaney, D. J., Messin, S. and Wyborney, V. G. : Wrist actigraphic measures of sleep and rhythms, Electroencephalogr. Clin. Neurophysiol., **44**, pp. 674/676 (1978)
47) Webster, J. B., Messin, S., Mullaney, D. J. and Kripke, D. F. : Transducer design and placement for active recording, Med. & Biol. Eng. & Comput., **20**, pp. 741/744 (1982)
48) Schilling, M. D. : Capacitance transducers for muscle research, Rev. Sci. Instrum., **31**, pp. 1215/1217 (1960)
49) Meiss, R. A. : An isometric muscle force transducer, J. Appl. Physiol., **30**, pp. 158/160 (1971)
50) Meiss, R. A. : A versatile transducer system for mechanical studies of muscle, J. Appl. Physiol., **37**, pp. 459/463 (1974)
51) Minns, H. G. and Franz, G. N. : A low-drift transducer for small forces, J. Appl. Physiol., **33**, pp. 529/531 (1972)
52) Sutfin, D. C. and Lefer, A. M. : A modified strain gauge arch for measurement of heart contractile force, Med. Electron. Biol. Eng., **1**, pp. 371/376 (1963)
53) Jacoby, H. L., Bass, P. and Bennet, D. R. : In vivo extraluminal contractile force transducer for gastrointestinal muscle, J. Appl. Physiol., **18**, pp. 658/665 (1963)
54) Lambert, A., Eloy, R. and Grenier, J. F. : Transducer for recording electrical and mechanical chronic intestinal activity, J. Appl. Physiol., **41**, pp. 942/945 (1976)
55) Cochran, G. V. B. : Implantation of strain gauge on bone *in vivo*, J. Biomech., **5**, pp. 119/123 (1972)
56) Baggot, D. G. and Lanyon, L. E. : An independent 'post mortem' calibration of electrical resistance strain gauges bonded on bone surface in vivo, J. Biomech., **10**, pp. 615/622 (1977)

57) 宮崎信次，岩倉博光：歩行評価のための床反力連続計測装置，医用電子と生体工学，**15**, pp. 487/492（1977）
58) Miyazaki, S. and Ishikura, A. : Capacitive transducer for continuous measurement of vertical foot force, Med. & Biol. Eng. & Comput., **22**, pp. 309/316 (1984)
59) Spolek, G. A. and Lippert, F. G. : An instrumented-shoe ; a portable force measuring device, J. Biomech., **9**, pp. 779/783 (1976)
60) 嶋津秀昭，山越憲一，神谷 瞭，戸川達男，土屋喜一：床反力3成分の連続測定用計装靴，医用電子と生体工学，**20**, pp. 170/176（1982）
61) Tokita, F., Yamakoshi, K., Sasaki, T. and Ishii, S. : Portable instrument for accurate measurement of plantar force distribution during dynamic activities, Med. & Biol. Eng. & Comput., **33**, pp. 618/621 (1995)
62) Rose, N. E., Feiwell, L. A. and Cracchiolo, A. : A method for measuring foot pressure using a high resolution, computerized insole sensor ; The effect of heel wedges on plantar pressure distribution and center of force, Foot & Ankle, **13**, pp. 263/270 (1992)
63) Doebelin, E. O. : Measurement Systems, Application and Design, McGraw Hill, N. Y. (1966)
64) Randall, J. E. and Stiles, R. N. : Power spectral analysis of finger acceleration tremor, J. Appl. Physiol., **19**, pp. 357/360 (1964)
65) Stiles, R. N., Pozos, R. S. and York, A. C. : Phase calibration of a physiological motion detector, Med. & Biol. Eng., **9**, pp. 401/402 (1971)
66) Dill, R. E., Dorman, H. L. and Nickey, W. M. : A simple method for recording tremors in small animals, J. Appl. Physiol., **24**, pp. 598/599 (1968)
67) 仲村洋之，田中 博，谷島一嘉，古川俊之：光トランスデューサを用いた胸壁面振動検出システムの開発，医用電子と生体工学，**20**, pp. 117/121（1982）
68) 荒井邦男，鈴木 務：マイクロ波による生体表面微小変位計測の一方式，電子通信学会論文集，**J65**, pp. 177/184（1982）
69) Groom, D. : Standardization of microphones of phonocardiography, Biomed. Eng., **5**, pp. 396/398 (1970)
70) 鈴村宣夫，池谷和夫：空気伝導形心音マイクロホンにおける周囲騒音の伝達経路について，医用電子と生体工学，**11**, pp. 344/349（1973）
71) Verburg, J., van Aalst, W. and Naves, A. : Light weight accelerometry, Med. & Biol. Eng. & Comput., **22**, pp. 179/180 (1984)
72) Charbonneau, G., Racineux, J. L., Sudraud, M. and Tuchais, E. : An accurate recording system and its use in breath sounds spectral analysis, J. Appl. Physiol., **55**, pp. 1120/1127 (1983)

第5章

1) DuBois, E. F. : The many different temperatures of human body and its parts, Western J. Surg. Obst. Gyn., **59**, pp. 476/489 (1951)
2) Dinovo, J. A. : Testing of clinical thermometers, J. Clin. Eng., **7**, pp. 119/122 (1982)
3) Bligh, J. and Johnson, K. G. : Glossary of terms for thermal physiology, J. Appl. Physiol., **35**, pp. 941/961 (1973)
4) Mitchell, D. and Wyndham, C. H. : Comparison of weighing formulas for calculating mean skin temperature, J. Appl. Physiol., **26**, pp. 616/662 (1954)

5) Lloyd Williams, K., Lloyd Williams, F. J. and Handey, R. S.: Infrared thermometry in the diagnosis of breast disease, Lancet, Dec. 23, pp. 1378/1381 (1961)
6) Amarlic, R., Giraud, D., Altschuler, C. and Spitalier, J. M.: Value and interest of dynamic thermography in detection of breast cancer, Acta Thermographica, **1**, pp. 89/96 (1976)
7) Saltin, B., Gagge, A. P. and Stolwijk, J. A. J.: Muscle temperature during submaximal exercise in man, J. Appl. Physiol., **25**, pp. 679/688 (1968)
8) Gautherie, M.: Thermopathology of breast cancer; measurement and analysis of *in vivo* temperature and blood flow, Ann. N. Y. Acad. Sci., **335**, pp. 383/415 (1980)
9) Christensen, D. A.: Hyperthermia in cancer therapy, *in* "Thermometry and Thermography" (Storm, F. K. Ed.), pp. 223/232, G. K. Hall Med. Pub., Boston (1983)
10) Kleiber, M.: The Fire of Life—An introduction to animal energetics (revised ed.), Robert E. Krieger Pub. Co., N. Y. (1975)
11) Guilbeau, E. J. and Mayall, B. L.: Microthermocouple for soft tissue temperature determination, IEEE Trans. Biomed. Eng., **BME-28**, pp. 301/305 (1981)
12) Cain, C. P. and Welch, A. J.: Thin-film temperature sensors for biological measurements, IEEE Trans. Biomed. Eng., **BME-21**, pp. 421/423 (1974)
13) Davis, C. E. and Coates, P. B.: Linearization of silicon junction characteristics for temperature measurement, J. Phys. E., **10**, pp. 613/616 (1977)
14) McNamara, A. G.: Semiconductor diodes and transistors as electrical thermometers, Rev. Sci. Instrum., **33**, pp. 330/333 (1962)
15) Gorini, I. and Sartori, S.: Quartz thermometer, Rev. Sci. Instrum., **33**, pp. 883/884 (1962)
16) Cranston, W. I., Gerbrandy, J. and Snell, E. S.: Oral, rectal and oesophageal temperatures and some factors affecting them in man, J. Physiol., **126**, pp. 347/358 (1954)
17) Ilsley, A. H., Rutten, A. J. and Runciman, W. B.: An evaluation of body temperature measurement, Anaesth. Intensive Care, **11**, pp. 31/39 (1983)
18) 町野竜一郎：臨床検温法に関する研究，日本温泉気候学会誌，**22**, pp. 292/318 (1959)
19) Mead, J. and Bonmarito, C. L.: Reliability of rectal temperature as an index of internal body temperature, J. Appl. Physiol., **2**, pp. 97/109 (1949)
20) Pickering, G.: Regulation of body temperature in health and disease, Lancet, Jan.11, pp. 59/64 (1958)
21) Durotoye, A. O. and Grayson, J.: Heat production in the gastro-intestinal tract of the dog, J. Physiol., **214**, pp. 417/426 (1971)
22) Molnar, G. W. and Rosenbaum, J. C.: Surface temperature measurement with thermocouples, *in* "Temperature; Its Measurement and Control in Science and Industry" (Herzfeld, C. M. Ed.), vol. 3, pp. 3/11, Reinhold Pub. Co., N. Y. (1963)
23) Cooper, K. E. and Kenyon, J. R.: A comparison of temperatures measured in the rectum, oesophagus, and on the surface of the aorta during hypothermia in man, Brit. J. Surg., **44**, pp. 616/619 (1957)
24) Benzinger, T. H.: On physical heat regulation and the sense of temperature in man, Proc. Nat. Acad. Sci., **45**, pp. 645/659 (1959)
25) Benzinger, T. H. and Taylor, G. W.: Cranial measurements of internal temperature in man, *in* "Temperature; Its Measurement and Control in Science and Industry" (Herzfeld, C. M. Ed.), vol.

3, pp. 111/120, Reinhold Pub. Co., N. Y. (1963)
26) Moore, J. W. and Newbower, R. S.: Noncontact tympanic thermometer, Med. & Biol. Eng. & Comput., **16**, pp. 580/584 (1978)
27) Benzinger, M.: Tympanic thermometry in surgery and anesthesia, JAMA, **209**, pp. 1207/1211 (1969)
28) Gibbons, L. V.: Body temperature monitoring in the external auditory meatus, Aerospace Med., **38**, pp. 671/675 (1967)
29) Cooper, K. E., Cranston, W. I. and Snell, E. S.: Temperature in the external auditory meatus as an index of central temperature changes, J. Appl. Physiol., **19**, pp. 1032/1035 (1964)
30) Keatinge, W. R. and Sloan, R. E. G.: Deep body temperature from aural canal with servo-controlled heating to outer ear, J. Appl. Physiol., **38**, pp. 919/921 (1975)
31) 村田程夫：テレメータ方式カプセル，綿貫 喆，内山明彦，池田研二編「生体用テレメータ，電気刺激」, pp. 70/102, コロナ社 (1980)
32) Nagumo, J., Uchiyama, A., Kimoto, S., Watanuki, T., Hori, M., Suma, K., Ouchi, A., Kumano, M. and Watanabe, H.: Echo capsule for medical use (A batteryless endoradiosonde), IRE Trans. Biomed. Electron., **BME-9**, pp. 195/199 (1962)
33) Brooke, O. G., Collins, J. C., Fox, R. H., James, S. and Thornton, C.: Evaluation of a method for measuring urine temperature, J. Physiol., **231**, pp. 91/93 (1973)
34) Fox, R. H., Brooke, O. G., Collins, J. C., Bailey, C. S. and Healey, F. B.: Measurement of deep body temperature from the urine, Clin. Sci. Molecular Med., **48**, pp. 1/7 (1975)
35) Lilly, J. K., Boland, J. P. and Zekan, S.: Urinary bladder temperature monitoring; a new index of body core temperature, Crit. Care Med., **8**, pp. 742/744 (1980)
36) Fox, R. H. and Solman, A. J.: A new technique for monitoring the deep body temperature in man from the intact skin surface, J. Physiol., **212**, pp. 8/10 (1971)
37) Togawa, T.: Body temperature measurement, Clin. Phys. Physiol. Meas., **6**, pp. 83/108 (1985)
38) Fox, R. H., Solman, A. J., Issacs, R., Fry, A. J. and MacDonald, I. C.: A new method for monitoring deep body temperature from the skin surface, Clin. Sci., **44**, pp. 81/86 (1973)
39) Togawa, T., Nemoto, T., Yamazaki, T. and Kobayashi, T.: A modified internal temperature measurement device, Med. & Biol. Eng., **14**, pp. 361/364 (1976)
40) Stoll, A. M. and Hardy, J. D.: Study of thermocouple as skin thermometers, J. Appl. Physiol., **2**, pp. 531/543 (1950)
41) Molnar, G. W. and Rend, R. C.: Studies during open-heart surgery on the special characteristics of rectal temperature, J. Appl. Physiol., **36**, pp. 333/336 (1974)
42) Jirak, Z., Joki, M., Stverak, J., Pechlat, R. and Coufalova, H.: Correction factors in skin temperature measurement, J. Appl. Physiol., **38**, pp. 752/756 (1975)
43) Guadani, D. N., Kreith, F., Smyth, C. J. and Bartholomew, B. A.: Contact probe for skin temperature measurements, J. Phys. E., **5**, pp. 869/876 (1972)
44) Sasaki, N. and Kamada, A.: A recording device for surface temperature measurements, Rev. Sci. Instrum., **23**, pp. 261/263 (1952)
45) 佐々木申二：表面温度測定法；電子管式自動平衡型実践記録装置について，計測，**5**, pp. 400/408 (1955)
46) Dreyfus, M. G.: Spectral variation of blackbody radiation, Appl. Opt., **2**, pp. 1113/1115 (1963)

47) Watmough, D. J. and Oliver, R.: Wavelength dependence of skin emissivity, Phys. Med. Biol., **14**, pp. 201/204 (1969)

48) 柳田博明編:最新検知システム総覧;'センサ' その開発と進歩, pp. 50/63, 技術資料センター (1982)

49) Togawa, T.: Skin emissivity measurement using unsteady state immediately after removed a servo-heat-flow thermometer probe, Proc. 14th Int. Conf. Med. Biol. Eng., Helsinki, pp. 1016/1017 (1985)

50) von Aschoff, J. and Wever, R.: Kern und Schale im Warmehaushalt des Menschen, Naturwissenschaften, **45**, pp. 477/485 (1958)

51) Gibbs, F. A. Jr.: Thermal mapping in experimental cancer treatment with hyperthermia; description and use of a semi-automatic system, Int. J. Radiat. Oncol. Biol. Phys., **9**, pp. 1057/1063 (1983)

52) Bowman, R.: A probe for measuring temperature in radio frequency heated material, IEEE Trans. Microwave Theory & Technol., **MTT-24**, pp. 43/45 (1976)

53) Szwarnowski, S.: A thermometer for measuring temperatures in the presence of electromagnetic fields, Clin. Phys. Physiol. Meas., **4**, pp. 79/84 (1983)

54) Livingston, G. K.: Thermometry and dosimetry of heat with specific reference to the liquid-crystal optical fiber temperature probe, Radiat. Environ. Biophys., **17**, pp. 233/243 (1980)

55) Wickersheim, K. A. and Alves, R. V.: Fluoroptic thermometry; a new RF-immune technology, Prog. Clin. Biol. Res., **107**, pp. 547/554 (1982)

56) Leroy, Y.: Microwave radiometry and thermography; present and prospective, Prog. Clin. Biol. Res., **107**, pp. 485/499 (1982)

57) Edrich, J.: Centimeter- and millimeter-wave thermography; a survey on tumor detection, J. Microwave Power, **14**, pp. 95/104 (1979)

58) Robert, J., Marchal, C., Drocourt, M., Escanye, J. M., Thouvenot, P., Gaulard, M. L. and Tosser, A.: Ultrasound velocimetry for hyperthermia control, Prog. Clin. Biol. Res., **107**, pp. 555/560 (1982)

59) Greenleaf, J. F. and Bahn, R. C.: Clinical imaging with transmissive ultrasonic computerized tomography, IEEE Trans. Biomed. Eng., **BME-28**, pp. 177/185 (1981)

60) Fallone, B. G., Moran, P. R. and Podgorsak, E. B.: Noninvasive thermometry with a clinical X-ray CT scanner, Med. Phys., **9**, pp. 715/721 (1982)

61) Lewa, C. J. and Majewska, Z.: Temperature relationships of proton spin-lattice relaxation time T_1 in biological tissue, Bull. Cancer (Paris), **67**, pp. 525/530 (1980)

62) Parker, D. L.: Application of NMR imaging in hyperthermia; An evaluation of the potential for localized tissue heating and noninvasive temperature monitoring, IEEE Trans. Biomed. Eng., **BME-31**, pp. 161/167 (1984)

63) 岩籠貞夫:HFM 型熱流計の開発, 日化協月報, **28**-11, pp. 1/10 (1975)

64) Hatfield, H. S. and Wilkins, F. J.: A new heat-flow meter, J. Sci. Instrum., **27**, pp. 1/3 (1950)

65) McGinnis, S. M. and Ingram, D. L.: Use of heat-flow meters to estimate rate of heat loss from animals, J. Appl. Physiol., **37**, pp. 443/446 (1974)

66) 田村俊世, 根本 鉄, 戸川達男:局所皮膚熱流測定のための熱流計, 東医歯大医用研報, **15**, pp. 103/108 (1981)

第 6 章

1) 高橋　清，佐々木昭夫編：アドバンストセンサハンドブック，pp. 720/730, 培風館（1994）
2) 開原成允，桜井靖久，石島正之：情報科学概論・医用工学概論，医学書院（1987）
3) 藤嶋　昭，相澤益男，井上　徹：電気化学測定法　上，技報堂出版（1988）
4) 家田正之，髙橋　清，成田賢仁，柳原光太郎編：電気・電子材料ハンドブック，朝倉書店（1987）
5) 金井　寛：生体物性(2)—電気特性，医用電子と生体工学，**13**, pp. 307/315 (1975)
6) Tregear, R. T.: Physical Functions of Skin, Academic Press, London (1966)
7) Shackel, B.: A rubber suction cup surface electrode with high electrical stability, J. Appl. Physiol., **13**, pp. 153/158 (1958)
8) 綾部隆夫：基本心電図，医学書院（1985）
9) 稲垣義明編：循環器疾患の非侵襲的検査，朝倉書店（1982）
10) Miller, H. A. and Harison, D. C. (Eds.): Biomedical Electrode Technology, Academic Press, N. Y. (1974)
11) David, R. M. and Portnoy, W. M.: Insulated electrocardiogram electrodes, Med. & Biol. Eng., **10**, pp. 742/751 (1972)
12) Matsuo, T., Iinuma, K. and Esashi, M.: A barium-titanate-ceramic capacitive-type EEG electrode, IEEE Trans. Biomed. Eng., **BME-20**, pp. 299/300 (1973)
13) de Luca, C. J.: Electromyography, *in* "Encyclopedia of Medical Devices and Instrumentation" (Webster, J. G. Ed.), vol. 3, John Wiley & Sons Inc., N. Y. (1988)
14) Delgado, J. M. R.: Electrodes for extracellular recording and stimulation, *in* "Physical Techniques in Biological Research" (Nastuk, W. L. Ed.), vol. V, part A, pp. 88/143, Academic Press, N. Y. (1964)
15) 星宮　望，髙橋　誠，半田康延，佐藤　元：神経パルス同期形横隔神経電子刺激装置，医用電子と生体工学，**11**, pp. 173/179 (1973)
16) Geddes, L. A.: Electrodes and the Measurements of Bioelectric Events, Wiley-Interscience, London (1972)
17) Cobbold, R. S. C.: Transducers for Biomedical Measurements; Principles and Applications, John Wiley & Sons Inc., N. Y. (1974)
18) Agin, D.: Electrochemical properties of glass microelectrodes, *in* "Glass Microelectrodes" (Lavallee, M., Schanne, O. F. and Hebert, N. C. Eds.), John Wiley & Sons Inc., N. Y. (1969)
19) Sakmann, B. and Neher, E.: Patch clamp techniques for studying ionic channels in excitable membranes, Annual Rev. Physiol., **46**, pp. 455/472 (1984)
20) 大森豊明監修：センサ実用辞典，フジ・テクノシステム（1986）
21) 小谷　誠，内川義則：生体磁気学の進歩，BME, **6**, pp. 2/10 (1992)
22) Webster, J. G. (Ed.): Encyclopedia of Medical Devices and Instrumentation, Vol. 1, John Wiley & Sons Inc., N. Y. (1988)
23) Williamson, S. J. and Kaufman, L.: Biomagnetism, J. Magn. Magn. Mat., **22**, pp. 129/201 (1981)
24) Cohen, D.: Magnetoencephalography; Evidence of magnetic field produced by alpha-rhythm current, Science, **161**, p. 784 (1968)
25) Baule, M. S. and McFee, R.: Detection of the magnetic field of the heart, Am. Heart J., **66**, pp. 95/97 (1963)

26) Cohen, D., Edelsack, E. A. and Zimmerman, J. E. : Magnetocardiograms taken inside a shielded room with a superconducting point-contact magnetometer, Appl. Phys. Lett., **16**, pp. 278/280 (1970)
27) Cohen, D. and Kaufman, L. S. : Magnetic determination of the relationship between the S-T segment shift and the injury current produced by coronary artery occlusion, Circ. Res., **36**, pp. 414/424 (1975)
28) Fujino, K., Sumi, M., Saito, K., Murakami, M., Higuchi, T., Nakaya, Y. and Mori, H. : Magnetocardiograms of patients with left ventricular overloading recorded with a second-derivative SQUID gradiometer, J. Electrocardiol., **17**, pp. 219/278 (1984)
29) 小谷　誠，内川義則，千代谷慶三，斎藤健一：残留磁界測定による肺内蓄積粉じん量の推定，医用電子と生体工学，**19**, pp. 442/445 (1981)
30) Atsumi, K., Kotani, M., Ueno, S., Katila, T. and Williams, S. J. (Eds.) : Biomagnetism '87, Tokyo Denki Univ. Press, Tokyo (1988)

第7章

1) Fishbach, F. T. : A Manual of Laboratory Diagnostic Tests, J. B. Lippincott Co., Phila. (1980)
2) 金井　泉，金井正光：臨床検査法提要，29版，金原出版 (1983)
3) Park, J. B. : Biomaterials―An introduction, pp. 147/162, Plenum Press, N. Y. (1979)
4) Aoki, H., Akao, M., Shin, Y., Tsuji, T. and Togawa, T. : Sintered hydroxyapatite for a percutaneous device and its clinical application, Med. Progr. Technol., **12**, pp. 213/220 (1987)
5) 戸川達男，辻　隆之，青木秀希，秦　美治，請川　洋，東方正章，大内成美：人工臓器制御のためのハイドロキシアパタイトによる経皮端子および磁気結合コイル，人工臓器，**14**, pp. 875/878 (1984)
6) 高橋武彦：電気化学概論，槇書店 (1978)
7) 藤嶋　昭，相澤益男，井上　徹：電気化学測定法　上，下，技報堂出版 (1988)
8) 鈴木周一編：イオン電極と酵素電極，講談社サイエンティフィック (1981)
9) Meyerhoff, M. E. and Fraticelli, Y. M. : Ion-selective electrodes", Anal. Chem., **54**, pp. 27/44 (1982)
10) Arnold, M. A. : Ion-selective electrodes, Anal. Chem., **56**, pp. 20 R/48 R (1984)
11) 清山哲郎，塩川二郎，鈴木周一，苗木和雄：化学センサー，講談社サイエンティフィック (1982)
12) 岡崎　敏：被覆線型イオン電極，千田　貢，相澤益男，小山　昇編「高分子機能電極」, pp. 198/202, 学会出版センター (1983)
13) Bergveld, P. : Development of an ion-sensitive solid state device for neurophysiological measurements, IEEE Trans. Biomed. Eng., **BME-17**, pp. 70/71 (1970)
14) Esashi, M. and Matsuo, T. : Integrated micro multi ion sensor using field effect semiconductor, IEEE Trans. Biomed. Eng., **BME-25**, pp. 184/192 (1978)
15) 中嶋秀樹，江刺正喜，松尾正之：参照電極を複合化したpH用ISFETの試作，医用電子と生体工学，**20**-特別号, p. 309 (1982)
16) Tahara, S., Yoshii, M. and Oka, S. : Electrochemical reference electrode for the ion-selective field effect transistor, Chem. Letters, pp. 307/310 (1982)
17) Shimada, K., Yano, M., Shibatani, K., Komoto, Y., Esashi, M. and Matsuo, T. : Application of catheter-tip i.s.f.e.t. for continuous in vivo measurement, Med. & Biol. Eng. & Comput., **18**,

pp. 741/745 (1980)
18) Cobbold, R. S. C.: Transducers for Biomedical Measurements; Principles and Applications, John Wiley & Sons Inc., N. Y. (1974)
19) Clark, L. C.: Monitor and control of blood and tissue oxygen tensions, Trans. Am. Soc. Artif. Internal Organs, **2**, pp. 41/46 (1956)
20) Mackereth, F. J. H.: An improved galvanic cell for determination of oxygen concentrations in fluids, J. Sci. Instrum., **41**, pp. 38/41 (1964)
21) Updike, S. J. and Hicks, G. P.: The enzyme electrode, Nature, **214**, pp. 986/988 (1967)
22) Guilbault, G. G. and Lubrano, G. J.: Enzyme electrode for glucose, Anal. Chim. Acta, **60**, pp. 254/256 (1972)
23) Guilbault, G. G. and Lubrano, G. J.: An enzyme electrode for the amperometric determination of glucose, Anal. Chim. Acta, **64**, pp. 439/455 (1973)
24) Weissbart, J. and Ruka, R.: Oxygen gauge, Rev. Sci. Instrum., **32**, pp. 593/595 (1961)
25) Elliott, S. E., Segger, F. J. and Osborn, J. J.: A modified oxygen gauge for the rapid measurement of P_{O_2} in respiratory gases, J. Appl. Physiol., **21**, pp. 1672/1674 (1966)
26) Anderson, R. R. and Parish, J. A.: The optics of human skin, J. Invest. Dermatol., **77**, pp. 13/19 (1981)
27) 小島次雄,大井尚文,森下富士夫:ガスクロマトグラフ法,共立出版 (1985)
28) 日本分析化学会関東支部編:高速液体クロマトグラフィーハンドブック,丸善 (1985)
29) 松田 久編:マススペクトロメトリー,朝倉書店 (1983)
30) Conway, M., Durbin, G. M., Ingram, D., MacIntosh, N., Parker, D., Reynolds, E. O. R. and Souter, L.: Continuous monitoring of arterial oxygen tension using a cather-tip polarographic electrode in infants, Pediatrics, **57**, pp. 244/250 (1976)
31) Goddard, P., Keith, I., Marcovitch, H., Robertson, M. R. C., Rolfe, P. and Scopes, J. W.: Use of continuous recording intravascular oxygen electrode in the newborn, Arch. Dis. Child., **49**, pp. 853/860 (1974)
32) Peterson, J. I., Fitzgerald, R. V. and Buckhold, D. K.: Fiberoptic probe for *in vivo* measurement of oxygen partial pressure, Anal. Chem., **56**, pp. 62/67 (1984)
33) Pinard, E., Seylaz, J. and Mamo, H.: Quantitative continuous measurement of pO_2 and pCO_2 in artery and vein, Med. & Biol. Eng. & Comput., **16**, pp. 59/64 (1978)
34) Kimmich, H. P. and Kreuzer, F.: Catheter pO_2 electrode with low flow dependence and fast response, Prog. Resp. Res., **3**, pp. 100/110 (1969)
35) Huxtable, R. F. and Fatt, I.: A flexible catheter-type oxygen sensor, J. Appl. Physiol., **37**, pp. 435/438 (1974)
36) Jansen, T. C., Lafeber, H. N., Visser, H. K. A., Kwant, G., Oeseburg, B. and Zijlstra, W. G.: Construction and performance of a new catheter-tip oxygen electrode, Med. & Biol. Eng. & Comput., **16**, pp. 274/277 (1978)
37) Harris, T. R. and Nugent, M.: Continuous arterial oxygen tension monitoring in the newborn infant, J. Pediatr., **82**, pp. 929/939 (1973)
38) Lumsden, T., Marshall, W. R., Divers, G. A. and Riccitelli, S. D.: The PB3300 intraarterial blood gas monitoring system, J. Clin. Monit., **10**, pp. 59/66 (1994)
39) Lundsgaard, J. S., Jensen, B. and Gronlund, J.: Fast-responding flow-independent blood gas

catheter for oxygen measurement, J. Appl. Physiol. Resp. Environ. Exer. Physiol., **48**, pp. 376/381 (1980)

40) Baker, M. A. : A galvanic cell suitable for monitoring cortical oxygen in man, Med. & Biol. Eng., **13**, pp. 443/449 (1975)

41) Towell, M. E., Lysak, I., Layne, C. and Bessman, S. P. : Tissue oxygen tension in rabbits measured with a galvanic electrode, J. Appl. Physiol., **41**, pp. 245/250 (1976)

42) Coon, R. L., Lai, N. C. J. and Kampine, J. P. : Evaluation of a dual-function pH and P_{CO_2} *in vivo* sensor, J. Appl. Physiol., **40**, pp. 625/629 (1976)

43) Staehelin, H. B., Carlsen, E. N., Hinshaw, D. B. and Smith, L. L. : Continuous blood pH monitoring using an indwelling catheter, Am. J. Surg., **116**, pp. 280/285 (1968)

44) Sonnenschein, R. R., Walker, R. M. and Stein, S. N. : A micro glass electrode for continuous recording of brain pH in situ, Rev. Sci. Instrum., **24**, pp. 702/704 (1953)

45) Khuri, R. N. : pH glass micro-electrode for *in vivo* application, Rev. Sci. Instrum., **39**, pp. 730/732 (1968)

46) Hochberg, H. M. : Current clinical experience with continuous tissue pH monitoring, J. Clin. Eng., **6**, pp. 17/34 (1981)

47) LeBlanc, O. H., Brown, J. F., Klebe, J. F., Niedrach, L. W., Slusarczuk, G. M. J. and Stoddard, W. H. : Polymer membrane sensors for continuous intravascular monitoring of blood pH, J. Appl. Physiol., **40**, pp. 644/647 (1976)

48) Peterson, J. I., Goldstein, S. R. and Fitzgerald, R. V. : Fiber optic pH probe for physiological use, Anal. Chem., **52**, pp. 864/869 (1980)

49) Bessman, S. P. and Schultz, R. D. : Prototype glucose sensor for the artificial pancreas, Trans. Am. Soc. Artif. Internal Organs, **19**, pp. 361/364 (1973)

50) Koyama, M. and Sato, Y. : Improved enzyme sensor for glucose with an ultrafiltration membrane and immobilized glucose oxidase, Anal. Chim. Acta, **116**, pp. 307/314 (1980)

51) Shichiri, M., Kawamori, R., Yamasaki, Y., Hakui, N. and Abe, H. : Wearable artificial endocrine pancreas with needle-type glucose sensor, Lancet, Nov. 20, pp. 1129/1131 (1982)

52) Clark, L. C. and Duggan, C. A. : Implanted electroenzymatic glucose sensor, Diabetes Care, **5**, pp. 174/180 (1982)

53) 小郷克幸, 樋口 衛, 萩原文二：血管内留置用グルコース電極の開発, 医用電子と生体工学, **19**-特別号, p. 482 (1981)

54) 伯井信美：微小針型ブドウ糖センサを組み込んだ携帯型人工膵島による糖尿病患者の血糖制御, 糖尿病, **28**, pp. 613/620 (1985)

55) Nilsson, H., Akerlund, A. and Mosbach, K. : Determination of glucose, urea and penicillin using enzyme-pH electrodes, Biophys. Acta, **320**, pp. 529/534 (1973)

56) 木村 純, 川名美江, 栗山敏秀：サファイヤ基板を用いたバイオセンサのワンチップ化, 電子材料, 1984年12月号, pp. 60/64 (1984)

57) Wingard, J. B., Schiller, J. G., Wolfson, S. K., Liu, C. C., Drash, A. L. and Yao, S. J. : Immobilized enzyme electrodes for the potentiometric measurement of glucose concentration ; immobilization technique and materials, J. Biomed. Mater. Res., **13**, pp. 921/935 (1979)

58) Schultz, J. S., Mansouri, S. and Goldstein, I. J. : Affinity sensor ; a new technique for developing implantable sensors for glucose and other metabolites, Diabetes Care, **5**, pp. 245/253 (1982)

59) Mansouri, S. and Schultz, J. S. : A miniature optical glucose sensor based on affinity binding, Bio/Technology, **2**, pp. 885/890 (1984)
60) Osswald, H. F., Asper, R., Dimai, W. and Simon, W. : On-line continuous potentiometric measurement of potassium concentration in whole blood during open-heart surgery, Clin. Chem., **25**, pp. 39/43 (1979)
61) Clark, L. C. and Lyons, C. : Electrode systems for continuous monitoring in cardiovascular surgery, Ann. N. Y. Acad. Sci., **102**, pp. 29/45 (1962)
62) 権田金治，村瀬則郎，斉藤　剛，畠山省四郎，市野　学，福井康裕，土肥健純，稲生綱政，杉本久之：生体臓器の人工制御システムの開発—多項目血液自動連続モニタリング装置，人工臓器，**10**, pp. 1083/1086 (1981)
63) Sibbald, A., Covington, A. K. and Carter, R. F. : An on-line patient-monitoring system for the simultaneous analysis of blood K^+, Ca^{2+}, Na^+ and pH using a quadruple-function chemFET integrated-circuit sensor, Med. & Biol. Eng. & Comput., **23**, pp. 329/338 (1985)
64) Layne, E. C., Schultz, R. D., Thomas, L. J., Salma, G., Sayler, D. F. and Bessman, S. P. : Continuous extracorporeal monitoring of animal blood using the glucose electrode, Diabetes, **25**, pp. 81/89 (1976)
65) Fogt, E. J., Dobb, L. M., Jenning, E. M. and Clemens, A. H. : Development and evaluation of a glucose analyzer for a glucose controlled insulin infusion system (Biostator®), Clin. Chem., **24**, pp. 1366/1378 (1978)
66) Arai, T., Tomita, Y., Kikuchi, M. and Negishi, N. : Transcutaneous detection for blood glucose change by measurement of effusion fluid using suction ATR method, Digest 14th Int. Conf. Med. Biol. Eng., Espo, pp. 303/304 (1985)
67) Kayashima, S., Arai, T., Kikuchi, M., Sato, N., Nagata, N., Takatani, O., Ito, N., Kimura, J., Kuriyama, T. and Kaneyoshi, A. : New non-invasive transcutaneous approach to blood glucose monitoring ; successful glucose monitoring on human 75 g OGTT with novel sampling chamber, IEEE Trans. Biomed. Eng., **BME-38**, pp. 752/757 (1991)
68) 田村俊世，辻　隆之，戸川達男：体外循環中の血液ガス，pH の連続計測の基礎的研究，東医歯大医用研報，**16**, pp. 93/98 (1982)
69) 草野　元，辻　隆之，五藤宏史，土屋喜一，戸川達男：ISFET を用いた補償法による血液 pH の連続測定，医用電子と生体工学，**23**-特別号，p. 375 (1985)
70) Scheuplein, R. J. and Blank, I. H. : Permeability of the skin, Physiol. Rev., **51**, pp. 702/747 (1971)
71) Hansen, T. N., Sonoda, Y. and McIlroy, M. B. : Transfer of oxygen, and carbon dioxide through normal adult human skin, J. Appl. Physiol. Respirat. Environ. Exercise Physiol., **49**, pp. 438/443 (1980)
72) Baumberger, J. P. and Goodfriend, R. B. : Determination of arterial oxygen tension in man by equilibration through intact skin, Fed. Proc., **10**, pp. 10/11 (1951)
73) Klocke, R. A., Gurtner, G. H. and Farhi, L. E. : Gas transfer across the skin in man, J. Appl. Physiol., **18**, pp. 311/316 (1963)
74) Huch, R., Huch, A. and Rolfe, P. : Transcutaneous measurement of P_{O_2} using electrochemical analysis, *in* "Non-invasive Physiological Measurements" (Rolfe, P. Ed.), pp. 313/331, Academic Press, London (1979)
75) Hill, D. W. and Dolan, A. M. : Intensive Care Instrumentation, 2nd ed., Academic Press, London

(1982)

76) Hebrank, D. R. : Noninvasive transcutaneous oxygen monitoring, J. Clin. Eng., **6**, pp. 41/47 (1981)
77) Mentelos, R. A. and Tremper, K. K. : Transcutaneous carbon dioxide electrode design ; heated and nonheated electrodes, J. Clin. Eng., **6**, pp. 137/141 (1981)
78) Severinghaus, J. W., Stafford, M. and Bradley, A. F. : tcP_{CO_2} electrode design, calibration and temperature gradient problems, Acta Anaesth. Scand., Suppl., **68**, pp. 118/122 (1978)
79) Parker, D. and Delpy, D. T. : Blood gas analysis by invasive and non-invasive techniques, *in* "Measurement in Clinical Respiratory Physiology" (Laszlo, G. and Sudlow, M. F. Eds.), pp. 75/111, Academic Press, London (1983)
80) Severinghaus, J. W. : A combined transcutaneous P_{O_2}–P_{CO_2} electrode with electrochemical HCO_3^- stabilization, J. Appl. Physiol. Respirat. Environ. Exercise Physiol., **51**, pp. 1027/1032 (1981)
81) Delpy, D. T. and Parker, D. : The application of mass spectrometry to transcutaneous blood gas analysis, *in* "Non-invasive Physiological Measurements" (Rolfe, P. Ed.), pp. 333/344, Academic Press, London (1979)
82) Wood, E. H. and Geraci, J. E. : Photoelectric determination of arterial oxygen saturation in man, J. Lab. Clin. Med., **34**, pp. 387/401 (1949)
83) Laing, R. A., Danish, L. A. and Young, L. R. : The choroidal eye oximeter ; an instrument for measuring oxygen saturation of choroidal blood *in vivo*, IEEE Trans. Biomed. Eng., **BME-22**, pp. 183/195 (1975)
84) 青柳卓雄，岸　道男，山口一夫，渡辺真一：イヤーピース・オキシメータの改良，医用電子と生体工学，**12**-Suppl., pp. 90/91 (1974)
85) Yoshiya, I., Shimada, Y. and Tanaka, K. : Spectrophotometric monitoring of arterial oxygen saturation in the fingertip, Med. & Biol. Eng. & Comput., **18**, pp. 27/32 (1980)
86) Hazeki, O. and Tamura, M. : Quantitative analysis of hemoglobin oxygenation state of rat brain in situ by near-infrared spectrophotometry, J. Appl. Physiol., **64**, pp. 796/802 (1988)
87) Severinghaus, J. W. and Koh, S. O. : Effect of anemia on pulse oximeter accuracy at low saturation, J. Clin. Monit., **6**, pp. 85/88 (1990)
88) Vegfors, M., Lindberg, L. G., Oberg, P. A. and Lennmarken, C. : Accuracy of pulse oximetry at various haematocrits and during haemolysis in an *in vitro* model, Med. & Biol. Eng. & Comput., **31**, pp. 135/141 (1993)
89) Scheller, J. and Loeb, R. : Respiratory artifact during pulse oximetry in critically ill patients, Anaesthesiol., **69**, pp. 602/603 (1988)
90) Kelleher, J. F. : Pulse oximetry, J. Clin. Monit., **5**, pp. 37/62 (1989)
91) Jobsio, F. : Non-invasive infrared monitoring of cerebral and myocardial oxygen sufficiency and circulatory parameters, Science, **198**, pp. 1264/1267 (1977)
92) Wyatt, J. S., Cope, M., Delpy, D. T., Wray, S. and Reynolds, E. O. R. : Quantification of cerebral oxygenation and hemodynamics in sick newborn infants by near infrared spectrophotometry, Lancet, Nov. 8, pp. 1063/1066 (1986)
93) Reynolds, E. O. R., Wyatt, J. S., Azzopardi, D., Delpy, D. T., Cady, E. B., Cope, M. and Wray, S. : New noninvasive methods for assessing brain oxygenation and hemodynamics, Brit. Med. Bull., **44**, pp. 1052/1075 (1988)
94) 田村　守：続・光を使った生体計測—光CTへの道，O plus E, No. 132, pp. 133/137 (1990)

95) Scholander, P. F.: Analyzer for accurate estimation of respiratory gases in one-half cubic centimeter samples, J. Biol. Chem., **167**, pp. 235/250 (1947)

96) Severinghaus, J. W.: High-temperature operation of oxygen electrode giving fast response for respiratory gas sampling, Clin. Chem., **9**, pp. 727/733 (1963)

97) Thring, M. W.: British instrument industries exhibition-London 1951, J. Sci. Instrum., **28**, pp. 293/300 (1951)

98) Ellis, F. R. and Nunn, J. F.: The measurement of gaseous oxygen tension utilizing paramagnetism; An evaluation of the Servomex OA 150 Analyzer, Brit. J. Anaesth., **40**, pp. 569/578 (1968)

99) Collier, C. R.: Continuous rapid infrared CO_2 analysis, J. Lab. Clin. Med., **45**, pp. 526/539 (1955)

100) Olsson, S. G., Fletcher, R., Jonson, B., Nordstrom, L. and Prakash, O.: Clinical studies of gas exchange during ventilatory support, Brit. J. Anaesth., **52**, pp. 491/499 (1980)

101) Lilly, J. C.: Mixing of gases within respiratory system with a new type nitrogen meter, Am. J. Physiol., **161**, pp. 342/351 (1950)

102) Hamilton, L. H., Christman, N. T. and Rickaby, D. A.: Acoustic helium analyzer for closing volume measurement, J. Appl. Physiol. Respirat. Environ. Exercise Physiol., **43**, pp. 911/915 (1977)

103) Scheid, P.: Respiratory mass spectrometry, *in* "Measurement in Clinical Respiratory Physiology" (Laszlo, G. and Sudlow, M. F. Eds.), pp. 131/166, Academic Press, London (1983)

104) Webb, P. and Troutman, J.: An instrument for continuous measurement of oxygen consumption, J. Appl. Physiol., **28**, pp. 867/871 (1970)

105) Ballal, M. A. and Macdonald, I. A.: An evaluation of the Oxylog as a portable device with which to measure oxygen consumption, Clin. Phys. Physiol. Meas., **3**, pp. 57/65 (1982)

106) Tamura, T., Nemoto, T., Nakajima, K. and Togawa, T.: Portable device for monitoring oxygen uptake, Med. & Biol. Eng. & Comput., **24**, pp. 186/192 (1986)

107) Tamura, T., Sato, K. and Togawa, T.: Ambulatory oxygen uptake measurement system, IEEE Trans. Biomed. Eng., **BME-39**, pp. 1274/1282 (1992)

索　引

【あ】

アーチファクト	8
圧平法	52
圧　力	17
アノード	168
アボガドロ数	180
洗い出し曲線	96

【い】

イオン化傾向	168
イオンセンサ	184
イオン選択性電界効果トランジスタ	186
イオン電極	184
イオン導電体	167
息こらえ法	86
1次遅れ系	12
1次式校正	11
1次微分形グラディオメータ	177
イヤオキシメータ	207
イヤオキシメトリ	207
イヤピース	82
インダクタンスプレチスモグラフィ	108
インピーダンス	163
インピーダンスニューモグラフィ	109

【う】

ウィック	37
植込形圧センサ	33
右心室内圧	18
渦形気流量計	106
渦歳差形気流量計	106

【え】

エイリアシング	77
腋窩温	147
液間電位差	170
液体封入プレチスモグラフィ	93
1/f 雑音	7
1/f ゆらぎ	7
塩　橋	170
遠距離音場	69
エンドラジオゾンデ	150

【お】

遅れ時間	13
折返し現象	77
音　場	69

【か】

外来雑音	8
ガウスの誤差曲線	9
ガウスの誤差法則	9
可逆電極	167
拡散限界電流	187
核心温	140
確度指数	9
過酸化水素センサ	189
過失誤差	8
ガスセンサ	185
過制振	13
加速度センサ	124, 126
カソード	168
可聴音	68
カテーテル	20
カテーテル先端形圧センサ	28
過渡応答	12
カフ	40
カフ圧迫法	39
カフ振動法	40
ガラス微小電極	174
ガラスマイクロピペット	174
カラードプラ法	77
ガルバニックセル酸素センサ	188
カルマン渦形気流量計	106
カルマン渦流量計	90
眼　圧	18
還元電位	171
還元反応	167
関節角度計	116
間接的 Fick 法	86
乾燥電極	172
感　度	10
管法則	45

【き】

基準電極	169
起電力	163
気道内圧	18
基本単位	1
基本量	1
キャビテーション	69
キュベットデンシトメータ	82
胸腔内圧	18
距離分解能	75
気流量計	103
銀-塩化銀電極	169
近距離音場	69
金属微小電極	174
金属ひずみゲージ	23

【く】

空気封入プレチスモグラフ	92
偶然誤差	9
空洞現象	69
組立単位	2
クラーク電極	188
クリアランス法	96
グルコースセンサ	189
クロマトグラフ	193
クロマトグラフィ	193

【け】

計　測	1
計測システム	1
計測精度	9
計測対象	1
計測範囲	11
系統誤差	8
ゲージ圧	17
ゲージ率	23
血液酸素飽和度	206
原　器	3
減衰係数	13

【こ】

膠質浸透圧	39
校　正	10
酵素電極	189
光電式 PL	93
光電式プレチスモグラフィ	92
口内温	147
光量子形センサ	155
固体電解質酸素電極	191
鼓膜温	148

固有音響インピーダンス	69	ショランダー微量ガス分析器	210	相対誤差	8
固有角振動数	13	心音マイクロホン	137	層流	58
コロトコフ音	40	信号	5	測温抵抗体	145
混合静脈血	85	信号対雑音比	7	足底圧分布	135
混合導電体	167	心磁図	178	測定量	1
【さ】		侵襲的計測法	16	足底力分布	134
		振戦	111, 136	組織酸素濃度	209
差圧形気流量計	103	塵肺	178	ソノグラム	75
差圧センサ	30	振幅	5	ソノマイクロメータ	113
再現性	11	【す】		粗密波	68
再呼吸法	86			【た】	
最大静脈帰還流量	91	水晶振動子温度センサ	146		
左心室内圧	18	水素クリアランス法	98	ダイアフラム形圧センサ	22
雑音	5	水頭圧	20	ダイオード温度センサ	146
差動トランス	113	頭蓋内圧	18	体温	140
サーミスタ	143	ステップ応答	12	対極	170
サーモグラフィ	141, 157	ストレンゲージ形 PL	93	ダイナミックレンジ	11
作用電極	170	ストレンゲージ形プレチスモ		体表圧	56
酸化還元電位	167	グラフィ	92	立上り時間	13
酸化還元反応	167	ストローハル数	90	単位系	2
酸化電位	171	スノーケル	33	単一注入法	81
酸化反応	167	スパイログラム	107	単極誘導	166
参照電極	169	スパイロメータ	107	炭酸ガス排泄量計測	212
酸素摂取量計測	212	スパイロメトリ	106	断面2次モーメント	127
【し】		ずれ応力	58	【ち】	
磁気酸素計	210	【せ】		中枢温	141
磁気シールドルーム	177	静圧	22	超音波	68
磁気スケール	113	正確度	10	超音波形気流量計	105
色素希釈法	82	正規確率密度分布	9	超音波血流計	68
子宮内圧	18	静止電位	171	超音波振動子	71
指向性伝播	69	整定時間	13	超音波法	40
指示薬希釈法	81	制動係数	26	聴診間隙	44
持続注入法	81	静特性	10	聴診法	40
磁束密度	163	精密度	10	超伝導現象	175
質量分析計	193	赤外放射温度計	154	超伝導電流	176
遮蔽電流	176	セグメンタル PL	93	直線性	11
周波数応答	13, 14	セグメンタルプレチスモグラフィ		直腸温	147
周波数伝達関数	15		92	【て】	
周波数特性	15	絶縁電極	173		
重量式プレチスモグラフィ	92	絶対圧	17	定義定点	3
受動的計測	5	絶対誤差	8	抵抗形温度センサ	145
消化管内圧	18	ゼーベック効果	144	テレメータカプセル	35
照合電極	169	ゼロ交差数	75	テレメータ式圧センサ	34
焦電形赤外線センサ	122	線形システム	12	電位	163
焦電効果	122	線形性	11	転移温度	175
静脈圧	18	センサ	5	電位クランプ法	94
静脈圧迫法	91	せん断応力	58	電位差	163
触診法	40	【そ】		電荷移動反応	168
食道温	148			電気化学序列	168
ジョセフソン効果	175	総圧	21	電気化学的センサ	183
ジョセフソン接合	176	双極誘導	166	電気機械結合係数	71

電気的インピーダンス法	92,94	【の】		【ふ】	
電気二重層	167	脳磁図	178	フォースプラットフォーム	131
電気容量式プレチスモグラフィ	92	能動的計測	4	フォースプレート	131
電極インピーダンス	170	【は】		不可逆電極	167
電極感応物質	189			不関電極	166
電極電位	183	肺磁図	178	不足制振	13
電極ペースト	167	肺動脈圧	18	不分極電極	167
電磁血流計	61,62	肺動脈楔入圧	18	フラッシュ法	40
電磁血流計プローブ	64	ハイパサーミア	142	ブリスル流量計	89
電子導電体	167	肺プレチスモグラフィ	107	フリッカ雑音	7
電磁波	68	バイモルフ	125	プレチスモグラフ	90
電流	163	パスカル	17	プレチスモグラフィ	90
【と】		白金黒電極	170	プレチスモグラム	90
		パッチクランプ法	175	フロースルー形セル	200
動圧	22	針筋電図	173	分解能	11
等吸収点	82	針電極	173	分極	167
動誤差	8	パルスオキシメトリ	208	分極現象	167
等尺性収縮	127	パルスドプラ法	75	分極電圧	167
同心針電極	173	パワー	5	分光放射率	155
等張性収縮	130	パワースペクトル	6	粉塵	178
動特性	10	パワー密度	7	【へ】	
動脈圧	18	反射率	155		
トノメータ法	40,49	半電池	167	平均皮膚温	141
ドプラ効果	68,70	半導体温度センサ	146	並列導体モデル	94
ドーム	23	半導体ひずみゲージ	23	ペルチエ効果	144
トムソン効果	144	【ひ】		変圧器成分	64
トランジスタ温度センサ	146			【ほ】	
トランスデューサ	5	光ファイバ形カテーテル先端圧センサ	29		
【に】		光ポテンショメータ	113	膀胱温	150
		鼻腔温	149	膀胱内圧	18
2次遅れ系	12	微小血管内圧	18	放射率	154
2次微分形グラディオメータ	178	微小電極	174	飽和カロメル電極	169
ニュートンの粘性法則	58	非侵襲的計測法	16	ポジスタ	143
ニュートンの摩擦法則	58	ヒステリシス	11	ホットフィルム流速計	79
ニューモタコグラフ	103	ヒステリシス誤差	11	ボディプレチスモグラフィ	108
尿温	150	ひずみゲージ	23	ポテンショメータ	112
尿道内圧	18	微生物電極	189	ホトエンコーダ	113
【ね】		非接触形眼圧計	54	ボード線図	15
		非線形システム	12	ポーラログラフィ	187
熱移動形気流量計	106	非線形性	11	ポーラログラフ電極	187
熱形センサ	155	非直線性	11	ポーラログラム	187
熱希釈法	84	皮膚インピーダンス	171	ホール効果	123
熱雑音	7	皮膚温	141	【ま】	
熱線形気流量計	105	被膜線形イオン電極	186		
熱線流速計	79	標準器	3	マイクロダイアリシス	203
熱電対	144	標準水素電極	169	マイクロホン	137
熱放散形血流速計	78	標本化定理	76	マイスナー効果	176
熱放射	154	表面筋電図	173	マグネトメータ	122,177
熱流計	161	比例式校正	11	曲げ剛性	127
熱流補償法	151				
粘性係数	58				
粘度	58				

索　引

【む】
無侵襲的計測法	16

【ゆ】
誘導単位	2
誘発磁界	178
床反力計	131
行過ぎ量	13

【よ】
容積振動法	40
容積変位形プレチスモグラフィ	92
容積補償法	40

翼車形気流量計	103

【ら】
ラジオカプセル	150
ラジオピル	35, 150
ランバート-ベールの法則	83
乱流	58

【り】
リアクタンス	163
流動電位	31
量子化誤差	8
両端基準校正	11
臨界制振	13

【れ】
レイノルズ数	58
レイリー散乱	73
レーザドプラ血流速計	80
レーザドプラ組織血流量計	101
連続波ドプラ法	74

【ろ】
ロータメータ流量計	89

【わ】
ワイヤ電極	173
ワイヤレスピル	35

【A】
absolute error	8
absolute pressure	17
accuracy	10
acoustic characteristic impedance	69
active measurement	5
aliasing	77
amplitude	5
applanation tonometry	52
artefact	8
arterial tonometry	40
ATPS	59
auscultatory method	40

【B】
Benedict-Roth 形スパイロメータ	107
bimorph	125
bipolar lead	166
Bode diagram	15
body temperature	140
BTPS	58

【C】
calibration	10
cgs 単位系	2
clearance curve	96
clearance technique	96
continuous wave Doppler method	74
coplanar measurement	52
core temperature	140
critical damped	13
CTR	143
cuff-oscillometric method	40
CWE	186

【D】
dc-SQUID	176
delay time	13
directional transmission	69
dome	23
Doppler effect	70
dry electrode	173
dynamic characteristics	10
dynamic error	8

【E】
ear oximetry	207
electrical impedance plethysmography	94
electromagnetic blood flowmeter	62
emissivity	154
evoked magnetic field	178

【F】
Fick 法	85
first-order system	12
flash method	40
flexural rigidity	127
FLL 法	176
force plate	131
force platform	131
frequency characteristics	15
frequency response	14
frequency transfer function	15

【G】
gauge pressure	17
global positioning system	121
Goldmann 圧平眼圧計	53
goniometer	116
GPS	121

【H】
hysteresis error	11

【I】
impedance	163
impedance cardiography	95
impedance pneumography	109
indicator dilution method	81
indifferent electrode	166
indirect Fick method	86
interference	8
invasive measurement	16
ISFFT	186
isosbestic point	82

【K】
Kety-Schmidt 法	97
Korotkoff sounds	40

【L】
Lambert-Beer の法則	83
laminar flow	58
laser Doppler flowmeter	101
laser Doppler velocimeter	80
linearity	11
linear system	12
liquid junction potential	170

【M】
Mackay-Marg 眼圧計	53
magnetometer	122

mean skin temperature	141	
measurement	1	
measurement range	11	
measure of precision	9	
microdialysis	203	
microelectrode	174	
mistake error	8	
MKS 単位系	2	
MKSA 単位系	2	
moment of inertia of area	127	

【N】

needle electrode	173
Nernst の式	168
Newton's law of friction	58
Newton's law of viscosity	58
NHE	169
noise	5
non-invasive measurement	16
nonlinearity	11
nonlinear system	12
NTC	143

【O】

over damped	13
overshoot	13

【P】

palpatory method	40
parallel conductor model	94
passive measurement	5
patch-clamp method	175
peak-to-peak 値	6
Peltier effect	144
pH センサ	196
pH 電極	196
piroelectric effect	122
plethysmogram	90
plethysmograph	90
plethysmography	90
pneumoconiosis	178
pneumotachograph	103
power	5
power spectrum	6
precision	10
pressure	17
PTC	143
pulmonary capillary wedge pressure	18
pulse oximetry	208

【Q】

quantization error	8

【R】

random error	9
Rayleigh scattering	73
redox potential	167
reference electrode	169
relative error	8
reproducibility	11
resistance bulb	145
resolution	11
Reynolds number	58
rf-SQUID	176
RI クリアランス法	98
RI 法	86
rising time	13

【S】

salt bridge	170
sampling theorem	76
SCE	169
second-order system	12
segmental plethysmography	93
sensitivity	10
sensor	5
settling time	13
SI 単位系	2
signal	5
SN 比	7
snorkel	33
spectral emissivity	155
spirogram	107
spirometer	107
spirometry	106
SQUID 磁束計	175
static characteristics	10
step response	12
STPD	58
straight transmission	69
strain-gauge plethysmography	93
Strouhal number	90
Swan-Ganz カテーテル	21
systematic error	8

【T】

thermal noise	7
thermal radiation	154
thermistor	143
thermocouple	144
thermodilution method	84
thermography	157
Thomson effect	144
transducer	5
transient response	12
tremor	136
tube law	45
turbulant flow	58

【U】

ultrasonic blood flowmeter	68
ultrasound	68
ultrasound kinetoarteriography	40
under damped	13
unipolar lead	166

【V】

venous occlusive method	91
volume-compensation method	40
volume-oscillometric method	40

【W】

water-filled plethysmography	93
wick	37
wire electrode	173
Wright Respirometer	103

【Z】

Zeebeck effect	144
zero-cross count	75

―― 著者略歴 ――

山越　憲一（やまこし　けんいち）
- 1970年　早稲田大学理工学部機械工学科卒業
- 1972年　早稲田大学大学院理工学研究科修士課程修了（機械工学専攻）
- 1979年　医学博士（東京医科歯科大学）
- 1980年　北海道大学助教授
- 1982年　工学博士（早稲田大学）
- 1994年　金沢大学教授
- 2013年　金沢大学名誉教授
- 2013年　昭和大学医学部客員教授
- 　　　　現在に至る

戸川　達男（とがわ　たつお）
- 1960年　早稲田大学理工学部応用物理学科卒業
- 1965年　東京大学大学院数物系研究科博士課程修了（応用物理学専攻），工学博士
- 1965年　東京大学助手
- 1968年　東京医科歯科大学助教授
- 1972年　東京医科歯科大学教授
- 2003年　早稲田大学教授
- 2008年　早稲田大学人間総合研究センター客員研究員
- 　　　　現在に至る

生体用センサと計測装置
Biomedical Sensors and Instruments　　　Ⓒ 公益社団法人 日本生体医工学会　2000

2000年 9 月25日　初版第 1 刷発行
2020年10月10日　初版第 8 刷発行

検印省略

編　者	公益社団法人 日本生体医工学会
発行者	株式会社　コロナ社 代表者　牛来真也
印刷所	新日本印刷株式会社
製本所	有限会社　愛千製本所

112-0011　東京都文京区千石 4-46-10
発行所　株式会社　コロナ社
CORONA PUBLISHING CO., LTD.
Tokyo Japan
振替00140-8-14844・電話(03)3941-3131(代)
ホームページ　https://www.coronasha.co.jp

ISBN 978-4-339-07131-3　C3347　Printed in Japan　　　（江口）

本書のコピー，スキャン，デジタル化等の無断複製・転載は著作権法上での例外を除き禁じられています。購入者以外の第三者による本書の電子データ化及び電子書籍化は，いかなる場合も認めていません。
落丁・乱丁はお取替えいたします。

ME教科書シリーズ

（各巻B5判，欠番は品切または未発行です）

■日本生体医工学会編
■編纂委員長　佐藤俊輔
■編纂委員　稲田　紘・金井　寛・神谷　瞭・北畠　顕・楠岡英雄
　　　　　　戸川達男・鳥脇純一郎・野瀬善明・半田康延

	配本順			頁	本体
A-1	（2回）	生体用センサと計測装置	山越・戸川共著	256	4000円
B-2	（4回）	呼吸と代謝	小野功一著	134	2300円
B-3	（10回）	冠循環のバイオメカニクス	梶谷文彦編著	222	3600円
B-4	（11回）	身体運動のバイオメカニクス	石田・廣川・宮崎 阿江・林　共著	218	3400円
B-5	（12回）	心不全のバイオメカニクス	北畠・堀編著	184	2900円
B-6	（13回）	生体細胞・組織のリモデリングの バイオメカニクス	林・安達・宮崎共著	210	3500円
B-7	（14回）	血液のレオロジーと血流	菅原・前田共著	150	2500円
B-8	（20回）	循環系のバイオメカニクス	神谷　瞭編著	204	3500円
C-3	（18回）	生体リズムとゆらぎ ―モデルが明らかにするもの―	中尾・山本共著	180	3000円
D-1	（6回）	核医学イメージング	楠岡・西村監修 藤林・田口・天野共著	182	2800円
D-2	（8回）	X線イメージング	飯沼・舘野編著	244	3800円
D-3	（9回）	超音波	千原國宏著	174	2700円
D-4	（19回）	画像情報処理（Ⅰ） ―解析・認識編―	鳥脇純一郎編著 長谷川・清水・平野共著	150	2600円
D-5	（22回）	画像情報処理（Ⅱ） ―表示・グラフィックス編―	鳥脇純一郎編著 平野・森共著	160	3000円
E-1	（1回）	バイオマテリアル	中林・石原・岩﨑共著	192	2900円
E-3	（15回）	人工臓器（Ⅱ） ―代謝系人工臓器―	酒井清孝編著	200	3200円
F-2	（21回）	臨床工学(CE)と ME機器・システムの安全	渡辺　敏編著	240	3900円

定価は本体価格+税です。
定価は変更されることがありますのでご了承下さい。

図書目録進呈◆